基础临床按摩疗法
解剖学与治疗学的结合

Clay & Pounds'
Basic Clinical Massage Therapy
Integrating Anatomy and Treatment (Third Edition)

第3版

主　编｜〔美〕Laura Allen
　　　　〔美〕David M. Pounds

主　译｜赵文莉　吕中茜

主　审｜李德淳　郭　义　王　珩

U0239870

北京科学技术出版社

This is a translation of the English language edition: Clay and Pounds' Basic Clinical Massage Therapy Integrating Anatomy and Treatment by Laura Allen, David M. Pounds
© 2016 by Wolters Kluwer
CoPublished by arrangement with Lippincott Williams & Wilkins/Wolters Kluwer Health,Inc.,USA All Rights Reserved.

著作权合同登记号　图字：01-2018-2137

图书在版编目（CIP）数据

基础临床按摩疗法：解剖学与治疗学的结合：第 3 版 /（美）劳拉·爱伦（Laura Allen），（美）戴维·庞兹（David M. Pounds）主编；赵文莉，吕中茜主译 . —北京：北京科学技术出版社，2018.6（2025.5 重印）

书名原文：Clay & Pounds' Basic Clinical Massage Therapy: Integrating Anatomy and Treatment Third Edition

ISBN 978-7-5304-9660-2

Ⅰ .①基… Ⅱ .①劳…②戴…③赵…④吕… Ⅲ .①按摩 – 治疗学 Ⅳ .① R454.4

中国版本图书馆 CIP 数据核字（2018）第 082561 号

策划编辑：杨　帆		网　　址：www.bkydw.cn	
责任编辑：马丽平　张青山		印　　刷：北京宝隆世纪印刷有限公司	
责任校对：贾　荣		开　　本：889 mm×1194 mm　1/16	
版式设计：北京锋尚制版有限公司		字　　数：640千字	
责任印制：吕　越		印　　张：25	
出 版 人：曾庆宇		版　　次：2018年6月第1版	
出版发行：北京科学技术出版社		印　　次：2025年5月第7次印刷	
社　　址：北京西直门南大街16号		ISBN 978-7-5304-9660-2	
邮政编码：100035			
电　　话：0086-10-66135495（总编室）			
0086-10-66113227（发行部）			

定　　价：248.00元

译者名单

主　译　赵文莉　吕中茜

副主译　王　辰　赵　晔　郭　扬

主　审　李德淳　郭　义　王　珩

译　者（以姓氏笔画为序）

　　　　王　辰　王　辉　王清波　石悠悠　冯闪闪

　　　　吕中茜　华　萍　刘丽花　安　琪　孙雨颉

　　　　李弘扬　吴　越　宋思敏　宋裕如　赵　晔

　　　　赵文莉　郭　扬

审　校　刘心孝

中文版序言

应用手法操作解除病痛在人类发展过程中占据举足轻重的地位。推拿手法治疗一直是中医学宝库中的重要组成部分，并早已发展成为独立的学科。而在西方医学的发展过程中，按摩疗法的运用伴随着罗马帝国的衰落一直处于沉寂状态，直到18世纪启蒙运动才重新激起了西方医学工作者对这一领域的探索热情。19世纪早期，瑞典式按摩之父Per Henrik Ling创立了一套医疗体操和按摩技法，其中的按摩部分在西方世界快速传播，成为如今为人熟知的"瑞典式按摩"，并逐渐在近三四十年间发展为西方现代临床按摩疗法。

Laura Allen和David M. Pounds合著的《基础临床按摩疗法——解剖学与治疗学的结合》一书将解剖学知识与临床按摩技术巧妙结合，通过介绍软件渲染在人体模特照片上的内部组织结构，可以确切描述肌肉位置并厘清其具体功能，为局部诊断与治疗提供参考。同时，本书强调人体作为一个有机整体，各部分之间紧密相连、互相影响，这一点与中医学对推拿疗法的理念不谋而合。复杂的系统绝对不是局部的简单叠加，临床按摩工作者必须从整体出发，努力找到影响问题的关键点，力争做到既见树木又见森林。

赵文莉医生是我的博士研究生，在神经内科临床及科研领域具有很高造诣，作为科室青年骨干，她在临床一线扎实工作，努力为广大患者解除病痛。在繁忙的工作之余，她带领的年轻团队终于努力促成本书中文译本的问世。我衷心祝贺本书的顺利出版，也希望本书的出版能造福更多同仁、惠及更多病患。

石学敏

国医大师、中国工程院院士
2018年5月于天津

献词

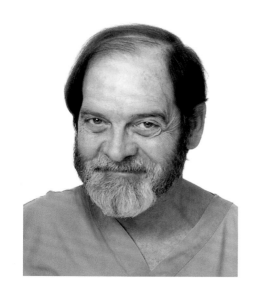

第3版《基础临床按摩疗法——解剖学与治疗学的结合》是第一部原合著人James Clay没有直接参与的版本。虽然他已于2013年去世，但他所做出的贡献对本书甚至于推拿疗法领域都是不可磨灭的。

James出生于美国德克萨斯州，在北卡罗来纳州的温斯顿塞勒姆长大。他学习推拿的道路十分曲折。James曾于杜克大学和约翰霍普金斯大学学习，拿到了心理健康硕士学位，在经历了德国与马里兰的两份咨询工作后回到了北卡罗来纳州，在北卡罗来纳州推拿学校学习推拿，在20世纪90年代初获得了NCTMB认证，并在温斯顿塞勒姆开了一家诊所。

James十分热爱戏剧，这种文学素养也体现在了他的作品中，这本书充分表现出他的智慧、幽默感以及对双关语（尤其是Chace的谐音翻译）的喜爱。

早在我们开始创作的一年多之前，James就已经开始构思这本书，我们在他的想法上进行了扩展。旺盛的好奇心使他成为我们研究中良好的合作者，甚至有机会参与到对人体标本背深肌的解剖研究中。

James写作这本书的目的十分明确，就是您可以在这本书里找到有用的信息。虽然他取得了很大成就，但我相信最让他自豪的便是能帮助您理解推拿学这门科学。

谨以此书纪念James Clay。

David M. Pounds

关于作者

Laura Allen, BA, LMBT

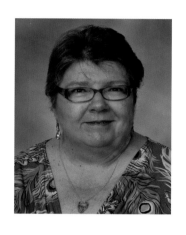

Laura Allen在做了20多年的厨师和餐厅老板后开始进入医疗行业。她准备转型，但是不知道做什么，于是她来到一所推拿学校做主管。在她来到附属诊所观察了几天后，她看到顾客们带着压力和疼痛进来，离开的时候则看起来很放松并且感觉好了很多，于是她决定亲自入学学习，并同时拿到了推拿学毕业证书和Shaw大学的心理学学位。在她决定今后要从事推拿这条路之前，她还完成了为期2000小时的心理咨询实习工作。在她13年前于卡罗来纳州开办自己的诊所之前，她就职于推拿学校长达5年。在卡罗来纳州，她和她的丈夫Champ（也是一名推拿治疗师）雇了一名脊椎按摩师、其他几位推拿治疗师和一位接受过培训的注册护士。

写作是Allen一个终身的爱好，这要追溯到她中学时代为学校撰写校报和年刊的时候。她的第一篇杂志文章发表于1999年，从那以后她又先后发表了300多篇关于推拿专业问题的微博。她也是《推拿治疗与体格操作考试简易指导》（LWW，第3版于2016年发布）、《推拿治疗操作一年速成》（LWW，2008）、《一位推拿师的生意指导》（LWW，2011）和其他4本自创刊的作者。

Laura Allen已经获得了推拿专业方面的诸多荣誉，包括被纳入2011年度推拿疗法名人堂，并获得2011年度美国推拿师称号，并且由于她对推拿治疗腰背痛的专项报道而获得了推拿治疗基金会2013年度银奖。她还因其写作特长而获得传媒奖，并且她和丈夫在2014年被共同授予Bonnie Prudden Meritorious贡献奖。

Allen于2015年获得了推拿学领军者的称号。她致力于写作并在全国甚至全世界通过继续教育班传授知识，然后再写作。

David M. Pounds, MA, CMI, FAMI

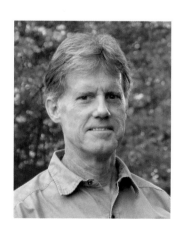

David Pounds毕生致力于生物医学可视化的研究、交流和教学。他热衷于解释一个事实，那就是人类身体何以运用语言和视觉去工作，这也许一部分依靠的是天赋，另一部分依靠的是后天培养。他的父亲是一位化学工程师，同时也在波德利大学任教。他的母亲是一位很棒的艺术家。在童年时期对化石的收集和对死去鸟儿的解剖逐步演变为他大学

里的实验报告和艺术课程。他最终在探索中发现，他将兴趣和事业相结合就可以成为一名医学插画师了。

他现在任教于北卡罗来纳州温斯顿塞勒姆市的北卡罗来纳艺术学校，教授的课程有"人体解剖与生理"和"行为生物学"。他从1998年就开始在这里工作了。他也是D. Pounds图谱的作者。这是一个独立商业机构，可以提供生物医学图谱和诸多科学杂志刊物、教科书、简报、展会的全国性的交流。

他在伊利诺伊州皮奥里亚的布兰德利大学获得了生物学理学士学位。在德克萨斯西南医学院（原犹他州达拉市健康科学中心）获得了生物学通讯（以医学图谱为主）医学文学硕士之后，他在维克森林医学院（原鲍曼格蕾医学院）任教16年。

当循证医学图谱董事会设立了这个项目后，他于1992年成为了循证医学图谱学家。他于1989年成为医学图谱学家协会会员。

前言

《基础临床按摩疗法——解剖学与治疗学的结合》最初由James Clay和David Pounds撰写，并由David Pounds提供插图。这本书于2003年首次出版，具有开创性意义。它很快成为畅销书，并于2008年发行了第2版。书中提到的综合解剖与临床推拿是这本书的原始构想：帮助想要提高触诊和诊断能力的推拿专业的学生扩展结构及功能的知识，不仅掌握瑞典式按摩的技能，还可以治疗软组织疼痛和功能紊乱。

我们非常有幸校正第3版的内容。推拿专业的学生和教师认为，书中有很多对学习有帮助的地方，尤其是人体插图上细致的解剖说明，不仅可以作为课堂资料，还可以用来对患者进行宣教。第3版有550多幅全彩色图片，介绍了肌肉、周围组织、解剖标志、身体各个部位的适宜操作方法、治疗师手的摆放部位，并用箭头标明治疗具体某块肌肉时的操作顺序。在这一版中，我们在讲解身体局部操作方法时适当加入了一些小幅指导图片。

每个肌群都标有名称、概述、触诊、功能、附着点、疼痛区、要检查的其他肌肉以及具体肌肉或疾病的治疗方法。图标可以让学生们注意到主要信息。病例学习和章末问题帮助学生综合所学知识，并应用到临床推拿治疗中。

入门级分析项目（ELAP）

第3版还提供了学习目标，体现出由ELAP发表的一篇名为《核心：入门推拿教育蓝本》（以下简称《蓝本》）的文章中提到的知识和技能。ELAP由全部7个国际推拿组织提出。ELAP想明确一位完成625小时推拿治疗计划的毕业生应掌握的知识与技能。尽管ELAP中的很多情况这本书中没有涉及，但这一版中涉及了很多《蓝本》中提到的知识与技能：推拿的历史与变革，身体力学原理，解剖术语，骨骼、神经、筋膜、肌肉系统的结构及功能，评价表，推拿与全身按摩的诊疗和交流技巧，药品及用具指南，触诊，会议计划，禁忌证观察，身体保护和伦理保护，肌筋膜和神经肌肉操作。

当在社会媒体网络上宣布我们在进行这个项目时，许多学校校长和推拿教师都立即回应"不要改革"。但我们希望改革可以带来一个更好的未来。最新的研究涵盖了触发点、筋膜、疼痛科学等领域，毫无疑问，接下来的版本中内容会再次更新，同时会扩展、修正、甚至全部改变原有理论。随着医学科技的进步，我们对人体及其功能的认识也要进步。现在仍有许多调查要做，推拿研究知识也会越来越丰富。

致谢

对于本版书，我们很高兴与北卡罗来纳州温斯顿塞勒姆黑马工作室的Lee Runion和Jennifer Bostic合作，感谢Griffin Gough协助摄影制作。

十分感谢这本书中的人物原型，包括治疗师的原型来自温斯顿塞勒姆的Marti Macon推拿诊所的Marti Macon医生，还有Alexander Bodine，Courtnee A. Carter，Lilly Nelson，Dean Wilcox和Steven Williford。除此之外，我们还要感谢前几版书中的人物原型：Joe Cox, Jack Edmonds, Lindsay Fisher, Amanda Furches, Blakeney Griffin, Sabrina Hertel, Jessica Hightower, Olivia Honeycutt, Erica Jimbo, Sarah Kelly, Jason Kittleberger, Cullen Massenberg, Kate Merritt, Helen Naples, Mike Orsillo, Bronwyn Queen, Nike Roach, Shanta Rudd, Shana Schwarz, Elizabeth Shuler, Emily Sparkman, Matt Swaim, Katie Swords, Joshua Willhite和Yvonne Truhon。

我们也十分感激这本书的审稿人：来自莲花教育机构的Christine Tinner，来自于源泉联合健康学校的Otis S. Watson, Christopher Moyer和Ravensara Travillian。

Laura Allen在这里感谢丈夫Champ的坚定支持，同时感谢Ravensara Travillian, Christopher Moyer, Alice Sanvito, Paul Ingraham和Bodhi Haraldsson教她用科研和批判性思维进行推拿疗法的研究。

David Pounds感谢患者的支持、妻子Katheen Pounds的协助还有父母Arthur M.和Jean T. Pounds对这本书的影响及无私的宣传。还要感谢北卡罗来纳艺术学院的学生和职员为其提供了一个可以磨炼教学技能的环境。

目录

第1章
走近临床按摩疗法

学习目标

通过本章的学习，应掌握以下内容。

- 概述按摩疗法的历史沿革和演变过程。

- 描述按摩疗法在不同卫生保健方法中的地位。

- 复述临床按摩疗法的原理。

- 掌握疼痛学的最新理论。

- 阐释肌肉的结构与功能。

- 辨别触发点、疼痛以及松解术。

- 区分主动肌与拮抗肌。

- 阐明筋膜在人体不同部位的名称与功能。

- 列举软组织作用手法的技巧。

- 选择合适的辅助工具。

- 演示正确的手法。

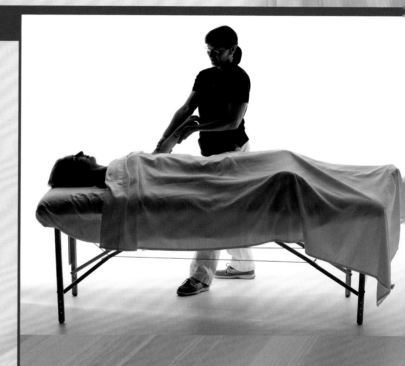

"如果医师用手指触碰引发身体疼痛的触发点，有没有一种疼痛扩散开来？延续或者放射到身体其他部位，然后又一起消失不见？直至此时，这种延续的疼痛让我们觉得模糊不清却又恐惧，无从阐明，无从定位，我们都觉得这种疼痛是无法治愈的。"

——《追忆似水年华》（马赛尔·普鲁斯特）

总论

一位年轻姑娘后背疼痛，并且持续不减。她的母亲从朋友那里得知附近有一位治疗师能够治疗这种疼痛。有一天，母亲领着女儿去治疗师那里看病。治疗师问诊之后没有开药给她服用而是将双手娴熟地放置在姑娘的后背，多处来回揉按。治疗结束时，姑娘的疼痛已减大半。治疗几天之后，这位姑娘后背的疼痛就完全消失了。

这个事件很可能发生在公元前700年的中国，或者公元前2330年的古埃及，还有证据表明在古代朝鲜、印度、美索不达米亚地区已出现了按摩。有人认为上面故事中提到的治疗师应该是公元前15世纪古希腊的赫罗狄库或者是他的徒弟希波克拉底，抑或是公元前1世纪将运动训练引进罗马的阿司克勒彼亚得。临床按摩疗法通过手法操作作用于软组织以缓解疼痛和功能失常，这种治疗被重新发现和发展，使得上述历史在现代常被重提。

从历史记载来看，按摩疗法的运用从罗马没落起就一直在西方世界里处于沉寂状态，直到18世纪启蒙运动又重新激起了探索医学知识领域的浪潮。19世纪早期，瑞典按摩之父Per Henrik Ling创立了一套医用运动疗法和按摩技巧，随后几年里他的学生把这套疗法传播到西方各地。这套技巧深刻影响了身体疗法的起源和发展，其中按摩的部分就发展成了今天为人熟知的"瑞典式按摩"。这种按摩在过去的一百多年里于保健和休闲健身场所盛行，但是人们广泛认为这种按摩是一种只有富人才能享受得起的奢侈品，直到最后三四十年间按摩疗法的逐渐兴起，人们才把它看成是与健康有关的一种操作。

虽然历经多年，在美国大多数州，按摩立法最终还是被纳入到不同监管部门的法规中，有的关乎健康，有的隶属于其他的职业委员会，或者成立一个独立批准的委员会。目前，还有一些州未将按摩设为许可的职业，而得到许可的州要求在解剖、生理、病理、运动学、职业道德、按摩理论与实践以及其他相关学科达到一定的教育学时。

并不是所有人都认为按摩能够替代卫生保健。公司连锁的按摩学校和按摩特许经销机构（以及营销活动）的激增让按摩更方便，价格也合理，同时也凸显了一个有争议的问题：到底按摩是一种保健治疗还是类似于做头发一样的其他个人服务。按摩治疗作为一种职业已经出现并且将持续存在成长之痛。

除了按摩疗法，"塑身"一词也被广泛使用。这一术语主要有两个来源。第一，起初师从弗洛伊德的心理学家威廉·赖希设想人格是通过身体结构表现出来的，他构想出了一种同时治疗身体和心理的方法。赖希用"人体盔甲"来形容人体对神经症的反应，他认为轻触甚至胳肢身体某部位能够起到心理宣泄的作用，进而缓解机体的紧张状态。赖希的成果被亚历山大·洛文沿用在生物能量学体系中。其他医师，如发明"哈科米疗法"的心理治疗师朗·克兹，也在按着类似的方法去研究。有证据表明按摩可以缓解压力和紧张，然而能够帮助进行心理宣泄或者说能够处理心理问题的按摩师却寥寥无几。即使治疗师理解治疗中固有的基本心理学概念，但是心理学行为是超乎寻常行为范围之外的，除非他既是有执照的心理顾问又是按摩治疗师。第二，艾达·罗尔夫开发了一套自称为结构一体化的体系，而且已经成功开发了Rolfing这个品牌。她的教学主要强调恢复弹性和筋膜的伸缩力，这一理论至今还在应用。

"塑身"一词现在使用甚广，虽然诸多治疗师自诩是塑身及按摩这两种技术的继承人和专业人士，但是事实表明，由于塑身在操作上总是涉及心理因素，不推崇这种技术的治疗师也大有人在。

近两个世纪另两种保健的方法也对临床按摩疗法和塑身的形成起到了显著的推动作用。整骨术（见第3页）发展为一个医学专科，它通过推按关节和软组织来处理健康问题，整骨疗法的很多操作手法和按摩有共同之处。Leon Chaitow医生自1960年成为一名整骨专家以来已经对整骨和按摩做出巨大的贡献，包括创立同行评审的《塑身和运动疗法杂志》并亲自担任主编，而且著书70多部。

1992年，已介耄耋之年的Janet G. Travell和David G. Simons出版了关于来自触发点牵涉痛、软组织疼痛点的放射痛的权威著作集。虽然这部著作现在还被广泛用作参考书，但是与Travell和Simons共事的风湿病学家Fred Wolfe认为并不存在触发点以及相应治疗，那都是些最没说服力的传闻。后来的研究修正了触发点理论，也包括了Simons所做的研究。近来，有研究否定了触发点引起肌筋膜疼痛综合征和慢性广泛痛的观点，并表示即使确定触发点存在也不能证明这些长久存在的理论[1]。虽然有人确实经历过所谓的触发点疼痛，但是被多次重提的确切机制假说目前还在讨论中，随着研究的深入开展，可能作用机制的探讨会在接下来几年里持续进行。和其他感觉一样，人脑对触发点疼痛也有记忆，它不是外围神经而是大脑活动的一部分。意识和潜意识过程里都会有痛觉感受，其复杂性不仅让人极其难以理解其因果关系，而且个人感受是因人而异的，这就更加难以捉摸（见本章"现代疼痛学和按摩疗法应用"部分）。

因此，当人们探求药物和手术这样的传统医学方式以外的治疗手段时，便衍生出了临床按摩疗法这一学科，一个既古老又新潮的医疗行业。

临床按摩疗法在卫生保健中的地位

人类机体的复杂性使得针对软组织手法操作的治疗方法种类繁多。其他医疗领域治疗疼痛和功能失调会运用以下几种方法。

- **传统西方医药**，准确地说应该是"生物医药"，采用3种治疗途径：药物、手术、转诊于专科医师的联合治疗。肌肉疾病的传统治疗问题之一在于除了运动医学之外并未一开始就有专科治疗，因为并不是每个人都是运动员。除了基础保健医师（家庭医师、儿科医师、内科医师、妇科医师等），软组织疼痛或功能异常的

患者都倾向看神经科专家或者神经外科医师（神经系统专科）、骨科专家（专于骨科）或者风湿病专家（专治关节炎和关节与软组织的风湿性疾病）。根据病例的特殊性，这样的患者最可能会接受手术、药物或请理疗师治疗。

也许以上所说的趋势将来会有所改变。一项确定按摩疗效的最大规模的研究，包括了401位受试者，按接受常规药物治疗和物理治疗分成两组，并与放松按摩和结构按摩两组做对比。研究设计者将结构按摩定义为有意辨认骨骼肌并联合肌筋膜、神经肌肉和其他软组织手法技巧来减轻背痛，并指出治疗部位因患者和治疗阶段而不尽相同。治疗师也会推荐腰肌拉伸训练来加强和延长结构按摩的疗效。接受按摩治疗的两组患者在减轻疼痛和功能改善上疗效优于常规组[2]。接受按摩的两组组间疗效没有显著差异，换言之，放松按摩与结构按摩在缓解疼痛方面具有相同疗效。

- **整骨医学**，起源于一种集合骨骼和关节手法操作、营养、天然疗法以达到健康的方法，但是已经向生物医学方向发展。美国的整骨专家准许开手术医嘱，也能做手术，而且和医学博士享有同等的地位。美国整骨教育要求4年本科学习、4年整骨培训、1年实习期，依据不同专业有2~8年的住院医师培训。（美国周边国家的整骨术在教育和培训上都与美国大相径庭，只有在美国从事整骨的执业者才被认为是医生。）整骨疗法高度重视骨骼肌肉系统。整骨学的一些专家代表，如Leon Chaitow与Philip Greenman，一直保持着用联合手法操作检查和治疗疼痛性疾病的传统，对临床按摩疗法的发展有着深远的影响。

- **脊柱按摩**，集中于关节疾病的治疗，尤其是脊椎相关疾病。脊柱按摩的从业者将疼痛和其他健康问题归因于椎体关节错位导致神经根受压，引起神经系统功能异常。脊柱按摩自问世以来备受争议，很多医学博士认为脊柱按摩前

提依据是错误的，多数整骨专家把脊柱按摩看作是他们领域的相关分支。脊柱按摩师必须完成90学时的大学本科课程、4年脊柱按摩学位课程，但是没有实习或住院医师实习。甚至在脊柱按摩界内部也存在分歧，很多脊柱按摩师请求通过去除所有没有经过科学验证的概念——包括半脱位的核心理念在内，来改革这一职业。

- **物理疗法**，是采用身体锻炼和运动的方法来恢复肌肉和关节正常功能的方法。即使现在理疗师可以利用各种先进技术，如水疗、超声、肌肉电刺激，但他们重点还是强调锻炼和运动。即便按摩属于理疗师工作的范围内，但并非其工作重心。而且，理疗师倾向于极力治疗更重的疾病，比如手术后恢复、严重创伤和先天畸形。近年来，美国物理疗法协会极大提高初级教育标准，以前的物理疗法硕士学位遭淘汰，现在最低要求是博士。

- 另外就是作用于软组织的**直接按摩**。这一疗法虽然也算以上列举的技术，但主要还是属于临床按摩治疗师的工作范畴。

显然，这只是按摩疗法的冰山一角。本文将集中介绍肌肉和肌筋膜松解技巧，值得一提的是，对于能有效治疗神经肌肉疼痛的按摩手法应兼收并蓄，不能仅仅因为不是按照原始治疗原理就弃而不用。触发点理论、筋膜理论、疼痛学——以及按摩这一职业本身——都在不断演变，然而在这个日新月异的时代，全世界的按摩治疗师一直专注于切实地减轻患者的疼痛。

临床按摩疗法的原理

临床按摩师按照一定设想去操作，这些设想很顺理成章，以至于都能直接作为按摩原理。

1. **个体都是有机组织。各部分之间紧密相连，息息相关**。复杂的系统并非只是部分的简单相加，关键是，既见树木又见森林。尽管本书从某种程度上是简化论者——不知道部分就不能把握整体，而且各部分必须以线性方式研究——治疗师应该铭记必须立足整体去看局部。例如，脚踝扭伤的人会特别小心照顾受伤的那条腿，这就使得臀部和腰部的肌肉紧缩。其结果是后背的失调影响到颈肌引起头痛，这样的话单纯治疗颈部肌肉就不会解决问题。作为按摩师，我们必须知道疼痛的根源不总在同一个痛点，让患者理解这个问题尤为重要。

2. **肌肉组织缩短不能发挥最佳功能**。肌肉组织通过收缩来发挥作用，因此，如果肌肉短缩就不能有效工作。作为治疗师我们所关注的是持续或病态挛缩的组织，换言之，因各种保护性机制而产生挛缩的组织不能良好地发挥作用，而且不能伸展。

肌肉可主动或被动缩短。长期慢性被动缩短的例子见于进行治疗期间上肢保持悬挂时肱二头肌的缩短，以及还不能站立行走的婴儿屈曲体位时髂腰肌的缩短。姿势性错位总有很多维持姿势的肌肉习惯性被动缩短。

与之对应的，主动缩短是指肌肉的自身收缩，一种表现为对超负荷、反复运动或者过度拉伸的有意保护性缩短。如某部分肌肉组织主动缩短，则其功能不能长久也不会起到肌肉该有的作用。

3. **按摩对身体软组织的效应**。一个最有说服力的理论将这一效应解释为肌筋膜疼痛由永不停歇的触碰刺激介入的神经肌肉反馈通路引起，因此，触摸软组织可恢复正常功能。依据手法技巧的选择，人工干预中断了功能失调组织的神经反馈过程，引起神经反应的变化，从而改变相关组织的功能。就好比皮肤受摩擦或压迫后变红。物理按摩改变人体组织神经反馈而导致血管扩张，相应的，血流增强了肌肉的反应而使肌肉松弛和拉长（释放后面描述的分子横桥）（见第6，7页）。干预手段可包括缺血性压缩、被动牵拉、被动短缩或者这些方式自发地或有序地任意结合。

因此，临床按摩疗法以及本书就以这三大原理为根据。临床按摩师正是解决持续缩短的软组织问题并谨记患者是一个整体，通过按摩恢复其正常、无痛的功能。

现代疼痛科学和按摩疗法应用

现代被广泛认可的疼痛概念是国际疼痛研究学会分类学的定义："一种与实际或潜在的组织损伤相关的不适感觉和情感体验"[3]。

疼痛科学和大脑与身体之间的关系已经成为近年来多数研究的主题。目前认为，疼痛是一种复杂、多因素又很独特的感受，现代疼痛学的主要研究途径为生物心理社会学模式和神经基质学说。

疼痛的生物心理社会模式观点是1977年由心理学家George L.Engel[4]提出的，该观点认为生物、心理、社会各因素之间的动态相互作用突出影响了个人对疼痛的认识和体会，尤其是慢性疼痛。这样对按摩师具有直接的意义，我们经常见到众多患者患上同样的疾病，他们机体可能会有不同的反应，态度也因人而异。

疼痛的神经基质概念表明对疼痛的理解同时受多重影响因子调控。神经基质学说由Ronald Melzack[5]提出，扩展了最初由Melzack和Patrick Wall[6]于1962年提出的疼痛闸门控制理论。神经基质学说认为，身体疼痛不是痛觉感受器神经元激动后的直接结果，而是不同神经元之间相互作用共同调节痛觉的结果。

依Melzack[7]所言："人体在损伤、疾病或长期压力条件下，神经基质的信号输出激活感觉、平衡及行为模式。那么，疼痛就并不是损伤、炎症或其他病理引起的直接感觉，而是大脑密集的神经元网络信号输出产生的。神经基质是形成疼痛的主要神经结构，感官体验上受个体基因影响。神经基质的信号传导模式受多重因素影响，躯体感觉信号只是其中一部分。"

这两种理论并不是相互排斥的，Melzack的意思是："好的理论按理应该会演变。"目前疼痛研究者的普遍看法是，有效的干预要立足于分辨急性和慢性疼痛的根本差异，以及人体生物–心理–社会健康的神经基质的作用，并将这种认识与综合多学科治疗方案结合起来[8]。随着更多的医生和其他卫生保健专业人士逐渐认识到按摩疗法的优势，我们有望成为多学科治疗方案的一份子。

肌肉的结构和功能

虽然从解剖上来说肌肉是独立的组织，但是神经肌肉系统并不单独激活肌肉运动。神经系统兴奋部分可收缩组织，产生预期的收缩效果，这一过程通常需要多数肌肉的良好协作。很少有动作需要动用全部肌肉，也不是只动用某一块肌肉。例如，肱二头肌屈曲上肢到肘部，这就做了广泛的概括。在做这个动作时依据上肢的体位，肱二头肌某部分被激动。另外，部分肱肌和前臂部分肌肉也会收缩。随动作的速度和强度改变，部分肱三头肌张力会用来放慢动作、保持平缓。当动作重心突然转移，躯干和双下肢的部分肌肉会帮助维持身体平衡。因此，并非个别肌肉而是一部分肌组织共同完成这个动作。我们必须熟知肌肉组织的基本组成及作用机制，以便了解全身肌肉的作用模式。

肌细胞

肌细胞执行肌肉运动，具有收缩性的蛋白微丝称作肌丝。参与肌肉收缩的肌丝主要有两种，一种是由肌球蛋白聚合成的粗肌丝，另一种是由肌动蛋白构成的细肌丝。构成粗肌丝的肌球蛋白分子"头部"向外伸出，与相邻细肌丝中肌动蛋白的特定吸附位点结合，并向肌球蛋白束中心移动，导致肌肉收缩。肌球蛋白丝和肌动蛋白丝相互平行排列，这种粗、细肌丝之间的重叠规则排列使骨骼肌的肌原纤维呈现明暗交替的横纹，分别称为明带和暗带。一段完整的暗带及两侧各半段明带的肌丝共同构成一个肌节，而肌节是肌肉收缩的基本单位。

肌节规则有序排列形成肌原纤维（也称为肌丝）（图1-1）。横纹肌有横管和纵管两种肌管系统，横管向肌纤维深部延伸，纵管即包绕在肌纤维周围的肌质网。这些管道能运送引起化学反应的 Ca^{2+}，Ca^{2+} 是肌肉收缩的必要成分。每个肌细胞内都含有大量的肌丝。

肌细胞又称肌纤维，人体20岁以后肌细胞的数量一般已相对恒定，当肌肉力量增强或体积增大时，肌肉收缩容量会发生改变，但肌纤维数量并无变化。与大多数细胞不同，骨骼肌细胞有很多细胞核，沿着细胞长轴散在分布。肌细胞的多细胞核是其外形细长的必要条件，而且通贯全长能实现细胞

内合成收缩性蛋白的需要，例如，合成肌动蛋白、肌球蛋白。肌细胞的长度仅次于神经细胞，有的长达30cm以上。

横桥理论

最被广泛认可的肌肉功能理论当属**横桥理论**，该理论偏于阐释肌组织的收缩作用——也就是运动神经元兴奋肌肉时肌组织如何缩短。

当神经冲动兴奋神经肌肉接头时，肌细胞的肌质网将钙释放到肌丝周围的肌浆中，引起肌动蛋白丝结合位点的分子反应使位点暴露，引发连接肌丝之间的肌球蛋白头部与肌动蛋白特异结合位点结合，头部屈曲，推动肌动蛋白向肌球蛋白相关的重叠和螺旋深部移动。这样使肌节缩短，肌细胞内的所有肌节缩短则可以使整块肌肉收缩（图1-2）。

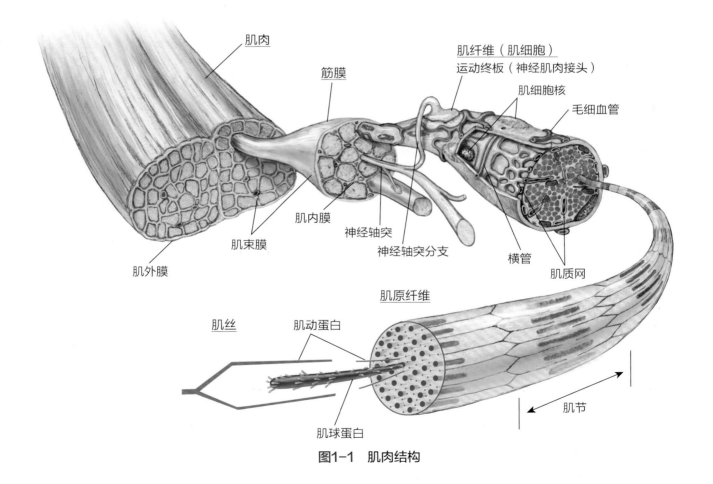

图1-1　肌肉结构

肌组织能够缩短松弛时长度的40%。

当神经传递兴奋中断，钙回流至肌质网内，肌球蛋白头部释放出来，肌肉收缩停止。但是肌肉不能自己拉长，收缩单元（肌节）必须在再次收缩变短之前通过外力延伸至起始部，例如，重力的牵拉或者反向作用的肌肉牵拉。

如果设想肌球蛋白丝和肌动蛋白丝处于高度重叠的位置，可以看到这样缩短的肌组织不能有效发挥作用。

神经肌肉接头

神经肌肉接头是神经系统和肌肉系统之间的接触点。突触是神经细胞相互传递化学信号的节点，位于运动神经纤维与肌肉之间，控制肌肉收缩。既然肌肉覆盖了大部分范围，肌肉不同部分的作用定有区别，众多神经元组成的神经能支配肌肉不同位点，或者有神经末梢（神经肌肉接头）连接整个肌肉不同位点。因此，虽然每一条肌细胞（肌纤维）只受一条神经支配，但是每条神经元可能会支配多个肌纤维。一个特殊的神经元和其支配的所有肌纤维被认为是一个运动单元，这个神经元将轴突的分支延伸至各个肌纤维。每个肌纤维有单一的神经肌肉接头，在近中间处由一束轴突末端组成。这些点是神经系统向肌肉传递收缩冲动的位点，由神经系统多个运动神经单元共同完成整个肌肉的收缩。

人体肌肉由肌细胞（肌纤维）形成的肌束组成，小肌束聚集形成大肌束，彼此分开，通过结缔组织（深筋膜、肌筋膜）相连。

肌肉细胞收缩的能量是由一种称为腺苷三磷酸（ATP）的分子提供的，该分子来源于糖原（葡萄糖储存在肌肉的一种形式）代谢或者其他的能量

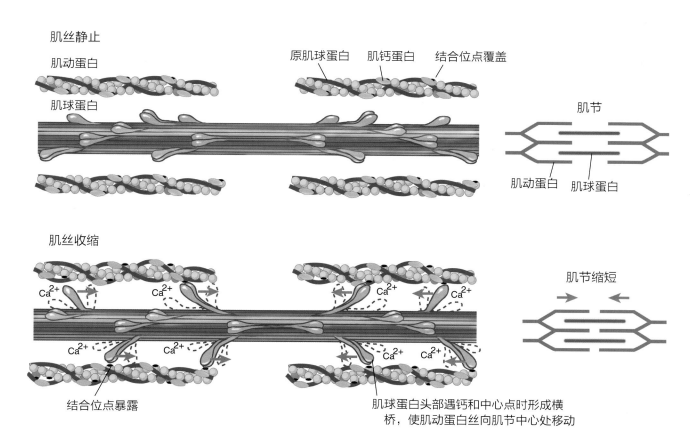

图1-2 肌肉收缩的横桥理论

储备。当支配肌肉组织的神经系统兴奋，肌肉根据兴奋强度动用大量的运动神经单元。如果神经兴奋持续让肌肉保持收缩，则会导致一部分运动神经衰竭，也就是耗尽了ATP。一旦发生部分神经能量耗竭，其他的运动神经会代偿性缓解这一情况，随着兴奋性增加，会额外调动其他运动单元。肌肉发生疲劳，不能维持ATP需求，也许就不能形成新的横桥也不能破坏现有的横桥，这就矛盾地造成既不能产生收缩能量也不能松弛和拉长肌肉。

肌构筑

肌构筑是指和产生力量轴心相关的肌纤维的排列。这对于按摩师来说是肌肉解剖最重要的方面之一，原因有两个。

1. 肌纤维的排列决定了肌肉的运动功能或者肌肉的特殊部分。
2. 肌肉特殊部分的纤维走行方向常常决定其作用的方向和类型。

基于这些原因，学习各个肌肉的构筑特点就显得尤为重要。

肌纤维可能与其收缩的方向或者中心线相一致（产生力量的中心），或者与中心线呈一定角度排列。羽状被用来形容纤维到产生肌力中心轴线的角度，根据纤维排列的不同可以将肌肉大致分为以下几类（图1-3）。

- **平行肌（长肌）**：肌纤维与其长轴平行（如肱二头肌）。
- **扇形肌**：肌纤维从宽的附着面汇聚到窄的附着面，形成扇形（如胸大肌、臀肌）。
- **羽状肌**：肌纤维斜行连接在肌腱或者长轴上，进一步分为以下几种。
  - **半羽肌**：肌纤维以同一角度位于长轴一侧（如股外侧肌、股内侧肌）。
  - **羽肌**：肌纤维排列于肌腱长轴两侧（如股直肌）。
  - **多羽肌**：肌纤维多角度排列在肌腱上（如三角肌）。

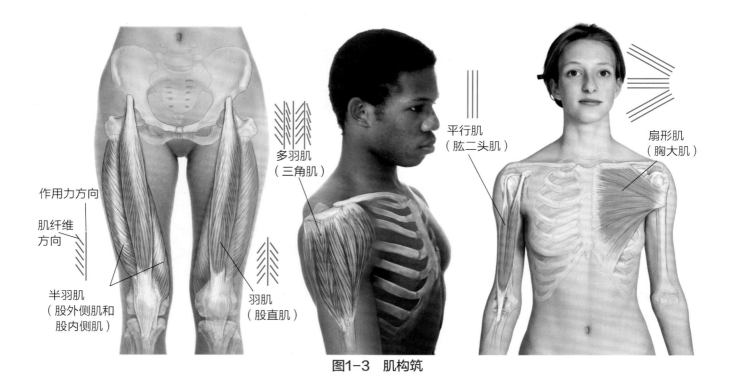

图1-3 肌构筑

压痛点、触发点、松解

触诊患者时，会在身体上发现按压时疼痛的点，如果不存在其他的原因，例如挫伤等损伤，那这些痛点就称为压痛点。压痛点对称分布在身体的两侧，但是与触发点不同的是，压痛点只限于局部（通常在肌肉附着处）且疼痛不会放射到别处。触发点有明显的硬结团块，但压痛点没有。虽然二者互为异类，但可能也有相同之处。在骨科专家Lawrence Jones创立的名为"牵拉-抗牵拉"或者"定位松解"的治疗体系中，将需要治疗的肌肉置于被动缩短的体位直到肌肉放松，压痛点消失。

肌筋膜触发点是在受累骨骼肌组织的紧张带中发现的结节点，该点会极其疼痛而且会以特殊形式转移或放射。触发点可能是由肌肉紧张引起的，例如过劳、反复运动或者突发过度牵拉。活动性触发点就是自发性地引起患者相应疼痛的点，隐匿性触发点只有当用力触压时才会产生疼痛。原始触发点是由肌紧张引起的，卫星触发点是由原始触发点继发引起的。

"松解"这一术语常被按摩师用来形容缓解和治疗后软组织拉长的感觉。当触发点的结节触摸起来变软且牵涉痛消失就说明触发点已经松解，当肌肉进行治疗性的活动而变松弛就说明得到了松解。筋膜松解时治疗师感觉到筋膜变柔软，但事实上在这种情况下，肌肉和筋膜并不能完全分离，也不能确定已经松解了筋膜。虽然治疗师对软组织松解的感觉是一种难以言表的主观体会，但是能感知到的时候很容易发现，对治疗师和患者来说同样是一种非常令人欣喜的感受。

主动肌和拮抗肌

任意骨骼肌几乎都有相应的肌组织朝相反方向牵拉。虽然这样使组织之间的关系变复杂，但一般将肌肉对分为主动肌和拮抗肌，主动肌即所说的执行动作的肌肉，拮抗肌即执行相反动作的肌肉。举

个简单的例子——肱二头肌（肘屈肌）和肱三头肌（肘伸肌），二者相互对抗各自在肘部的作用。因此，拮抗肌在特定的关节中起反向的作用。在正常情况下，拮抗肌发达则能共同协作，双向均可平稳活动。但那只是整体的一部分，很多动作需要多块肌肉共同完成。能在特定关节发挥与主动肌相同作用的辅助性肌肉被称为协同肌，属于四头肌的股直肌和股外侧肌共同协调完成伸膝的动作就是这种协同作用的例子。

肌肉收缩的类型

当肌肉受所支配的神经系统刺激时并不总是缩短，根据肌肉产生的肌力与对抗肌肉动作的力量对比，肌肉长度可以缩短、拉长或者不变。

当肌肉产生的力超过对抗的力，则肌肉会发生缩短。这就是我们常想到的肌肉功能，称为向心等张收缩。例如，当你用上肢捡起一个物体时，肱二头肌克服重力收缩，肘部屈曲。

当对抗肌肉的力超过肌肉产生的力，则肌肉会被拉长，称为离心等张收缩。在放下前面捡起的物体时，肱二头肌收缩产生的力小于重力，此时肱二头肌拉长，肘部伸展。肱二头肌的作用相当于控制降落的制动器。须指出的是，参与调控的肌肉在离心收缩时，会朝对立方向形成"规范的"动作。

如果你拿着那个物体保持不动，则肌肉长度不变，这被称为等长收缩。在这种情况下，肱二头肌收缩产生的力和重力相等，肘部保持不动。这就是肌肉保持姿势或者维持关节不动的机制，它们抵消了重力或拮抗肌的收缩力，从而使关节保持稳定。

我们需要意识到肌肉及其对抗力之间的关系，因为这正反映了临床问题所在。主动肌和拮抗肌的力量平衡主要出现在某些肌群或一定情况下。但当肌肉无力、过强或损伤时，这种平衡就会被打破。肌力失衡多见于肌肉维持姿势或体位的功能失调。由于协同肌和对抗肌经常受到影响，所以当我们遇到肌肉问题时，需要谨慎检查。

筋膜

筋膜是一个拉丁词汇，意为"带状物"或"绷带"，属于人体结构的一部分。筋膜既连接也分离很多人体组织。筋膜是人体分布最广泛的组织：就像古老建筑上爬满的常春藤一样遍布各处，但筋膜始终还是个谜。自本书头两版出版以来，已进行了大量关于筋膜结构和功能的研究，很多对于筋膜的独特思考——包括是否及如何受手法治疗的影响——已经在这期间发生了变化。对筋膜的构成尚还存在争议：部分医生、科学家和塑身运动者认为筋膜包括肌腱、韧带、腱膜等结缔组织，然而很多人都认为不包括这些结构。

2012年筋膜研究会网站的第三次会议汇集致力于筋膜研究的科学家和临床医师，他们认为筋膜研究已经空白多年，是因为筋膜分布广泛又连接身体其他部分，以至于研究者很难将其分离开来作为独立的研究体系。

筋膜是一类覆盖身体所有组织的结缔组织。不同部位的筋膜名称各异：包裹大脑和脊髓的叫脑脊膜；覆盖在骨上的叫骨膜；包裹心脏的是心包膜；附着在腹腔的称为腹膜；覆盖整个机体位于皮下包裹肌肉及肌肉深部的称为皮下筋膜。浅筋膜这个说法被视为不准确，已被联邦国际委员会解剖术语分会替换成皮下肌筋膜，但是浅筋膜这个术语仍被广泛使用。解剖术语建议将深筋膜改为内脏筋膜。筋膜具有以下功能。

1. 有助于保持机体结构的完整。
2. 包绕并划分肌肉和器官，共同约束并分离部分结构。例如，筋膜包裹整块肌肉内部的肌纤维或者将肌群分隔开来。
3. 容纳和输送体液，防止炎症扩散。
4. 支持循环系统和淋巴系统的毛细血管和大血管，以及神经系统的广泛分支，在肌肉收缩和牵拉时可以固定肌纤维的血管神经。
5. 形成新的结缔组织。筋膜内含成纤维细胞（结缔组织细胞），可在需要时使结缔组织增粗，

修复肌腱和韧带，参与瘢痕的形成。

大多数筋膜治疗师坚信治愈和修复筋膜功能后还是会引起问题，他们认为筋膜会在该保持分隔的组织间形成粘连，软骨沉积（纤维化）改变了肌肉内部结构，引起疼痛和活动受限。

还有一个问题就是筋膜间隙综合征，因为筋膜很坚韧，并不像一些人认为的那样充满活动性和弹性，筋膜间隙综合征是发生于身体封闭间隙内压力过度增高的严重疾病，通常由创伤后出血或肿胀引起，筋膜层坚韧，肿胀不能扩散，间隙压力增高，间隙组织内部血流受阻，可导致患者组织严重受损，机体功能丧失甚至死亡。

大多数治疗师觉得筋膜变形和正常作用对整个机体都会产生相应的影响，包括内部器官，我们在说明按摩的作用时越谨慎越好。向患者保证我们能"消除瘢痕""解除粘连"或者"松解体腔深部内脏器官的筋膜约束"，是不负责的做法。诊断不在我们工作范畴之内，那又如何知晓内脏器官有"筋膜约束"呢？如果对内部器官深入研究而解除筋膜约束，那样也会对脏器本身造成损伤。

Ida Rolf是开展以筋膜为中心的塑身锻炼开创者，几乎所有集中于筋膜的疗法都很大程度上以她的理论（这也是大多循证按摩师认同的）和成果为基础。Rolf起初提出筋膜由胶体基质内胶原纤维组成的理论，胶质黏稠度从凝胶（胶质溶液呈固态或半固态）到溶胶（胶质溶液呈液态）各有不同。当有能量（按压或摩擦）施加到凝胶上，它就会向溶胶状态转化。Rolf提出将手工能量应用到筋膜上可以将基质从凝胶状变成溶胶状，使胶原纤维的方向和分布更加有弹性和韧性，她还认为既然筋膜连续贯穿整个人体，治疗师就可以通过缓解深筋膜的约束和分解相互限制自由活动的筋膜粘连来调节像"紧身衣"一样的皮下筋膜。

但是，Ida Rolf[9]晚年声明她的凝胶/溶胶理论是错误的，她也真诚希望将来能有人准确研究出其真实原理。Robert Schleip[10]是第一届筋膜代表大会的创立人之一，他发现筋膜确实含有一些能收缩的肌

纤维，即便其收缩得缓慢又微弱。已有理论提出治疗师和患者都能在肌筋膜松解中感觉到的"松解"可能是由于神经系统产生的或者肌肉自身拉长，而不是任何筋膜的实际"伸展"。

虽然很多以筋膜为基础的治疗师始终坚信存在筋膜粘连且人类双手可以改变筋膜这一假设，但是有相反的研究结果对此提出质疑，甚至对这个问题本身抱有疑问，因为应用到按摩治疗的"粘连"概念很不明确。如果我们所说的瘢痕组织是由手术或创伤引起的，那按摩改善瘢痕的可能性很明显不是很大。假如肌肉及其周围的筋膜越来越没有弹性并像治疗师常说的那样"硬化"，就更难以证实，即使现在已经有先进的医疗技术。筋膜在MRI上不可见，除非发生钙化。2005年Jean-Claude Guimberteau[11]医生发布了一段视频，一位整形外科医生采用光纤展示了一段放大25倍的活体内筋膜。足底筋膜厚度采用超声图像[12]进行确定并通过超声波测量得到结果[13]。迄今大多数有关筋膜的确切资料都从尸体解剖或实验小鼠身上收集得来，遗憾的是尚无展现活体筋膜的真实图像。尸体从人死亡那一刻起就开始腐败，还可能经受防腐处理；小鼠也毕竟不同于人类。到目前为止，尽管筋膜粘连这一术语已在按摩行业使用多年，科学研究尚未证实筋膜粘连的存在，至少按摩师一直声称的皮下组织能通过按摩松解还不能确定。简言之，筋膜如此坚实，以至于几分钟甚至一小时的"手法治疗"，结合大多数治疗师普遍的手法力度去操作，也不能"舒展筋膜"。研究表明，力度只有在达到一定极限时才能起到使胶原纤维"伸展"的作用，压力解除后胶原纤维又会回到原来的状态[14]。

以上所说并不意味着要摈弃肌筋膜松解手法，它只是说明了流行已久的手法操作并无多大作用。筋膜覆盖着所有肌肉组织，因此，可以推断肌肉收缩或舒张会对辅助固定肌肉的筋膜有所影响。肌筋膜松解术尽管与以前提出的机制有所不同，却已给多数人带来了疗效。再次重申：没有必要由于作用机制不同于起初所言就否定有效的技能。然而，作为徒手治疗师，我们有责任中止误传有关手法技巧的不当信息，无须言明所为之事，我们的目标是帮助人们减轻痛苦，维护身体健康。

皮下筋膜

皮下筋膜又称真皮、皮下组织、皮下层或者皮下组织层，位于皮下，包裹皮下血管、淋巴管和神经。虽然筋膜本身是纤维组织，但全身一半的脂肪都包被在纤维之间的空隙中。筋膜将皮肤和下层肌肉或其他组织疏松地连接起来，以便血管及神经在机体活动时可远距离横贯而不会受到损伤。

在皮肤表层（皮层），真皮的结缔组织纤维（胶原蛋白）排列方向与Langer线（又称分裂线）走行一致，这些线的走行方向在不同个体不同部位各有差异（图1-4）。特殊区域的纤维根据其组织所受的主要张力排列以抵抗拉力。外科医生通常在设计手术切口时参照这些分裂线以将伤口瘢痕减到最小。

内脏筋膜

内脏筋膜是位于皮下筋膜深部的所有筋膜，尽管结构和作用明显不同但筋膜之间是连续的。按作用分类，内脏筋膜分别包裹不同的肌群，包围个别肌肉（肌外膜）、包裹肌肉深部肌束（肌束膜）、包绕单一肌纤维（肌内膜）（图1-1），还有依据身体部位划分的其他不同子分类。深筋膜这些分层各自形成下面更深的分层，虽然深筋膜的作用之一是将肌肉收缩时外力（侧力）限制使收缩力直接增加，但过度限制或者弹性有限都会适得其反。

肌筋膜治疗的分类

学员应该完全熟悉筋膜及其与肌肉的关系，因为治疗肌肉也是在治疗筋膜。试图将肌肉和筋膜分开就好比试图把气泡和它内部的空气分离开一样。肌筋膜这个术语是不可或缺的，因为肌肉和筋膜是

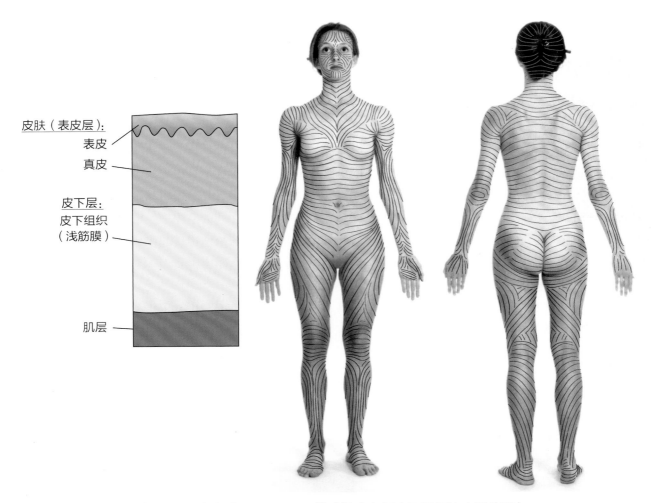

皮肤（表皮层）：
表皮
真皮
皮下层：
皮下组织
（浅筋膜）
肌层

图1-4 组织分层和Langer线（按全身厚度不同标注皮下分层）

同一套组织中的重要组成部分。可以采用以下不同的肌筋膜疗法。

- **捏拿皮肤**是用拇指和示指捏起人体表面的组织，通常双手同时操作，此手法作用是增加柔韧性，治疗疼痛点（图1-5）。
- **肌筋膜松解**是一套治疗体系，包括柔和牵拉的过程，经常是双手置于肌肉和筋膜上，按手下感觉随着走行方向揉按（图1-6）。

直接筋膜按摩法（图1-7）包括以下几种。

- **Bindegewebsmassage**（德语，即结缔组织按摩）疗法是由Elisabeth Dicke创立的直接按摩法。

- **Rolfing™，Hellerwork™和CORE™肌筋膜疗法**是重新调整筋膜的另外的直接按摩疗法。最后一种沿着Langer线按摩，而前两种不是——而且筋膜能被"重新调整"缺乏科学根据。这些描述都太过简单；有兴趣掌握更多手法的治疗师需要更细致更深入地学习。已经有很多Rolf以前的学员和从她的某些理论和方案分离出去的合作伙伴在她的治疗基础上创造了他们自己（"取你所需，遗你所弃"）的手法。
- **神经肌肉疗法**是以拇指为主要按摩工具，集中作用在肌筋膜组织上的治疗体系（图1-8）。

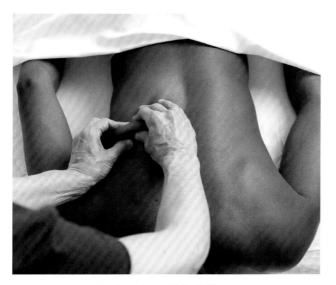

图1-5　捏拿皮肤

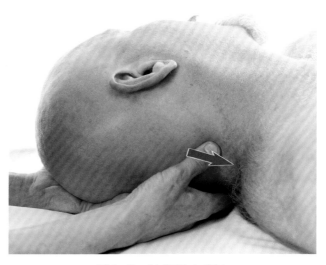

图1-8　神经肌肉疗法

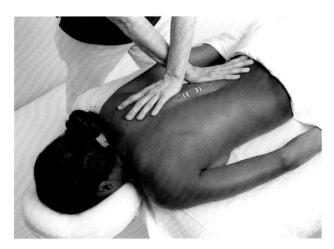

图1-6　肌筋膜松解

治疗筋膜，也就治疗了肌肉

由于肌筋膜按摩能使组织发热，还能改善功能，通常是特殊肌肉疗法的辅助性前驱工作。在接下来有关治疗的章节，我们会介绍躯干的特殊肌筋膜按摩手法，这部分非常重要。而且，肌筋膜治疗的原理很容易被移用到类似于肢体的其他身体部位，应用于整个机体也有益处。

按法是只能通过领悟进行学习的手法技巧，将手掌轻置于宽阔的皮肤表面，保持片刻直到能感觉到皮肤，然后缓慢增加手下的压力，逐渐体会到皮下组织，用手轻轻来回揉动，直到逐渐感知移动的组织层次——肌肉及覆盖的筋膜。再增加手下压力，按压更深部的组织，可以想象到筋膜像鞘一样覆盖在肌肉上。当行肌筋膜按摩手法时，要有意识地将注意力集中到人体组织上，这是在用直觉主动有意识去留心筋膜确实存在的事实；二者不可割裂，只治其一。

人体力学

在介绍独特的治疗手法前，首先必须考虑对治疗师身体条件的要求，以及最安全、最有效的运用

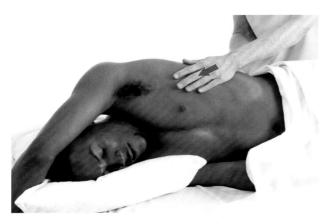

图1-7　筋膜直接按摩法

方法。

人体力学不仅是保护机体完整、维持生命，也是进行有效治疗的关键，它包含了全部相对于重力进行体重的分配和运动的常识。患者经常会问操作者："你不累吗？"或者"你的手不疼吗？"如果你掌握好人体力学，答案当然是否定的。

正如按摩治疗应该对患者整体有个宏观认识一样，治疗师必须从整体角度去思考人体力学。你并非单用拇指、其他手指、双手甚至身体进行按摩——而是用你整个身体在按摩。即使人体力学的要素主要在细小的部分，但是针对其的学习方式必须是你整个人融入进去，包括从情感态度到拇指关节的位置。

体重和重力都是人体力学最重要的机械因素，我们对重力已经司空见惯，以至于很少去思考它，这使得我们和重力的关系停留在无意识行为模式上，这种模式是在学会行走的人生早期阶段建立起来的。但是有些人体活动需要唤醒对重力的意识，例如，舞者必须重新认识他们身体和重力之间的关系，按摩师也是如此，因为我们的工作大部分是基于力的应用，这是运用体重的最好体现。因此，身体力学第一条原理即**用体重而不是肌力去施力**。

运用体重所耗费的体力更少，在按摩疗法中用肌肉的力量去施加压力很快就会让按摩师筋疲力尽，尤其是特意使用局部肌肉时更易疲惫。另外，运用体重比用肌力所施的力更平缓，没有紧张度。当肌肉收缩保持很短的一段时间，组织疲劳会导致施力不均，这就会向患者传递一股紧张感。要想体验这种区别，让一个人在你的身体同一部位采用同一个施力点（手掌、拇指、指关节等）施加压力，先用肌力再用体重去观察压力上的区别。

当然，你确实是通过肌肉来保持关节稳定，身体肌肉的主要功能之一就是稳定关节，当你在治疗中用体重去施力，这种稳定就变成整个过程的关键因素，因此，**通过体重传递的力可保持关节相对平直（但不是僵直），避免关节过度伸直（图1-9）。**

如果通过僵直关节运用体重，会使全身僵硬，如同一根坚硬的棍子。虽然按摩所施之力应来自于体重，但是关节应保持一种由肌肉稳定提供的"柔和"，而不是机械地僵在一处。关节过伸不仅牵拉关节也会牵拉保持关节稳定的软组织。用肌肉力量去屈曲关节，除了会对肌肉施加压力外，也会产生前面提及的紧张感。例如，众所周知腕关节反复过

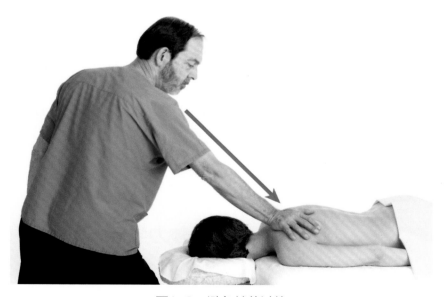

图1-9 避免关节过伸

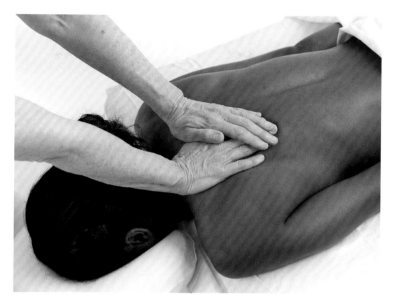

图1-10　辅助按压

伸会引起腕管综合征，但是在所有可能中，实际容易忽视的病因却是最终控制并稳定腕和手指运动的软组织上所受的压力。为了避免屈曲和过伸造成的组织受压和肌肉牵拉，**让身体重力尽可能像通过关节一样以相对平直的走向穿过。**

　　施力的体重应和关节尽可能保持一致，施加在患者身上的重力来自于治疗师躯干的体重，然而施力点通常是手或前臂的一部分。排列躯干和受力点之间的关节时，施力点的稳定和"柔和"均达到最大。当肩关节将躯干体重传递到上肢和手时，**要保持肩胛骨（盂肱关节）向下旋转。**

　　如果盂肱关节向上旋转，躯干的力量就得通过向下拉伸关节传到上肢；如果向下旋转，躯干就在关节后上方，直接通过关节传递体重。

尽可能辅助身体局部进行按压（图1-10，1-11）。

　　用另一只手辅助拇指或指尖有两个好处。第一

是可以增加潜在的按压力，第二是可以稳定关节防止手部组织扭伤。

无论肌肉是用力、稳定还是运动，都要用较大较强的肌肉而不是较小较弱的肌肉。

　　例如，**用双下肢控制身体重心；让你的动作来自身体重心和双下肢，而不是双上肢（图1-12）。**

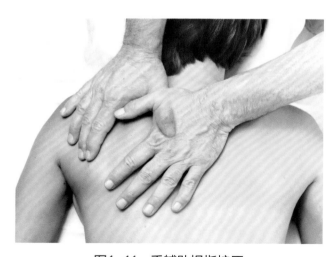

图1-11　手辅助拇指按压

用双下肢控制体重的位置和移动可以提供一个杠杆来解放双手，也能让按摩师躯干的体重得到患者身体的支撑，这都可直观地显示出来。当然，最大的危险在于可能失去平衡（图1-13）。最严重的危险可能是治疗师还没有经验，尚未掌握人体力学的微妙之处或者皮肤的特征（结构、水分等），这都会影响到安全操作。

有时从患者身体下部用其自身而不是治疗师的体重去施力是有好处的，这种体位经常是有效的途径，但是用力必须谨慎，因为其人体力学更具挑战性。

举个例子，当从平卧的患者颈部下面开始按摩，应当小心谨慎，不能过伸拇指。患者俯卧，从腹部或骨盆下部开始按摩时，手指不能过度伸直。这些体位涉及更多的肌肉用力以及更小块的肌肉稳定关节，这样的动作不能保持太长时间。并且，你要比平常更加注意双手的疼痛或疲劳感。

有时让你的体重通过除肩关节以外的身体某部分产生力量也会有所帮助。例如，将肘部贴置于髂窝处（就是骨盆前内侧），按摩患者身体一侧时倚住髂窝传递力量（图1-14）。

缓缓推按，徐徐撤力。

缓慢的动作让患者感觉（以及你自身）更轻柔、更和缓……动作越缓慢，按摩越深入，并且不

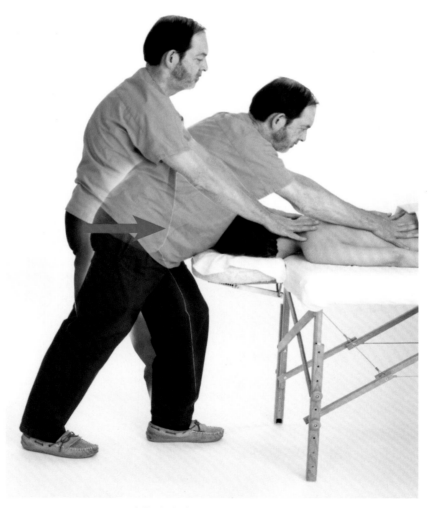

图1-12   动作来自身体重心和双下肢而非双上肢

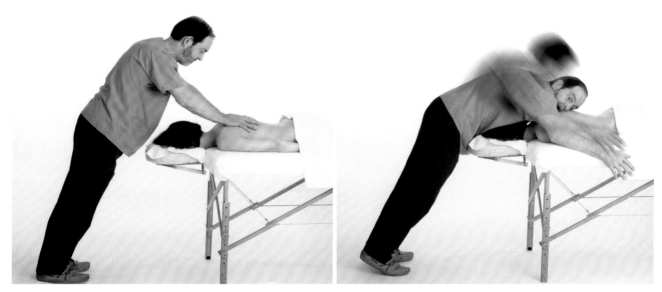

图1-13 身体失去平衡时带来的滑稽/不幸

会伤到患者。缓慢推按也能同时观察你自身和患者身体的反应。如果你按摩不是单纯地机械操作，那么关注你按摩的组织以及从容施加、释放压力就尤为重要。而且，敏感组织（尤其是腰部的肌肉）总是受反跳痛影响，突然释放压力会导致疼痛。

最后，关注你的身体。了解自身，巧用力学。

了解你自己的身体非常重要，包括是强壮还是虚弱，以及体重分布。如果你曾经在电视上看过棒

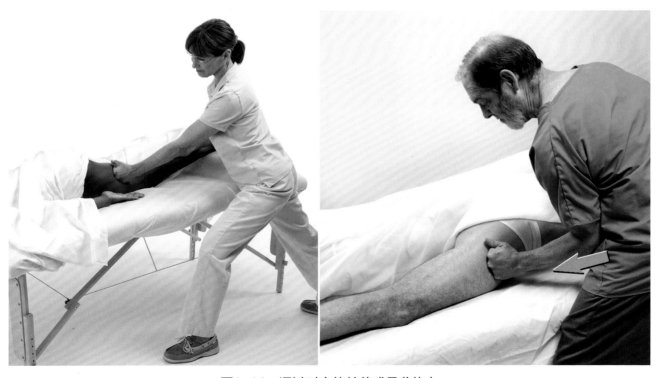

图1-14 通过对齐的关节或骨盆施力

球比赛，那你很可能听到过播报员评论击球员站立姿势的特别之处。每名棒球运动员都得找到能给他最好的控制力和击球力的姿势。球员的姿势因人而异，你在治疗中运用人体力学会跟别人有所不同，即使其一般应用原理是相同的。

虽然这对于严格意义上的人体力学似乎是次要的，在此最后需要提出一点就是另一只手的使用。

使用另一只手，专注而不随意。

当按摩师不是双手按摩或不用一只手辅助另一只手，而是单手施力或用其他方式按摩软组织，那这只手就称为主手。弄清另一只手的操作很重要而且不能漫不经心、无意识地操作。

另一只手经常被按摩医师称为"慈母之手"，这种说法还挺合适。即使这只手没有进行特殊手法操作，也对患者有安抚作用，尽管如此，手放置何处要谨慎小心，按摩前要仔细、有意识地放置双手。

软组织操作手法的种类

记住临床按摩疗法的第三个基本前提：身体软组织对触摸有反应。触摸可以极其轻柔也可以非常有力，可以是移动的也可以是静止的；但是触摸能引出软组织的反应，原因尚未明确。假如巧妙地应用触摸，那么引起的相应反应可能成为一种治疗。

例如，流行于瑞典的传统轻柔按摩或放松，按摩在使整体软组织放松过程中有很显著效果，因此，整个身体也能变得轻松舒适。但是治疗特殊的肌筋膜疼痛性疾病和功能失常却需要对症治疗。

临床按摩疗法要求对人体软组织、骨骼及其所组成的关节的解剖和生理有全面的认识，掌握解剖及生理能让治疗师避免造成损伤或没必要的疼痛，也能熟知操作禁忌所在，此外，治疗师必须熟

练掌握软组织按摩方法的分类。但是说到底，治疗师水平因其临床按摩技艺不同仍参差不齐，这种技艺神奇地融合了才智和直觉。这种技艺并非能强行习得，而是自然而然源于对这份工作的热爱和以臻佳境的期待，再投入时间思考和训练，像学习说外语、唱歌、跳舞、游泳或者打网球一样。当你的治疗手法不仅仅是各部分操作的机械相加，说明你的按摩技术已经水到渠成了。

编写本书的目的不是以机械模式阐述不同肌肉的一系列治疗方法，因为这样的话就成了一本小型机械的维修手册了，故而本书旨在帮助学习者探索每一块肌肉按摩的可行性以及疗效。正如每一位歌手必须通过练习将自己的声带调节到最佳状态一样，临床按摩师必须坚持不懈研究多种多样的按摩方式，通过感觉、观察、患者的反馈来不断评价按摩的效果——这些并非只限于"学习"阶段，而是贯穿其整个职业生涯。

本章主要是介绍一些按摩的基础方法，包括具有治疗作用的触按软组织手法。本节的手法和技巧可用于全身不同的肌肉，当治疗每一块特定肌肉或者肌群时，都会涉及到本书的内容。这些绝不是对组织按摩可用手法的广泛罗列，而只是指出最基本的操作手法。随着学习和阅历的不断增长，治疗师的技能会日益提高。

应用于临床按摩治疗的手法是通过让持续挛缩组织松弛以消除疼痛和（或）恢复其功能。瑞典式按摩的传统轻抚法和临床按摩治疗的组织按摩之间的主要区别在于前者更广泛，后者更集中更具体。然而，瑞典式按摩对临床按摩来说又是必不可少的。在临床按摩开始阶段采用瑞典式轻抚法，或者作为过渡的手法从人体某部位移动到另一部位，通过不同方式让患者适应治疗师的触摸，以帮助其放松、肌肉温热而获得更深入的效果。一般说来，无论按摩身体什么部位，开始以轻抚法按摩片刻，继而在移至更具体的肌肉进行剥离之前进行揉捏、环形掌擦，再进行深度按摩，这样对患者和治疗师都有好处。深度按摩之后，采用轻抚、振法、轻拍和

神经按揉手法有助于使患者恢复放松状态，尤其是当你的操作引起轻微痛感时。

直接组织按摩手法技巧："组织对话"

组织按摩技巧的关键在于触诊的敏感性。触诊之初，在按压治疗开始之前应用指尖或拇指触摸到组织内的阻力点，然后按压。这种阻力有时候只来自于大的压力，有时产生于小的压力。治疗师必须判断清楚阻力大小再相应地调整按压力度。对组织的专注感知也许可以称为"组织对话"，因为通过触摸，治疗师与组织之间进行力度交流，再施以必要的压力以达到组织放松的目的。"对话"正是直接组织按摩技巧的本质。

所有这些操作技巧都可以用于静止按压和滑行按压，实际上，你应该发觉到在两者之间的来回变换：在组织间移动，到需要的地方停下来。另外与患者之间的"交流"也很重要，由于医者在"施与"治疗的这端，不能总是准确地知道接受者会有什么样的体验，而且每名患者对疼痛和压力的承受力不同。依据在任何特定时间里患者对疼痛和压力的敏感度，一名患者感到舒适的压力大小，对下一名患者也许太过疼痛。如果你让患者从1到10给疼痛打分，无论是疼痛前、疼痛中、还是疼痛后，记住这都是一个主观感受——这名患者认为评分是"5"的疼痛程度，另一名患者可能会觉得是"9"。有效的医患沟通至关重要，其中涵盖了治疗师发现非语言线索和肢体语言的能力。有些患者选择默默承受而不告知按压力度太大弄疼了他。所以应警惕患者任何不适的表现，并向患者说明如果按压力度太大，他们应该毫不犹豫地及时告诉你。在接诊面谈过程中与患者交流时应告知在组织深度按摩之后也许会有一两天的疼痛，尤其是第一次，反复提醒他们按摩后的情况，告诉患者这是正常反应，让他们放心。如果没有交代这些，患者会认为你粗心大意弄疼了他们或者加重了原来的病情。

治疗师身体上的治疗工具

根据治疗范围和目的，治疗师应选择身体的不同部位去按摩。

手掌

手掌根部，或者手掌、小鱼际突出部按压用力的面积比较广，尤其适用于宽大的肌肉，如腿部肌肉、臀肌、肩部或者脊柱两旁的肌肉，也适用于大块骨突部位，如髂嵴。从按摩开始手掌就能按压相当宽长的组织（图1-15）。

用手掌时避免过伸你的腕关节，按压时注意感觉手下的组织，注意紧绷、坚硬的地方。根据这一信息决定该处是否需要采用更集中的揉按。

拳头

另一种广泛的按摩方式就是用握紧的拳头。一个突出的优势就是能在整个指骨近端（指骨）广泛按压和关节（指骨间关节近端）集中按压这两者间来回调换。再次强调，避免过伸腕关节。在过度收缩的部位放慢动作，根据组织调节压力的深度和移动的速度，不要用骨骼按压骨骼。

指关节

示指和中指的近端指间关节，也可以用于按压。用指关节代替指尖，有利于避免手指的反复劳损。指关节提供了比指尖更坚实却不太敏感的按压面，如此，在用指关节按压之前，应该首先用手指触摸一下人体组织。在敏感部位，比如脸部、颈部、两肋，指尖比指关节更合适。不要在骨突点用指关节按摩。

拇指或指尖

用拇指或手指尖进行静止或滑行按压是治疗小面积、密集的部位最好的选择，比如触发点或其他疼痛点。用其他四指或拇指施加压力时牢记人体力学尤为重要，因为手指（拇指）按压能对手和前臂

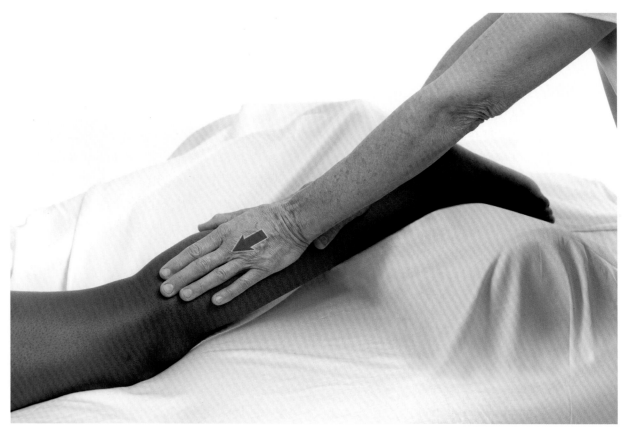

图1-15 手掌移动按压

肌肉产生巨大的劳损，尤其对身体深部的组织点，甚至能引起职业伤病。用另一只手辅助手指（拇指）通常是明智的做法，既可防止关节过伸还能额外施加压力。本书中，我们将介绍手指（拇指）的用处，有时是辅助性的，有时不是。执业者也许会根据自身需要选择是否辅助拇指或其他手指。本书肌肉剥离方向以使用拇指为主，但是你也能选择用指尖，或者在某些情况下，选择按摩师现用的某一种肌肉剥离或者触发点治疗方法。

别忘了将多个指关节排列成直线（码起来），这样很实用，只要有可能就用身体的重力而不是肌力去操作。如果按摩仰卧位患者颈后部肌肉时不能用身体重力，那么就尽力将几个关节排列整齐，稍事停顿后双手快速交替操作。

虽然拇指和指尖可用在身体任何部位，但几乎不会用在脸、颈部、腋窝、腹部、腹股沟以及人体内部组织（只在某些情况下使用），这些部位感觉灵敏，按摩时必须控制得当（图1-16）。

肘部

肘部——尤其是尺骨鹰嘴（肘部的骨突点）——是极其有用的按压工具（图1-17）。使用肘部时有一些注意事项。

1. 肘部的力量巨大，因此，一开始应缓慢按压然后逐渐增加压力，并高度关注患者的反应。
2. 肘部远不如拇指尖或手指敏感。先用手指探查组织，一旦确定需要深部按摩，定位后主要用肘部进行按压。
3. 特别敏感的部位避免用肘部按压，比如面部、颈部、腹股沟以及任意骨突部。

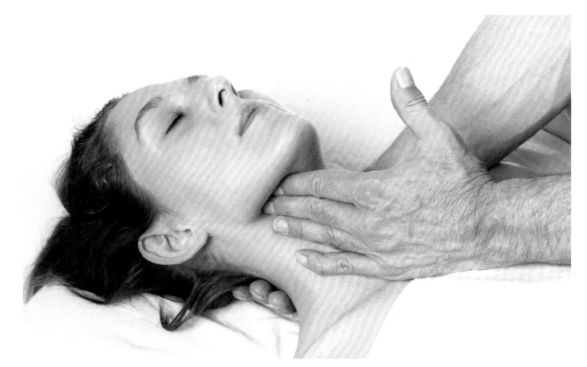

图1-16　敏感部位采用手指按摩

前臂

　　前臂尺侧为深部滑行按压直线形长条肌肉提供了一个宽的按压面，例如，竖脊肌和腿部大多数的肌肉（图1-18）。和肘部一样，前臂相对也不敏感，用前臂治疗前要先进行触按。

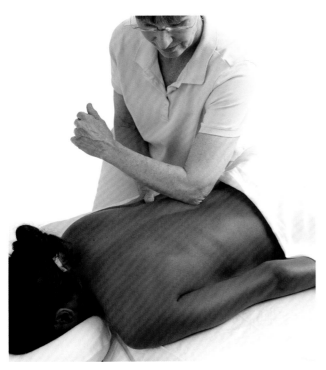

图1-17　用肘部按压

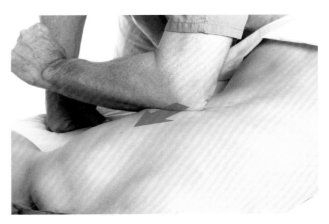

图1-18　使用前臂按压

特殊的治疗手法

拿法

用单手或者双手拿住身体某一部位。这种手法有不同作用和效果。

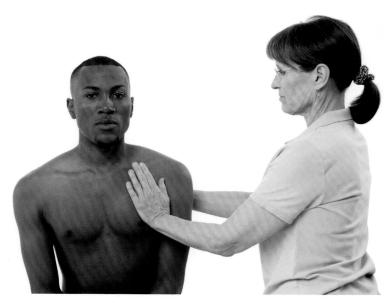

图1-19　拿法

- 意向性拿法表示变化。单手或双手拿持住身体局部并轻轻朝预定的作用方向施力，局部会随着拿捏而逐渐松弛。
- 拿法结合不同按压是用手的不同部位进行轻柔按压的手法。单手或双手拿住身体局部，用指尖、拇指、指骨头、掌骨头施加压力，有些地方可能受到挤压，压力不同模式也不一样。这些压力的不同运用可能也结合了意向性拿法。这种手法操作结合暗示作用能让拿持的肌肉"放松警惕"而拉长。

按压法

按压法是用垂直施加在肌肉表面的压力按摩的手法。如果肌肉下有骨骼，按压时肌肉会压在骨骼上；否则，压力会施加在体内的深层结构上。按压力度可轻可重，以施加患者能承受的适当压力为宜，可用整只手（图1-20）或拇指、指尖及

肘尖的集中施力（图1-21）。持续按压直到手下有松解感，或者患者诉说按压处的疼痛得到缓解。

掐按法

有大量肌组织覆盖在身体表面的肌肉可用掐法和按法进行检查和有效治疗，例如，胸锁乳突肌（图1-22）、胸大肌、肩部斜方肌及臀内收肌近端。

此操作手法是用拇指和前2根或前3根手指尖或者拇指和弯曲的示指外侧面夹起肌肉组织，每根手指都有一个坚实的受力面，其相对的手指则可进行触摸和按压。在夹起的肌肉组织里仔细寻找触发点或者其他敏感点，当你找到这样的点，拿持住直到感觉手下松解，然后继续查找。

剥离或剥离按摩

这一手法是沿着肌肉滑行施加压力，通常沿着肌肉纹理走行方向从一端到另一端（图1-23）。

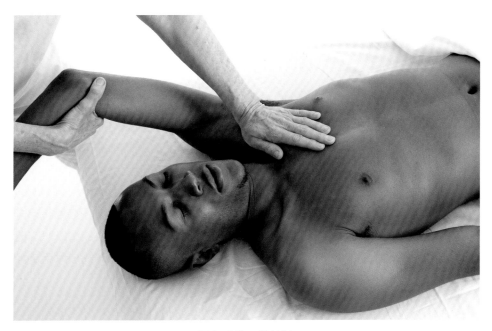

图1-20 掌按法

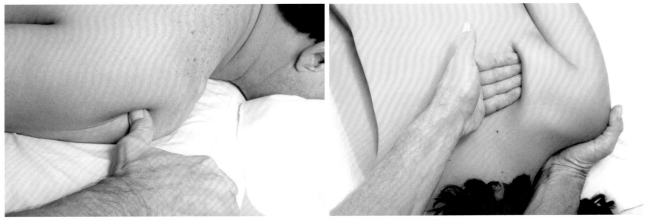

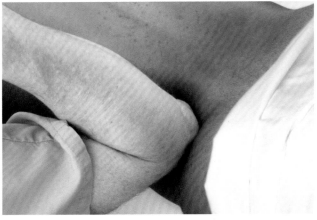

图1-21 点按法

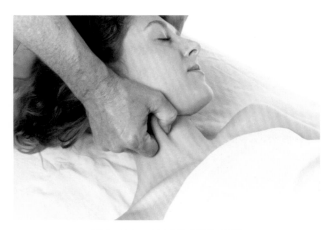

图1-22 掐按胸锁乳突肌

警告：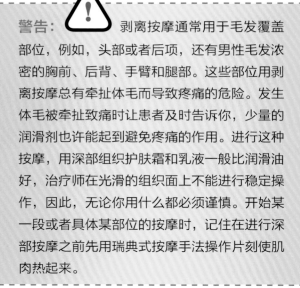 剥离按摩通常用于毛发覆盖部位，例如，头部或者后项，还有男性毛发浓密的胸前、后背、手臂和腿部。这些部位用剥离按摩总有牵扯体毛而导致疼痛的危险。发生体毛被牵扯致痛时让患者及时告诉你，少量的润滑剂也许能起到避免疼痛的作用。进行这种按摩，用深部组织护肤霜和乳液一般比润滑油好，治疗师在光滑的组织面上不能进行稳定操作，因此，无论你用什么都必须谨慎。开始某一段或者具体某部位的按摩时，记住在进行深部按摩之前先用瑞典式按摩手法操作片刻使肌肉热起来。

横向纤维摩擦法

为了有效治疗肌组织持续挛缩，肌腱或韧带损伤，以及局部纤维化，可以采用垂直于肌纤维来回移动指尖、拇指或肘尖的摩擦法（图1-24）。这一手法最常用于肌肉两端或起止点附近区域。按摩师

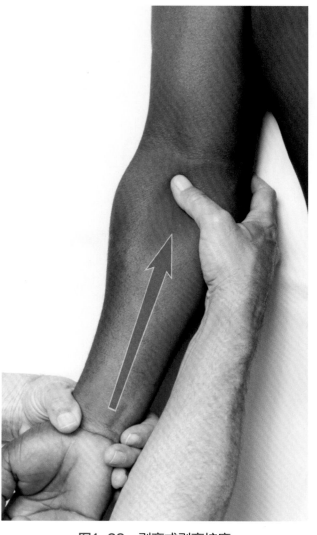

图1-23 剥离或剥离按摩

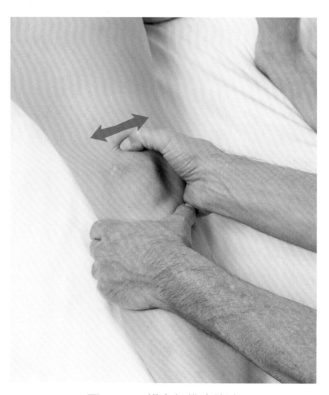

图1-24 横向纤维摩擦法

应该谨记要想让腹肌放松，那么肌肉起止点也必须松弛才行。

被动牵拉

虽然触发点能用以上几种手法直接治疗，但是治疗后需要尽快进行被动牵拉以巩固疗效。治疗师通过分离肌肉起止点进行牵拉（图1-25），这一手法要求治疗师精通关节的解剖和关节活动度。

牵拉需谨慎

牵拉需要熟知每个关节的活动度，缓慢进行，避免任何突发的动作或者猛然冲击式牵拉，这样很容易造成患者不适（图1-26）。经过一个疗程之后，

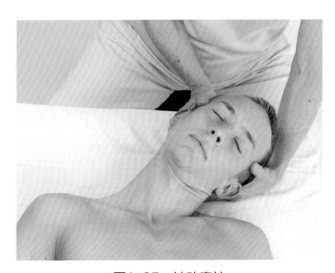

图1-25　被动牵拉

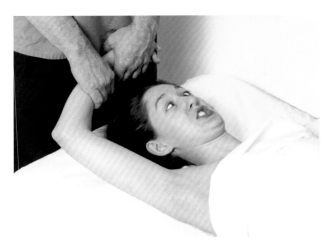

图1-26　被动牵拉不当

患者会发现非治疗期自己做主动牵拉也大有裨益。

本书大多数手法治疗是剥离按摩和按压，少数例子特别适合横向纤维摩擦法和牵拉法。这几种按摩手法应该作为学习的范例和起点，而不是仅止于此。每个学员都应该亲自试验这些手法，以期发现尚未阐明的其他可能性。

治疗床

学习按摩疗法应先了解标准的按摩床。最常用的按摩床是简易床，能根据患者需要调节高度。一般情况下，治疗师按照他们自己的身高和将要采用的手法设定治疗床的高度。而对于临床按摩治疗会有特殊的要求，最佳的治疗床高度随着按摩种类和患者的体型以及体位而变化。在一个治疗时段里你会用到不同的治疗方法，患者要摆出不同的体位。为了适应这种治疗中的灵活性，最理想的解决办法就是有一个可调节的电动治疗床。电动治疗床种类繁多，有机械的或者充气的，其价格也相差甚远。这种治疗床的价格比通用的简易床贵很多，由于它能提高工作质量，还能让医师工作舒适，有利于健康，所以购买这种治疗床是非常值得的。

铺按摩巾

按摩疗法和塑身运动的大多数检查和治疗都需要暴露身体的某些部位。因此，在完成治疗的过程中我们需要注意尊重患者的隐私和保持端庄。遮盖常指将患者不需检查或治疗的身体部位遮盖住。这个词来源于艺术界，是指覆盖画作或者雕塑的帘布。在20世纪，遮盖一词也被用于摄影，正是从摄影这个领域转而被医学行业采用。国际按摩组织的道德规范和行业标准略有差异，但是都要求全心全意照顾患者的舒适感、安全感、隐私以及尊严。虽然这些要求都明确需要考虑患者的隐私感和尊严，但是并没有特别说明具体用什么覆盖。因此，治疗师有责任根据临床条件为每名患者提供符合要求的

最佳方案。

除了行业组织的规定，治疗师也必须遵守他们工作行业的管理法规。在美国，按摩得到许可的州，通常由委员会发布按摩执业者行为规范指导方针。它通常包括关于为患者覆盖按摩巾的特殊规定。例如，由于治疗的需要，经过患者同意，有些制度特许暂时暴露臀部或女性的胸部，而其他规章则特别禁止暴露这些部位。在不颁发许可证的州，州级或者地方法律在某些程度上管制按摩从业者的行为。故而治疗师必须对管理他们职业的法规和准则了如指掌。在少数州按摩依旧不受管制，对覆盖按摩巾的事宜没有强制法律规定，但是专业又符合伦理的操作要求你无论如何都得用规范的覆盖方式。

在本章一开始我们就看到了临床按摩疗法结合了传统按摩、整骨以及其他手法、Wilhelm Reich和Ida Rolf遗留下来的塑身运动。在传统按摩中，患者通常俯卧或仰卧在治疗床上，隐私部位覆盖着毛巾或者床单，没有覆盖的部位都是需要进行治疗操作的。塑身强调人体结构的整体性，因此，患者起初站着被检查时一般都只穿着内衣。很多按摩学校教保守又传统的覆盖技巧，并规定在学校里进行按摩治疗时也要采用这些技巧。然而，由于治疗师的方法超越了基本的瑞典式按摩，他们可能需要更多灵活的覆盖方法以实施多种检查和治疗手法。

因此，依据治疗方法、治疗师、患者和有关规定的不同，患者也许会穿内衣也许不穿，也许只盖着床单或毛巾，也许只穿着检查衣，或者几项都有。考虑到治疗师和患者双方各有所需，我们会讲解检查和治疗身体每一部位时需要用到的各种覆盖方式，按照患者仰卧位和俯卧位覆盖床单的方式展示基本的覆盖技巧。结合按摩女性腹部时覆盖胸部的方法示范治疗胸部肌肉时的覆盖方法，还展示侧卧位时覆盖患者的技巧。侧卧位很适合某些按摩手法的操作，也适用于孕妇、身体不适或不便仰卧或俯卧患者的常规治疗，对于特殊情况我们会作说明。

有些治疗师发现在某些情况下使用检查衣有好处，可以代替床单、毛巾或者内衣，也可以穿着检查衣再铺床单、毛巾。这种用于按摩的检查衣最方便之处就是能解开肩部将其暴露出来。使用这种检查衣成了治疗某些部位时的不二选择。

下面各图展示了不同患者和不同按摩方法的正确铺巾方式，根据需要穿插在文中。

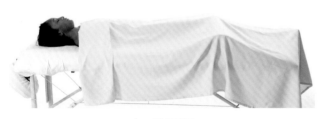

1：头和颈

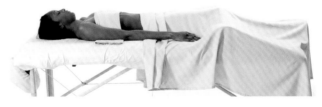

2：腹部

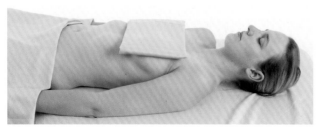

3：胸肌

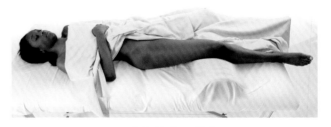

4：腹股沟和下腹部

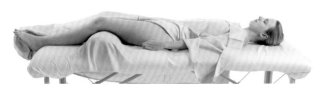

5：下肢前面

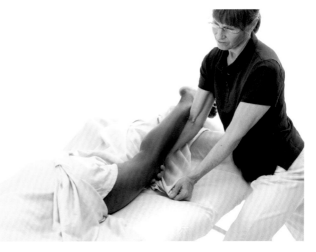

9：床单置于腿下

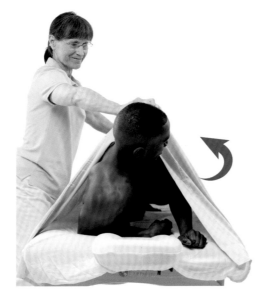

6：患者翻身

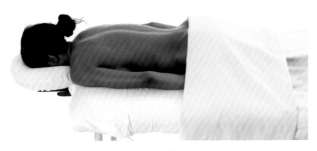

7：背部

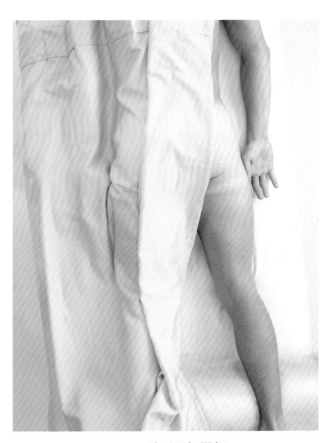

10：下肢后面与臀部

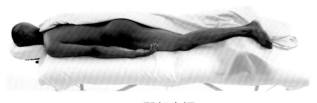

8：臀部中间

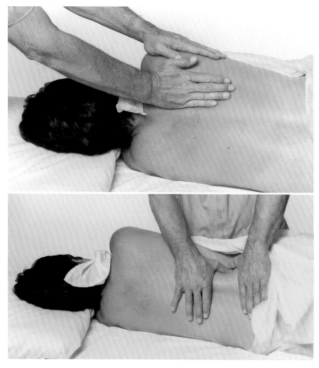

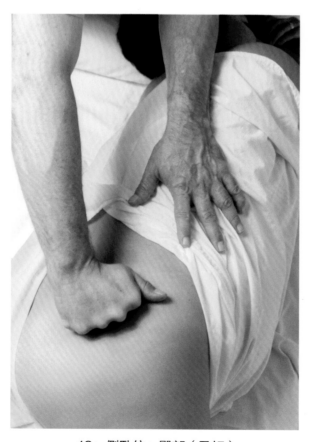

11：侧卧位：肩部和后背（孕妇）

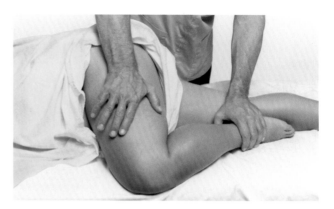

12：侧卧位：大腿（孕妇）

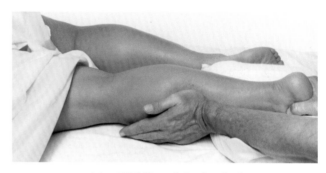

14：侧卧位：小腿（孕妇）

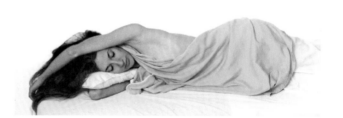

15：侧卧位：肩部和胸部（检查衣覆盖）

13：侧卧位：臀部（孕妇）

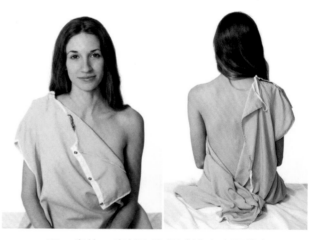

16：坐位：肩部和胸部（检查衣覆盖）

章节回顾

理论运用于实践

为每一位患者准备一条干净的床单。给胸部和下腹部覆盖布单时注意避免无意的不当接触。当按摩胸部或者下腹部时也应注意保证患者的安全感，覆盖的单子确保舒适。除了完全出于工作需要的暴露以外都应尽可能保持端庄。

复习题

1. 对比按摩演变历史，从只有富人才能享受得起到现如今已成为常规保健的一部分，适用于所有人这样的趋势，你会如何描述按摩从而让潜在患者将按摩作为常规健康规划的一部分去考虑？

2. 设想一下，假如腰痛或者患有其他肌肉疾病，医生会选择药物和（或）理疗而不是按摩作为治疗方法的可能原因。如果你是患者，你会怎样说服医生让其将按摩疗法纳入治疗方案？

3. 疼痛点和触发点之间的区别有哪些？相似点有哪些？

4. 列出筋膜的5种功能。

5. 为什么患者需要覆盖按摩巾？如果碰到不想覆盖按摩巾的患者你会怎么处理？

第2章
走近评估

学习目标

通过本章的学习，应掌握以下内容。

- 描述临床评估的组成部分。

- 列出适用于表格和患者就诊时的问题。

- 进行整体评估。

- 收集评估数据。

- 综合分析结果以制订治疗计划。

- 与患者有效地进行交流。

- 将综合分析的结果和随后的计划应用于治疗组。

- 有效地与其他卫生保健专业人员沟通。

- 对孕妇、老年人、儿童和青少年等特殊人群进行诊治时说明注意事项。

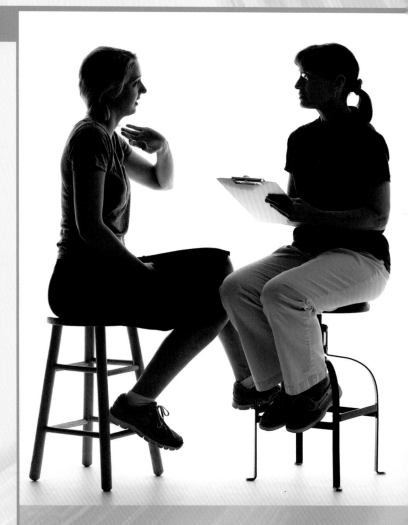

与人沟通，最重要的能听出言外之意。

——彼得·德鲁克

引言

临床系统评价的目的是帮助医生为患者选出当前最合理的治疗措施，并且重视治疗相关的病理学因素、功能失调情况、禁忌证。由于本书所述之推拿与瑞典式基础按摩学相比，层次更深，手法也更有力，推拿师必须格外注意这些疾病相关的禁忌。例如，给一个正在接受放化疗的癌症患者做推拿按摩治疗时，我们要考虑到放疗会使骨骼脆性增加这一点，所以轻柔的放松式按摩相比于强刺激的推拿要更为合适。

我们将此疗法称为现代临床推拿，这要比称之为按摩疗法更精准，因为推拿师诊病不同于其他医生，常常会从整体分析患者的身体，并且不是根据医疗诊断标准来进行治疗，而是根据临床推拿治疗评估标准。比如，医生诊断某一患者患有肌腱炎，并且对于其炎症给予了抗生素药物，冰敷治疗，嘱咐多休息。而现代临床推拿师则认为该患者是出现了持续性肌肉组织收缩并伴有触发点和传导痛，并依此给予深部组织治疗和触发点按压。虽然医生和临床推拿师对同一症状做出了两种截然不同的分析，但两者都是正确的，两者之间还可以互相参考，由此及彼。因此，对于临床推拿师来说，熟悉掌握医学诊断术语和概念，并能在分析患者病情时考虑它们所代表的临床意义是很重要的。

 伦理问题

分析评估疾病和诊断疾病具有明显区别。诊断并不在推拿治疗操作范围以内，但有时候患者会认为推拿师也是医疗专家，并且会问类似于这样的问题："我这样是不是得了腕管综合征？"其实那不是推拿师可以下定论的。对此最合适的回答是"我们推拿师没有下诊断的权利。你可能觉得你有一些症状和来我这里的某些已经确诊为腕管综合征患者的症状相同，但我仍然建议你应该去看看医生，再做定论。"

放松（瑞典）式按摩是以使患者舒适为主要目的。在允许范围内，以患者的意愿和个人喜好为先，目的是给予其愉快的治疗体验。在临床实践中，推拿师给患者交代了具体治疗方案后，首先是要提供有效的治疗。清晰有效的沟通也是至关重要的。如果一个患者在忍受着疼痛和（或）经历着控制了力度的按摩时提出要"轻点"的要求，而你又觉得更有力度的操作会更有效时，你应该向患者解释清楚你的理由，以及在推拿过程中或者结束后的一段时间内的一些不适。不过有的时候一些患者会为了得到更好的放松而选择多忍忍，但是究竟要采取怎样力度的治疗，决定权在患者手中。有些人可能因为太痛而无法忍受，但我们不需要患者接受超出他们的容忍极限的更大的力度，这就是他们需要的合适的治疗强度了。

有效治疗患者的第一步是正确地告知他们所需的治疗方案。因此，系统性及智能化的检查和评估是临床推拿治疗的关键。

良好的评估需要我们从以下几个方面考虑。

- 过度劳损。
- 姿势不当。
- 短缩的姿势肌。
- 萎缩的肌肉。
- 特定肌肉和其他软组织问题，例如，触发点、压痛点和局部持续性收缩。
- 关节的限制性。
- 协作、平衡、步态、呼吸等失调。

本章的主题是"在沟通中最重要的是听而不是说"，强调在临床推拿治疗中理解的重要性。身体是一个由多元素构成并相互联系、影响的系统，我们在思考如何解决身体疼痛或者功能障碍时，必须将身体中的各方面因素都考虑其中。患者的身体会透露一些他本人没有告诉我们的信息。

收集患者各种问题信息的主要方法包括记录下患者的既往病史（包括书面和口头的），交流时观察患者，分析患者的日常习惯性动作，进行查体以检查内在情况。即使是观察患者鞋子的磨损程度也可以从中分析出重要的信息，比如患者是外翻或内翻足。重要的是要记住，检查和分析评估不仅限于初始会话，这是一个持续的过程。因为临床推拿治疗会通过按时的治疗，由推拿师通过手下的感觉直接感受患者对治疗的反馈，形成一种持续性的反复检查和分析评估，而这正是该治疗方法的独特之处。

病史

设计一个患者信息表

执业医生经常会收集患者的一定信息作为商业目的，比如患者的姓名、住址、电话等。这些信息在患者初诊时收集起来很容易，直接让他们填一张表格就可以，这张表格同样可以用来收集患者的现病史和既往史。若医生想要收集更多的既往病情，可以先从这张表格开始。

设计这张表格的时候，执业医生应当考虑什么样的信息最适合进行书面调查，什么样的信息需要个人进一步思考。个人信息、家庭信息、职业和初诊执业医生的姓名比较适合填入表格，这几项基本都能考虑到。

然而，比较麻烦的是，在表格中应当询问既往史的哪些方面。一方面最好不要把所有关于既往史的问题都列在表格上面，这样很容易就偏离这个疾病并且会忽略一些重要的问题。另一方面，太长太复杂的问卷调查会看起来乏味且缺少相关性。我们的目标是做一个简洁但包含大部分可能病因的表格。

需要注意的是，与治疗不相关的问题不应该列在初诊表上。作为推拿治疗师，我们需要知道患者的联系方式和健康状况，了解患者被诊断为什么疾病，以免遗漏一些推拿的禁忌和注意事项。我们还需要知道患者正在接受何种治疗，因为有些禁忌证和注意事项不是针对病情而是针对现阶段正在使用的药物。此外，我们需要知道患者最近做了何种手术、皮肤状况、过敏症以及可能过敏的物质，另外患者是否有些敏感区域拒绝被触碰。治疗师在推拿过程中有时会无意间问一些超出执业范围或者侵犯患者隐私的问题，比如，在表格中列出压力这一项以便患者核对自己是否符合。然而，如果在表格中列出"家庭/工作/人际关系是否给你造成压力？"这样的问题就不太适宜并且有些侵犯性。推拿并不需要医生知道患者有几个孩子以及患者的年龄。最佳询问方式是他们是谁的看护者。除非你是在申请保险，在紧急情况下处理人身伤害事件，或者因紧急情况而获得联系方式，否则你不需要知道该患者的配偶是谁。收集必要信息和过分好奇患者的个人生活是有明显区别的。让患者描述他们的日常饮食并不合适，除非你恰巧是或即将成为一位营养学家或者一位膳食专家，即便如此，你也不应当这样做，除非患者自己有相应的需求。还有许多不恰当的问题，例如，询问患者的宗教信仰，询问他们是否受过虐待，以及他们的年薪等。还是那句话：你不要去询问一些和推拿无关的问题。

在你填保险单或不停地填一些电子记录时，你的表格必须与健康保险流通与责任法案（HIPAA）兼容，在安全的连接中建档，且在任何情况下都必须保护患者的个人信息和隐私，即使你实践的类型不完全服从HIPAA法案。HIPAA的完整资料可以在网站http://www.hhs.gov/ocr/privacy/index.html上获得。HIPAA隐私声明和HIPAA兼容表格可以从任何一个医疗供应商和许多办公用品商店中获得。

除了这个表格之外，患者可能还会看到一个人体结构图像，他们可以在这个图像上标出他们之前或现在疼痛的部位。同样，他们可以在下面的样表中的文字描述中选择自己的疼痛部位（图2-1，2-2）。这种重复也是为了再次检验以确保所有可能的状况表格中都已提及。你可以从推拿软件或医疗供应公司中找到一个符合你目标的表格。一些为推拿治疗师服务的在线日程安排公司会提供初诊表格。

另一种有效的评估工具是一个名为日常生活活动（ADL）的指标，医生或者保险公司通常使用这些指标来准确了解病情在多大程度上干扰了患者的生活。网上有许多可免费复制的表格可以用来评估背部疼痛、颈部疼痛和肢体疼痛。表格里包含工作、睡眠、阅读、驾驶、举重物、弯腰、起坐、锻炼之类的活动，这些可以细致地了解患者疼痛等级和功能紊乱程度。

谨记：患者有自己的观点。我们看作重要的信息在患者看来可能毫不相关，更不会去提及，尤其是对于他们长期生活的环境；功能紊乱对他们来说几乎也是司空见惯的事情。我们要做的就是收集所有我们需要的信息，同时跟患者讲清楚这些信息与疾病的相关性。

信息表

姓名：_____ 身高：_____ 体重：_____

地址：

_____

家庭电话：_____ 工作电话：_____ 手机：_____ 电子邮箱：_____

生日：_____ 性别：男　女　　生活状况：已婚　未婚

你是怎么知道疼痛姿势诊所的？ _____

紧急联系人

姓名：_____

关系：_____

手机：_____

受伤、疾病和（或）手术史：

_____

经常的体育活动（运动）：

_____

在过去的一年里，你有以下哪种疼痛：

痛：头　　　背　　　　胸腹　　　臀　　　腿

　　肩　　　脖子　　　臂　　　　骨盆　　　腹股沟

　　臀部

疾病：消化　　　痉挛　　疾病发作　　哮喘　　纤维肌痛/ CFS

　　　脊柱侧凸　　抑郁　　焦虑

其他：

_____

目前的药物治疗：

_____

家庭或普通医师：

_____

专家：

_____

图2-1　表格

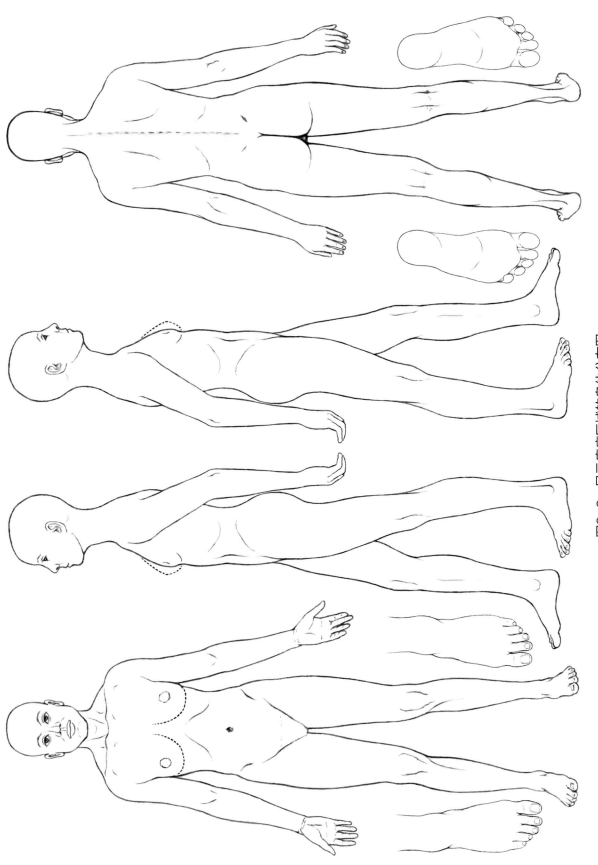

图2-2　显示疼痛区域的身体分布图

进行会面

虽然第一次会面的主要目的是收集信息和建立友好关系，但这也是向患者宣教的好时候。举个例子，患者可能有着工作上的困扰，他们也许需要考虑到人体工程学、重复运动，或其他问题，如在一个简陋的计算机站工作。有些人没有适当的建议就进行锻炼。最初的会面提供了一个机会来介绍这些问题。

在会面过程中，你会发现自己"边想边说"——也就是说，随着会面的进展，与患者分享你的想法。随着这一过程的进行，患者可能受到这些信息的启发以新的方式思考他们的肌肉系统。同时为开始治疗建立了合作的关系。

类似于评估过程的其他方面，会面有一个整体和还原的双重目的。一方面，你要试图去建立一个患者的大概形象以及他或她的生活活动情景，以便于判断造成问题的原因和解决问题最有效的方法。另一方面，你必须保持警觉，以了解具体申诉的原因。在一些案例中，损伤会发生在做一个精确动作的某一特定时间（例如，"我扑球后，感到腹股沟剧痛"）。然而大多数情况下，现在所呈现的问题的开始和起源是很模糊的，并且需要你来进行探查。解决问题的关键往往隐藏在会面时所获得的信息中。

理想的情况下，取得病史资料应该是温和而人性化的，而不是临床医生拿着笔念问题并记下答案的机械化过程。你需要提升对一场悠闲而健谈的会面的掌控能力，同时列一个涵盖重要问题的心理量表。在你刚开始实践的时候，你可能需要一个书面的检查表格。当然，这个表格会因不同的患者和问题而有些许变化，但总体上大致相同。尤其是不要假设患者会主动提供重要信息给你。要记住，你认为重要的事情也许对患者来说是微不足道的。一定要全面——最重要的是要倾听患者。

你的表格要包括以下项目。

现病史

- 你为什么来这儿？

- 你哪里不舒服？
- 你哪里不好受？
- 这种情况多久了？什么时候开始的？
- 如果是由特定损伤引起的疼痛，这个损伤又是怎样发生的？损伤发生的时候是一个什么样的体位？损伤发生之后以及此后的几天情况怎么样了？描述损伤发生后即时和之后几天的疼痛、水肿、活动受限以及治疗情况（包括自我治疗）。
- 你以前有过这种状况么？是在什么时候？又是在什么情况下？第一次出现这种情况是在什么时候？
- 疼痛什么时候会加重？什么时候会减轻？
- 什么会导致疼痛加重？什么会使其减轻？什么体位会使它加重或减轻？
- 对于这个问题，你有没有去咨询过其他卫生保健机构？他们有没有给你做一些诊断检测？他们建议你怎么办？

既往史

- 你总体健康状况怎么样？
- 你最近有经历疾病、外伤或手术么？
- 你有过重大疾病、外伤或手术么？
- 你现在有没有进行一些治疗？如果有，是什么治疗？有吃什么药？
- 你现在有没有进行脊椎按摩的治疗、整骨、理疗或其他内科治疗？有没有做其他卫生保健？这些与现在出现的问题有关系么？

运动史

- 你做什么运动或锻炼么？有没有一项因为疼痛和活动受限而当前不能做的你喜欢的体育活动或你想做的新活动？

个人/家族/社会史

- 你是某人（配偶、儿童、父母）的监护人么？
- 你压力大么？

- 你有任何有助于减轻压力的娱乐活动么？

工作史

- 你从事什么职业？工作涉及什么——也就是你整天在做什么？你坐、站和走动多长时间？有没有任何举重物的劳动？有无重复性动作？工作中活动会引起疼痛吗？

- 你多久休息一次，一次有多长时间呢？你休息的时候都干些什么？
- 你过去从事过什么类型的工作？
- 你曾经受过工伤么？

在填写该表格时不要紧张；以你自己的知识和想象力将会发现需要解决的问题，并找出超出这些界限的答案。一定要考虑所有的问题。

全身评价

大多数的患者会习惯性地依据传统医学方式去思考。如果他们现在有确切的损伤，他们就会希望这处损伤和它的邻近部位会被检查和治疗。在许多案例里这种期望可能是合适的：在一个确切的部位单独发生损伤，我们就特别治疗这一部位。然而，在大多数情况下，需要采取更广泛的措施。毕竟，人体是相互关联的，大多数的局部损伤，例如，左半边身体不治疗的话，将会最终影响另半边的身体。因此，在开始治疗前评估整个身体的状况是很正确和适当的。

一些患者会拒绝这样的评估并坚持完全采取局部疗法。知情同意的需要要求治疗师告知他们对于其问题的评估并提出一系列的检查和治疗的方案，包括可能的替代疗法。当然，其中一种替代疗法是姑息疗法。只要治疗师开诚布公地对待患者，根据他们的症状，采取他们所信任的理想的治疗方式，以这样的方式与患者合作，在短期内缓解他们的症状是可行的。对于这些患者，治疗师可以进行更简短的交谈，主要限于主诉相关的情况，然后直接跳到对出现问题区域的检查。

然而，对于那些同意进行全身评估的患者而言，姿态的检查是评估中一个有益的部分。该检查的范围取决于治疗师的技能、判断与具体情况。下面几节将介绍评估的基本要求。

非正式观察

在全身评估的第一步中，治疗师要仔细地观察患者，首先就是从在等候区见的第一面开始。患者是怎样坐的？怎样站的？怎样走路的？在治疗室里又是怎样再次坐下的呢？肢体语言和非语言的线索可以告诉我们很多。注意他们躺下和起身的时候的面部神情——他们有因疼痛而面部扭曲么？注意他们是否在身体的某处频繁地按揉或摩擦。临床按摩师应养成这种观察的习惯，这在任何公共场合都是很容易练习的。

正式的体态检查

一份彻底的、正式的体态检查应该是在患者尽可能穿着较少的衣物时进行，因为它不仅包括整体观测，还包括了对于体表标志和运动的精确、详细的审查。一份完整的检查通常是在患者穿着内衣的情况下进行的，但私人治疗时是可以进行协商的。

照片

许多治疗师将给患者拍照作为完整的体格检查的一部分。

这样做具有以下好处。

- 患者能够看到治疗师所看到的内容。
- 治疗师在患者不在的情况下有使用这些照片的权限，来制订治疗计划。
- 如果治疗师有智能机或是平板电脑的话，就能使用许多有关体态数据的廉价的应用了。如果患者想要的话，可以通过邮件发送或是传送到自己的电脑上然后打印出来给患者。**注意：任何照片都应小心处理，以免损害患者的隐私和机密。**

- 治疗前后的照片能够提供情况变化的证据。

无论是有照片还是没照片的观察，患者都应该被要求以一种感觉适当的笔直的姿势站立，同时也要能感到放松和舒适，两手要摆放在身体两侧。头发垂到肩上的患者应该把头发拢到后面以便使前后都能观察到。

患者首先拍的照片应该是正面全身照、背面全身照、左面照和右面照。一旦照片完成了，保存好它们以便能够将它们并排放置，用来与之后的照片进行对比，来记录进展情况（图2-3，2-4）。如果患者有脊柱侧凸，背部从头部到尾椎的特写也是非常有用的，并且应拍摄患者弯腰双臂下垂的照片来记录旋转的肋骨（图2-5）。对于有脊柱侧弯的儿童和青少年来说，常规检查是很有用的。肋骨突出是特发性脊柱侧凸中椎体旋转的证据，有此发现应该建议家长去咨询孩子的医生（图2-6）。

一些患者可能不太喜欢拍照，也有一些治疗师

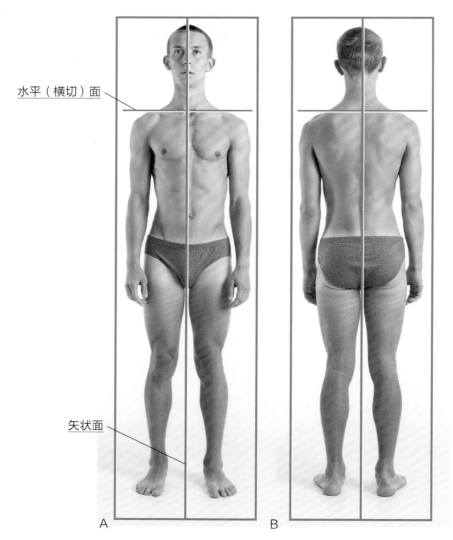

水平（横切）面

矢状面

A　　　　　　　　　　B

图2-3　姿势评价：标有正中矢状面和水平（横切）面的前面观（A）和背面观（B）

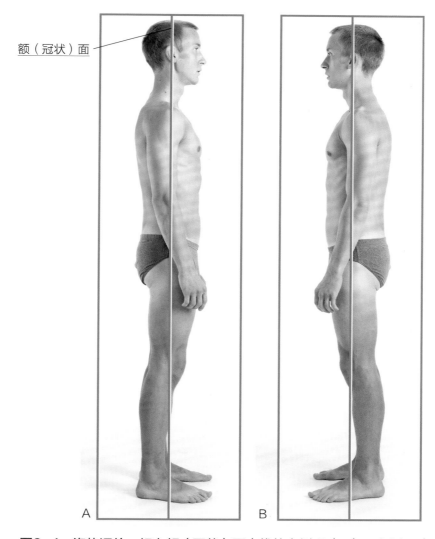

额（冠状）面

A B

图2-4 姿势评价：标有额（冠状）面中线的右侧观（A）和左侧观（B）

可能不会选择使用这项技术。在这种情况下，治疗师仍然可以在以上所有姿势下观察患者。

让患者呈现各种体位和姿势的目的是为了研究动态的身体结构。甚至当其处于一个正常的静止不动的体位时，实际上我们也可以研究工作状态下的肌肉。就像小鸟的腿部肌肉总是在不停地工作着，即使是小鸟处于睡眠中，因为它要保持立于枝头。我们的肌肉也经常要克服重力的作用而工作。静止站立这个完美的姿势要求人体小块肌肉的活动来保持垂直的站姿，人体正常运转时要依靠小块肌肉的活动来完成任务，但是只要有可能，人体就会依靠更大更强壮的肌肉而不是更小更瘦弱的肌肉进行工作。

体位

当进行姿势分析时，你一定会注意到姿势的不同。毫无疑问的是，一些简单的姿势习惯可能引起不适。比如说，当键盘或者显示器的高度不合适时仍每天弯腰看好几个小时的电脑。然而，有大量的科学证据表明，身体姿势与不适并不像以前想象的那样相关。比如说，不好的姿势没有导致脊柱侧弯，但是脊柱侧弯确实可以影响姿势，也可能或多或少的伴随着身体不适。

一项进行了25年的流行病学调查研究表明，在青少年时期形成的不对称的姿势（提高髋关节、抬肩和脊柱的偏移）与成年后随之而来的背痛或者

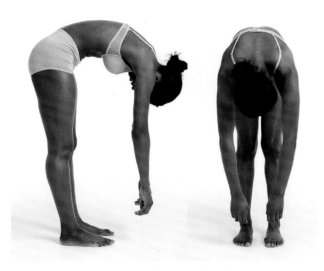

图2-5　脊柱侧凸筛查：侧面观和正面观

脖子痛，这两者之间不相关（http://www.ncbi.nlm.nih.gov/pubmed/2938272）。

一项对姿势和疾病相关的54项研究的系统回顾发现，没有证据表明它们的相关性（http://www.ncbi.nlm.nih.gov/pubmed/19028253）。即使姿势是不对的，也很少有科学证据表明这有碍于机体的灵活性或运动。

这并不意味着否认疾病与姿势之间的相关性，但这种联系既不够充分，也不足以证明我们为设计人体姿势和动作所做的努力是合理的。我们确定知道的就是没有完美的姿势，以及任何姿势如果保持时间太久了都会造成功能障碍，并且可能引起身体不适。关键就在于活动。我们可能会注意到姿势的偏斜，而且在评估中思考，但是修正它们可能是一项我们无法完成的任务。我们所能做到的是鼓励整日在桌前坐着的患者站起来舒展身体并且活动筋骨，在打电话的时候用头戴式耳机代替电话听筒或者是用肩夹着电话。我们不应该让自己陷入错误的思维中，不该认为推拿可以纠正脊柱的曲线或者其他偏斜，甚至认为偏斜与患者所有的疾病有关。有很多人姿势很好很正确但是仍然因这样或那样的原因患病，姿势分析只是所有评估方法中的一个而已。

静止的躯体

当我们观察一位静止的患者时，我们认为身体与某些平面有关。虽然我们以这些平面为参考线，但要记住它们只是参考，否则我们会被欺骗。

从正面看患者，正中矢状面（图2-3A）是一条始于足部中间点（因为这是身体的重心）并穿过耻骨联合、肚脐、剑突、胸骨柄、下巴和鼻子的中心的人体中线。注意在这条线上是否有任何偏离。同时观察膝盖和双脚，是否指向前方，还是向内或向外偏离？

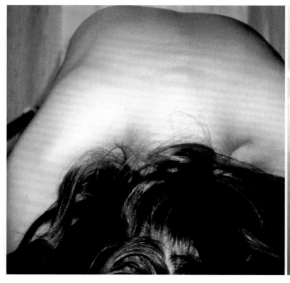
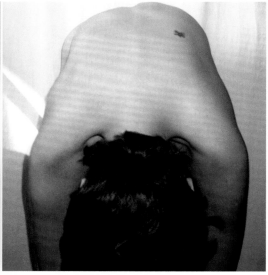

图2-6　特发性脊柱侧凸的肋骨隆起

从后面看患者，矢状面（图2-3B）是一条再次从两脚中间开始，穿过臀裂、尾骨、脊柱和头部中间的线。

比较这两种观点可以教你如何在平面上思考，而不是在直线上——换句话说，如何在三维而不是二维视图中观察患者。通常情况下，从前面看患者的上半身会向一侧倾斜，但从后面看时则倾向于相反的一侧。这种错觉是通过看到的线条而不是平面产生的。实际上，患者的上半身会稍微旋转，将躯干上的标志置于前面中线的一侧和后面中线的另一侧。

从侧面来观察患者，中央额面就变成了一条直线，从上到下恰好依次经过患者的耳朵、肩关节、股骨大转子、膝关节和踝关节（图2-4）。再次观察，注意在患者这条线上是否有异常的部位。

不采用拍照或电脑测量方式的医生，通常会找一条铅垂线或一种有助于观察患者体位姿势的框架做辅助。在一条长线的一端系一个重物（56.70~85.05g的钓鱼用的下坠物效果就很好），让其下垂悬于空中，然后放在患者身后，便于观察。这种铅垂线可以作为视觉参考点，帮助医生观察患者的体位是否有偏差（图2-7A）。在图2-7B中，医生通过使用平板电脑为患者拍照并且分析该患者的体位。

除矢状面与额面外，水平面（图2-3A）的观察需要参考两肩与两髋。

- 两肩是否水平？
- 肩关节是否可以均匀地旋转以及能否向前牵拉？

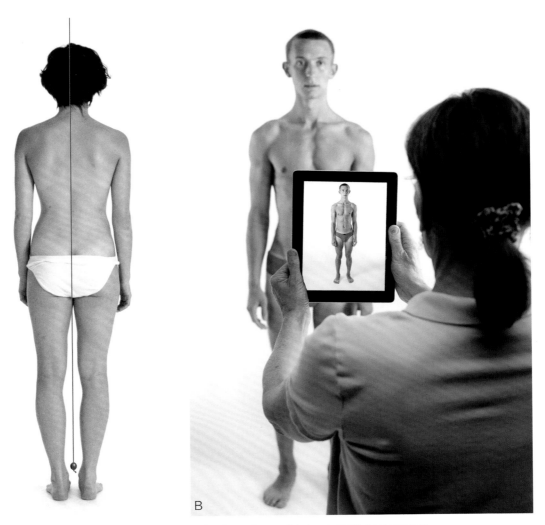

A   B

图2-7 使用铅垂线（A）和电子平板（B）评估姿势和校准

- 髋关节能否外展与内收？
- 髋关节能否旋前？

　　记录下你观察到的内容是很有必要的，特别是在你无法拍照记录的情况下。并且，要记住做出重要的诊断仅凭单一检查结果是远远不够的。每个视角仅仅是三维立体难题的一部分。仅靠观察静止的躯体不足以对患者的身体进行全面评估，还需要考虑更多的方面。

运动的躯体

　　评估运动躯体的第一步是从后、正、侧3个方位观察患者的步态（图2-8）。双腿是否能够向前走直线，或者行进中稍微偏离路线？注意腿部的特殊部位：大腿内部肌肉是否有均衡的牵拉运动，膝盖骨是不是一直朝向前，脚是不是自始至终随着腿的前迈而朝向前或者有没有内翻、外翻，从后方看髋关节有没有左右倾斜或者随着步态旋转。

　　患者取站立位，医生站在其后方，将双手拇指放在髂后上棘上（图2-9）。让患者向前弯腰，双手拇指随着髂后上棘的移动而移动。观察两侧的髂嵴是否保持不动或者一边较另一边向上移动。换句话说，骶骨在向前弯腰时是否转动了。

　　像前面记录静止时的躯体偏差一样，记下运动中所有的偏差。尽管这些发现不是结论性的，但是有助于解决问题。

运动范围

　　一项复杂的研究观察了臀部和肩部的运动范

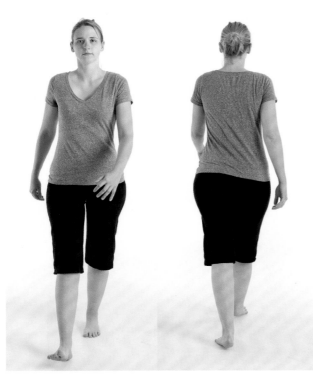

图2-8　步态评估

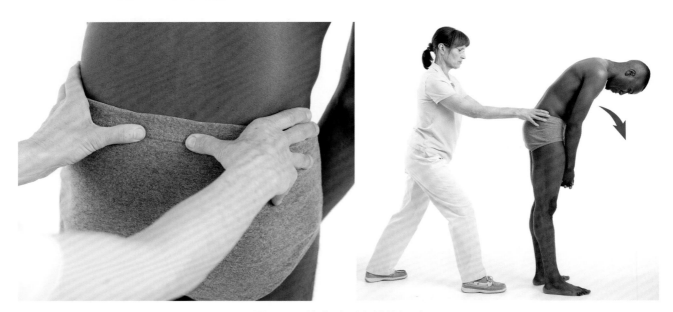

图2-9　检查髂后上棘的运动

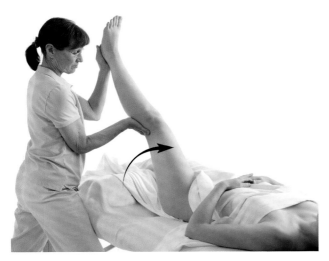

图2-10　评估髋关节运动范围

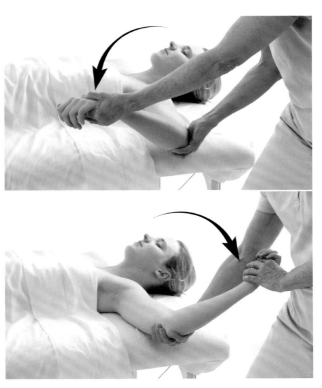

图2-11　评估肩关节运动范围

围，这些运动是可以直接观察到的，但是你可能需要使用量角器、有效的工具去测量关节的角度。现在也有一些手机和App能够进行测量，这需要被测试者取仰卧位。

　　确定髋关节的运动范围（图2-10），站在患者的髋关节旁，使其小腿保持完全伸展，抬起患者的腿，直到膝盖稍微弯曲以适应腿伸直。测量与水平面相关的关节角度。

　　确定肩部的运动范围（图2-11），肩部外展90°，肘部弯曲90°，使患者的手指指向天花板。站到与患者肩部水平的位置，把手放到肩上，手指放在患者的肩胛骨上。将前臂朝向床面旋转（肩部内旋），直至其平放或者直到肩胛骨感觉到运动就停止。如果前臂不能伸平也没活动肩胛骨，关节应该被测量并加以记录。然后旋转胳膊（肩部外旋）直到伸平或有所感觉，再测量与记录。肩胛骨运动感觉对于确定盂肱关节旋转度是必要的，并不是为了测量肩胛骨的旋转度。疾病控制中心网站里有标准的各关节的活动度。见http://www.cdc.gov/ncbddd/jointrom/.

测试特殊的痛苦区域

　　通过认真地记录和分析不舒适部位的类型和产

生原因，治疗师能获得一些机体失调的有价值信息。因此，下一步是检测特定部位和病痛部位。首先，找到最适合的部位。通常患者站着测试髋关节，坐着测试肩关节，测试膝关节时站着、坐着都可以。更多的部位站着或坐着测试比躺着好。只要患者活动关节时，你能够很容易触诊就可以。

　　测试关节有时需要主动，有时又要求被动。在主动测试中，患者独立地移动关节，报告有没有疼痛、不适感，移动有无压力。在被动测试中，治疗师小心地将关节移动到相同的范围，指导患者放松肢体并给予治疗师控制权。然后患者描述主动与被动测试之间感觉的差异。

　　然后，在任何合适的位置，治疗师都会测试关节抵抗力的主动运动。患者被要求将肢体向特定的方向移动，而治疗师抵抗这一运动，并报告任何与该力量相关的感觉。

　　在一些书的许多特殊检测中特殊部位存在混乱。附录D的一些内容可以为你提供帮助。

呼吸检测

评估过程中重要的一项内容就是检测患者的呼吸方式。很多青少年及成年人都在使用一种具有内在拮抗性的呼吸方式。其拮抗性体现在当胸腔上半部肋骨上提，胸廓增大的同时，下半部肋骨却下移，腹部收缩使胸廓变小。

这种呼吸方式对肌肉健康和身体形态是有害的。其原因也是多种多样。肩颈部肌肉的不正确使用会造成局部的肌肉紧张，导致头部前倾和神经损害。胸部肌肉过度紧张会牵拉肩部向前移位，还会造成手臂内旋。僵直的胸部和腹部肌肉会将前侧肋骨向前下方牵拉，造成脊柱后凸。所以，正确的呼吸方式是至关重要的。它可以使肺功能得到最大程度的发挥，优化肺的气血交换，加快身体的放松过程。因此，如果呼吸检测提示患者的呼吸方式是错误的，那你就要培训他做一些腹式呼吸训练来帮助改善肌肉状况。完整的检测步骤以及正确呼吸方式的教学会在第4章论述。

触诊检查说明

在触诊开始时，患者通常取坐位或是站位，视情况而定。在检查过程中，患者可以采用坐位、站位、仰卧位或俯卧位，这主要取决于检查者认为哪种体位更加有效方便。触诊最好是安排在对患者主诉部位做具体检测之前。如果患者有某些部位的具体症状，并且他可能只是为了寻求安慰而来做检测和治疗，那么你就要把触诊区域限定在主诉部位。这会给患者带来安慰。不论在何种情况下，找到并且治疗引起疼痛和功能障碍的直接源头是首要任务。

参考附录C选择检查肌肉的范围的内容可能对你确定疼痛的来源很有用。本书第二部分中，对每块肌肉的描述都附有一张列表，上面列举了需要检查的其他肌肉。不要因为发现了一个触发点而停止检查，造成患者疼痛的原因可能不仅仅只有一个。对身体特定区域的肌肉进行一次完整的检查会提高你治疗的精确性、有效性及效率。

一般来说，触诊包括两部分：①对全身各区域组织的整体触诊评估；②对肌肉中的紧张带和疼痛点或触发点（身体受压力或其他刺激时出现特殊感觉或症状的点）的精确触诊。这两部分与治疗是连续而不可分割的，因为当你在做治疗时，你也在不断检查患者。在初步诊断过程中，通过触诊获得的信息是之后通过观察和测量获得的信息的重要补充。

触诊的第一步是要观察被检查部位的颜色与身体其他部位是否一致。观察颜色是苍白的还是由于炎症而呈现出红色，又或者是与健康组织一样的淡红色。有一点要牢记：有色人种（肤色偏重的人）的皮肤颜色的改变不易被发现。

首先进行表浅的检查，检查者把手轻柔地放在被查部位去感受它的温度。同时，感受皮肤表面是湿润的还是黏腻的，或是病态的干燥。考虑到年龄的差异，触及正常的皮肤也会隐约有点湿润感，但和上述病理性的触感不同。然后，把手轻轻下压触及皮下浅层，感受肌紧张度，移动手指，通过感觉是否有阻力来判断组织内是否有粘连或者包块。如果有肌紧张感，在表皮、真皮和浅层筋膜层触及粘连或是包块，通常提示表皮层以下组织的功能障碍。

记录下所有检查出来的异常。皮肤温度和湿度的异常是交感神经系统对皮下组织功能紊乱做出的反应。记住：红、肿、热、痛是典型的局部炎症反应征象，当局部出现炎症反应时，禁用推拿手法。

然后，将手再向下压，用手指拿捏肌肉层，感受肌肉是松弛还是僵硬、舒张还是收缩，检查各处肌肉内是否有硬结。你要告诉患者，有任何的不适，比如疼痛或刺痛感、痒感或麻木感，都要说出来。同时也要注意患者的其他反应，因为有时候患者无法用言语描述出他们的感受，患者的退缩反应、面部表情或是深吸气都表明他们有不适感。

你可以把这些敏感点当作触发点，但是要注意不可过度按压。否则会在治疗之前给患者带来不必要的疼痛感。

显然，在一定的时间内无法完成对身体各个压痛点或触发点的全面检查，但是可以对维持姿态和运动的肌肉进行总体的评估。随着经验的积累，你会发现越应该被检查的部位越敏感。而且，对于患者的主诉和既往史的把握也可以使你的检查更加准确。

检测肌肉组织时，要记住的一条原则是始终检查拮抗肌和增效肌。如果特定肌肉存在问题，则其拮抗肌与增效肌中可能存在问题。这个原则是为什么在临床按摩疗法中需要全面掌握解剖学和运动功能学知识的另一个原因。

叩触诊获得的资料应当保留作为简单参考。使资料保持清晰条理的一种方法是按照自己的喜好方式设计一个与之前建议患者填写的表格相似的表格记录信息。

总结与调查工作

你现有以下几组数据可用。

- 主诉。
- 既往史。
- 正式与非正式的临床姿势与动作观察。
- ROM评分。

- 叩触诊检查。

表2-1显示你应想到去询问的一些问题与他们各自的信息来源。当你想要去诊断时，第一个考虑的问题应该是，疾病的起因与治疗超出你诊疗范围的可能性有多大？这个问题对于患者的健康以及关系你自身的法律保护都非常重要。我们应时刻想到自己给出的评估可能是错误的，并且牢记，这并不是做诊断。

虽然推拿治疗师应该高度熟练掌握检查评估肌肉骨骼系统的流程，但这个系统只是人体的一个方面。因此，我们诊断和治疗的范围就受到了必要的限制。既然我们诊治的范围被相对缩小了，我们的知识与认知也是不完整的。我们永远不应该阻碍患者寻求其他专家的帮助，包括他们的内科医生。事实上，我们应该鼓励他们这样做。

在某些情况下，治疗师应该推迟治疗直到内科医生评估并明确患者能够进行推拿治疗。其中包括那些有内部疼痛（胸、腹腔、骨盆）或者被怀疑有像脱位或骨折或骨骼肌肉韧带撕裂等骨骼肌肉损伤的患者。

除此以外，治疗师也可能继续治疗。当疼痛的原因是肌腱膜或是单纯的软组织损伤时，此时进行治疗通常是安全的。但是，治疗师们应该一直考虑

表2-1 治疗师考虑的评估性问题

问题	信息来源
哪个部位的肌肉会引起这个区域的主诉？	图表，你对于推荐区域的知识积累
哪些肌肉看起来缩短了或者包含绷紧部位？	ROM评分，叩触诊检查，生理校准
压痛点或者触发点在哪里？	
主诉区域肌肉的拮抗肌是什么？	主诉，你对于解剖学与人体运动学的知识积累
如果发生了某种具体的损伤，哪些肌肉收缩哪些肌肉舒张？	主诉，你对于解剖学与人体运动学的知识积累
患者通常会动用到哪些肌肉？	职业史与运动史，姿势检查
当问题发生时患者在做什么？	个人史，职业史，运动史
患者过去从事的哪些活动会导致这些肌肉发生损伤？	个人史，职业史，运动史
这个问题与其他损害赔偿有关吗？	既往史，临床姿势观察
患者生活的压力会导致潜在性的组织损伤吗？	个人史，职业史，运动史

到其他涉及的因素，即使是最细微的怀疑也应该准备延迟治疗或者采取另一种不同形式的治疗方法。

综合你的发现

根据身体情况准确评估患者的问题并给出治疗方案并不是孤立进行的。任何在骨骼肌肉系统的病变在某种程度上都可以影响整个人体系统。因此，你应该同时从原发部位和整个身体的层面进行思考。你实践的时间越久，这个思考的过程就会变得愈发缜密，因为所有的拼图碎片都会在你收集的时候组合起来。

在考虑肌肉问题时，要记住这两个框架。

- 想想那些协同工作的肌群，并考虑受体的激动或拮抗关系。
- 同时考虑关节和肌肉，因为肌肉的主要功能是运动和稳定关节。请记住，关节松解是在按摩疗法的实践范围内，而关节复位则不是。尽管我们的意图并不针对骨骼，但肌肉起源和连接通常位于关节附近，肌腱也是如此，而韧带则会与骨骼结合。

在这一点上，你需要将收集的所有信息在整个过程中综合起来考虑。这里有一个可用的考虑和整合这些信息的顺序。

- 在你对整个身体的观察中，你有没有注意到对比身体的一侧与另一侧的不同，并询问患者是否有任何姿势习惯造成了这样的差异？加上这两种观点可以让你重新构建起你所看到的身体。你是看到一个平面上的偏差，还是对表示扭曲的偏差有螺旋效应？
- 考虑一下你在运动范围和姿势偏差测试时所做的任何测量，测量数据是否支持你所构建的三维图像？例如，如果测量显示右侧髂前上棘（ASIS）比前面的左边低，但是右侧髂后上棘（PSIS）要高于左侧，你的图片显示的是螺旋效果还是扭曲的躯干？髋关节在高处或下端有ROM限制吗？
- 患者报告的疼痛和（或）功能障碍如何融入到

画面中？疼痛或受限是否发生在肌肉被长时间缩短或拉长的区域？疼痛会引起代偿的姿势或动作吗？重要的是要记住，当一侧有剧烈的疼痛时，很可能是由另一侧的代偿引起的。

- 想想你的触叩诊测试。在哪里有痛处，如何将这些区域与患者报告的疼痛区域进行比较？它们是位于在你评估肌肉长期被缩短或拉长的区域吗？
- 你是否碰到过引起患者痛苦的触发点？
- 现在加上病史。患者现在做什么，是工作还是娱乐，这些是否会对病痛部位造成影响？患者过去参与的活动、受过的伤、经历过的手术有哪些？
- 最后，这些最近的压力因素是否会导致已经存在的问题凸显出来或者恶化？

与患者沟通

当测试结束时，是时候和患者分享你的想法了。因为大多数人天生好奇，在测试中与患者分享你的观察结果是很好的做法。当一个正在为你做检查的人只会说"嗯、啊"时是很烦人的。现在你可以让患者知道你的信息是如何整合在一起的、你的工作评估如何、你打算做什么样的工作？

例如，"我认为，当你去年扭伤脚踝时，没有怎么用过你的右腿。"这导致了你的左髋部肌肉超负荷工作，并且可能会减弱你的右侧骨盆的肌肉支撑能力。因为你还年轻，身体状况良好，起初你并没有感觉到影响，但是你的新工作承受的压力让你感到紧张，并降低了你的痛阈，所以自己现在终于感觉到了这些肌肉的异样。我会在你的左髋进行治疗，让你从腿部的疼痛中解脱出来，但是我想我们也需要针对你的腰部和腹部肌肉进行治疗，因为它们支撑着你的骨盆。

 伦理问题

临床推拿疗法有时涉及骨盆或其他敏感区域如乳房和臀肌。无论何时，在进一步操作前都需要与患者进行沟通。你永远不要想用你的手来给你的患者制造惊喜——如果没有与患者充分沟通的话，你可能会被误解为性骚扰。你应该始终让你的患者签署知情同意书，如果你要在敏感部位操作，你要在声明中特别提及。请记住，如果感到不适，患者有权在声明期间任何时候撤回同意。

患者有时可能会质疑为什么检查和推荐的治疗与他们的主诉相差甚远。正因如此，让他们了解肌筋膜疼痛的本质十分重要。这种教育不需要特别专业。在解释可能即将发生的事情时，隐喻通常是有用的。例如，可以把激动和拮抗的关系描述成两个人在床上打斗一样，抑或是把在受伤部位的肌肉渐进扩散的特征描述成一次革命或劳动争议。

这个教育过程是整理文献资料的另一个好理由，如照片和再记录测量结果。这些具体的信息碎片支持着你的评估。

和患者交流时最重要的是建立一段信任的关系，在整个过程中让其变成一个积极的且了解情况的参与者。虽然你是学术权威（当事人之所以求教于你的原因），但帮助患者了解更多知识，让他们为自己的健康和幸福负责也是你的职责。

在治疗中综合运用你的推理

你的首要任务是帮助患者尽可能快地减轻目前的病痛。因此，大多数情况下，通过消除疼痛所在部位和那些似乎能引起痛苦或者对其有作用的区域的触发点、压痛点和紧张度来开始治疗。在第3章到第10章中，为每块肌肉及一系列其他的肌肉列了疼痛参照区来分析，也许能将疼痛归因到相似的区域。

有多处触发点的情况之下，一个原始触发点会附有卫星触发点。区分它们的唯一方法是治疗它们并观察结果。解决一个原始触发点能消除牵涉性痛，而解决一个卫星触发点不能起到作用。

一旦当前的问题被处理并缓解了，接着适合向患者解释一下那些引起疼痛的原因，如不良的坐姿

习惯和疼痛缓解因素等。虽然对姿势分析的详细讨论超出了本书的范围，但多数的姿势习惯造成了错位和（或）肌筋膜疼痛，而通过引起患者对引发疼痛的习惯的注意和向其示范如何做出改变来获得更为高效的工作方法，是教育患者的一个难题。运用良好的判断力和一个全面的肌肉骨骼解剖学知识体系，获得临床经验和额外的学习训练，将使你在此领域中拥有更完备的技能。

接下来是治疗的一般顺序。

- 从局部性到全身性的疾病。
- 从浅至深。
- 从普通到特殊。

与其他健康专业人士交流

有效地与其他健康专业人士交流有3个重要原因。

- 对于照料特殊患者时有潜在性帮助。
- 影响你作为一个健康专业人士的印象，并在现在或者将来帮助你提升尊敬度（带来转诊患者数量的增多）。
- 它影响了整个身体治疗职业的形象，最终决定了我们所能达到的接受程度。

有效的专业交流的第一要求是精通术语。一方面，不要不厌其烦地运用你最专业的语言，因为会被简单地认为有想给人留深刻印象的企图。另一方面，你应当知道解剖学术语并能正确地拼写和读，否则会被认为你不知道自己在讲什么。随手备一本医学字典，经常翻阅它。如果你用电脑，可以安装一个医学词汇的拼写检查程序。

有规律地遵循一些好策略。

- 让你的患者告诉他们的健康护理提供者可以随时联系你。
- 有了患者的书面同意，向其他健康护理提供者分享你的进展笔记，通知他们有关于你对患者的评估、治疗及其结果。
- 如果另一个健康护理提供者移交了一个患者给你，写一封信包括报告表示感谢（再一次地，

同时附上你的患者的书面同意）。

你将发现属于你自己的方式，但作为示范，下面为你提供了两个范例报告。

特殊人群

孕妇

孕妇由于体重增加和身体失衡可以出现严重的软组织损伤，故其能从推拿治疗中获益，尤其是针对腰部、臀部和腿部的治疗。但必须要采取一些预防措施并考虑一些特殊需求。

经过早期妊娠阶段后，孕妇会难以俯卧，并且随着孕期增加，在某些特殊时期，孕妇躺着也可能会感觉不舒服。根据其需要治疗的部位，孕妇可以采用坐位或侧卧位。使用枕头可能会让她在俯卧或者采取其他体位时更舒服，她应被允许自己来调整（也可以在你的帮助下），相比于医生，她更了解自己需要什么。也可以通过商业系统来找到所需的物品，如Body Cushion（www.bodycushionstore.com）或者是Prego Pillow可以在大多数的推拿设备供应商那里购得，它们两者都可以让孕妇采取俯卧位，一般任何问题都可以和患者共同协商解决。

美国妇产科大学所建立了如下指南。有高风险的孕妇，在进行推拿治疗之前治疗师应该在推拿前让其先休息。根据美国国立卫生医学院的建议，妊娠的高风险因素取决于现有的医疗环境、年龄、生活方式因素、妊娠情况，具体包括以下几个方面。

- 孕妇已使用不孕症治疗方法去妊娠或者自然妊娠困难。
- 孕妇在以前的妊娠过程中，在早期妊娠阶段曾经流产过。
- 孕妇有心肺功能失常（心脏或肺部有问题）
- 孕妇已经被诊断为哮喘、自身免疫系统疾病、糖尿病、癫痫、获得性免疫缺陷综合征、肾脏疾病、甲状腺疾病。
- 孕妇在之前的妊娠过程中有很多既往疾病。
- 孕妇正在孕育多胞胎（双胞胎、三胞胎等）。
- 孕妇年龄在17岁以下或者初产妇的年龄在35岁以上。

案例1

姓名：诺瑞斯·罗林斯

主诉：颈部和左肩疼痛，并沿左臂放射至手。

治疗日期：1月23日；2月1日、7日、10日、17日、28日；3月6日、17日。

罗林斯先生因为疼痛的症状在这些特定的日期就诊，他的疼痛是由于他的车和另一辆车相撞导致的交通事故引起的，当时他的左臂正放在车窗边上。

他是由于斜角肌上强烈的触发点而来治疗，尤其是在中斜角肌和小斜角肌上，而且在胸小肌、菱形肌、肩胛提肌和旋转肌群有相应的肌挛缩和触发点。主要采用了刺激触发点和深部组织的方法进行治疗。

虽然得到一些暂时的缓解，但他的病情仍很复杂，这主要是因为以下两个原因。

（1）治疗直到车祸发生后的8个月才开始。

（2）斜角肌下方胸廓的重量继续刺激着肌肉。

罗林斯先生对我说他的内科医生告诉他有神经损伤，对此我不能发表直接看法，但他说推拿治疗很有帮助，而且我们也相信对于肌肉进一步的治疗是能有所改善的。这种治疗有必要长期进行下去，因为损伤发生已经有一段时间了。

老年人

这本书中所描述的治疗适合上了年纪的患者，但以下几点应特别注意。

- 彻底收集患者的用药史，并且了解如脑卒中、心脏病、血栓、外科手术、药物治疗等其他问题。
- 老年人经常伴有骨质疏松症，询问病史时要注意问询此类情况，避免在治疗中对骨骼施加过强的压力。
- 避免直接在植入设备上面治疗，如起搏器或者是镇痛的电子植入物。
- 避免在贴有药物的地方以及周围直接进行治疗，推拿可能会影响药物的吸收剂量。
- 老年人的皮肤可能会更加薄、弹性差，因此，更容易被弄破。在推拿治疗中拉扯皮肤时要小心谨慎。

儿童和青少年

青少年可按成人来治疗。本疗法也适用于儿童，但要注意以下一些事项。

- 大部分儿童还没有能力准确地表达需治疗的疼痛的情况。因此，他们对疼痛的耐受力低于成人及青少年。
- 儿童软组织比成人软组织反应性和弹性更强，因此，治疗一般不需要像对待成人那么深那么大的强度。
- 儿童比成人更怕痒，触诊成人引起疼痛的部位通常会让儿童觉得痒。你需要学会区分浅部痒感（浅触摸引起）与深部痒感（深触摸引起）。
- 小一些的儿童可能无法在按摩床上静躺一个小时，考虑到年龄及身形大小，儿童可能需要按摩的地方更小，因此，每阶段的按摩时间可缩短。

案例2

姓名：埃丝特·玛吉勒

出生日期：1995年8月24日

主诉：经常性头痛（一周至少发作3次），长期腰痛

症状：

- 左肩（肩锁关节）低于右肩
- 左肩胛（肩胛下角）低于右肩胛
- 左侧髂嵴低于右侧髂嵴
- 左髂前上棘低于右髂前上棘
- 左髂后上棘低于右髂后上棘
- 左臀沟低于右臀沟
- 骨盆右旋

影像学表现：影像显示臀部及以上躯干有显著逆时针旋转。患者手臂上举过头及双肩向前困难，右肩尤甚，可见胸肌有紧张。腰椎前凸提示有骨盆过度旋转，根据观察和手动检查已经确诊。

手动检查结果：在胸、背、腹、臀及腿可见过度触痛。

结论：测量结果表明左侧体表标志都轻微低于右侧。影像学结果进一步证实了该结论，并且提示有躯干及臀的旋转，手动检查结果表明腿、腹、臀、背、胸处肌肉收缩。

建议：推荐采用神经肌肉及结缔组织的治疗来矫正上述身体失衡、减轻或消除头痛与背痛。该治疗也可一定程度地增加她身体活动的灵活性。

取决于儿童是否愿意合作的影响，学龄期儿童能很好配合特定姿势下的按摩，儿童可接受该类按摩的理想年龄是8或9岁到青春期。当儿童已经大到足够懂事，并可以配合按摩时，按摩能给即将快速成长进入青春期的儿童带来额外好处。这能帮助成长中的儿童在敏感年纪里正确看待身体结构和功能。

 伦理问题

美国大部分州已在法律中规定未成年人接受按摩治疗时父母必须要提供知情同意书。另外，不管法律是否有规定，父母最好能在治疗室陪伴小孩。在按摩过程中，你可能需要触碰到小孩曾经被警告身体上不能被人触碰的地方，只要父母能待在治疗室里，对小孩说在目前情况下是可以触碰，小孩会更有安全感。

体弱多病者

我们可能会遇到患各种疾病的人，比如癌症、帕金森综合征、多发性硬化、创伤后精神紧张性障碍、关节炎等各种各样的患者。在PubMed数据库或者按摩治疗协会官网上搜索一下能让你了解特定疾病的推荐治疗方案。如果治疗对象有你不熟悉的疾病，请花点时间在病理书或可靠的网站上浏览相关内容，比如可浏览网上医学百科全书。如果你不能确定治疗对象是否可以接受按摩，那你应当在按摩前向治疗对象的医生征求同意书以核实情况。

一些特定疾病可能会有慢性期和急性期，一旦治疗对象处在急性期或虚弱无力时就应避免进行按摩。记住一条好的经验：如果治疗对象身体情况可以控制时，接受按摩通常是安全的。如果治疗对象病情无法控制，你就需要延迟按摩直到他身体好转。当存在疑问时，你最好咨询治疗对象的医生。

章节回顾

将理论运用于实践

良好的临床实践关键在于有效的检查和诊断。正确诊断病情是赢得治疗对象的信任和自信地工作的关键。一开始，这个过程可能会很枯燥，但当你逐渐积累了经验并且更有自信后，这个过程便会变得自然顺畅。通过一遍遍接触不同人体，用眼、手和大脑有条理地整合出对整体的看法，你就能掌握实践运用。很快，无论是口头交流还是肢体交流，你和治疗对象都能十分自在放松。

回顾性讨论

1. 医生已经开了按摩处方，为什么你还需要对治疗对象做临床评估？
2. 当你谈及治疗对象的病史时，哪些类型的问题是不适合提问的？
3. 当你为治疗对象制订治疗计划时，你应考虑到哪些因素？
4. 治疗前你应了解哪些可能随时会让治疗取消的情况？
5. 对于特殊人群如孕妇、老年人和儿童，有什么相应的注意事项？

第3章

头、面、颈部

学习目标

通过本章的学习，应掌握以下内容。

- 说出头、面、颈部肌肉的名称。

- 触诊头、面、颈部的肌肉。

- 找出肌肉起止的附着点。

- 了解肌肉的运动方式。

- 描述肌肉疼痛的相关部位。

- 了解相关的肌肉。

- 在实施推拿治疗时注意辨别危险部位和注意伦理问题。

- 熟练地在头、面、颈部进行治疗。

区域概况在示意图3-1~3-10之后，从第62页开始。

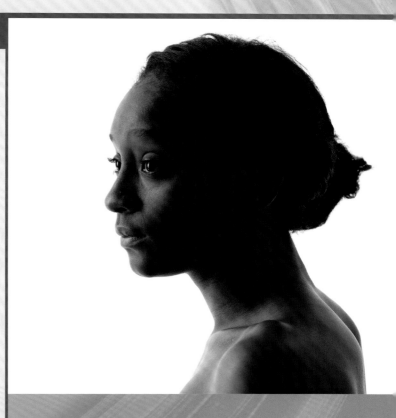

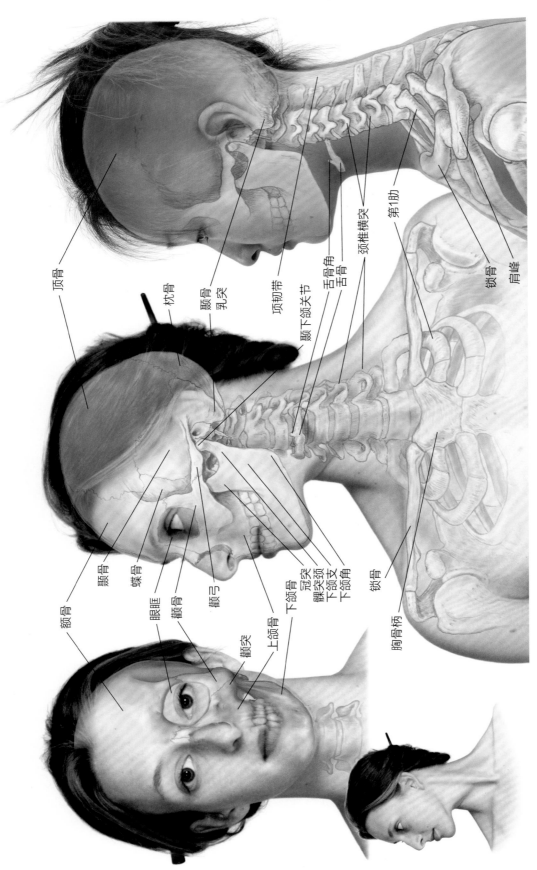

顶骨

枕骨
颞骨
乳突
项韧带
颞下颌关节
舌骨角
舌骨
颈椎横突
第1肋
锁骨
肩峰

额骨
颞骨
蝶骨
眼眶
颧骨
颧弓
颧突
上颌骨
下颌骨
冠突
髁突颈
下颌支
下颌角
锁骨
胸骨柄

示意图3-1　头颈前、侧面骨骼

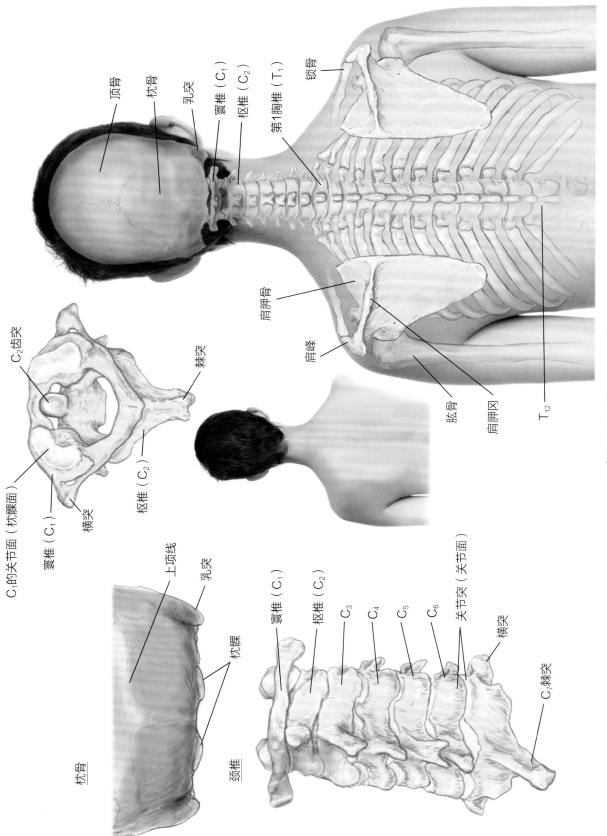

顶骨
枕骨
乳突
寰椎（C₁）
枢椎（C₂）
第1胸椎（T₁）
锁骨
肩胛骨
肩峰
肱骨
肩胛冈
T₁₂

C₂齿突
C₁的关节面（枕髁面）
寰椎（C₁）
横突
枢椎（C₂）
棘突

枕骨
上项线
乳突
枕髁
颈椎

寰椎（C₁）
枢椎（C₂）
C₃
C₄
C₅
C₆
关节突（关节面）
横突
C₇棘突

示意图3-2　头颈后侧骨骼

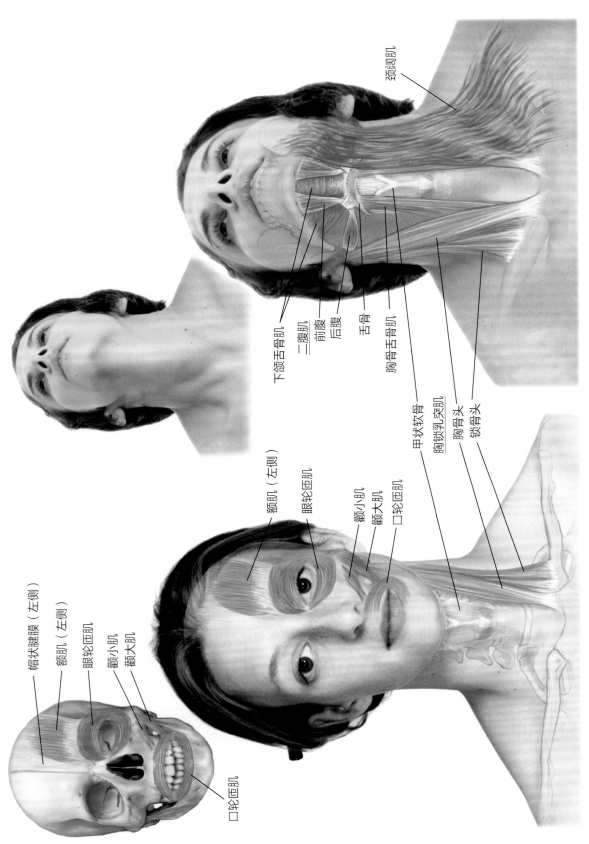

颈阔肌

下颌舌骨肌

二腹肌
　前腹
　后腹

舌骨

胸骨舌骨肌

甲状软骨
胸锁乳突肌
胸骨头
锁骨头

额肌（左侧）
眼轮匝肌
颧小肌
颧大肌
口轮匝肌

帽状腱膜（左侧）
额肌（左侧）
眼轮匝肌
颧小肌
颧大肌

口轮匝肌

示意图3-3　头颈前侧肌肉

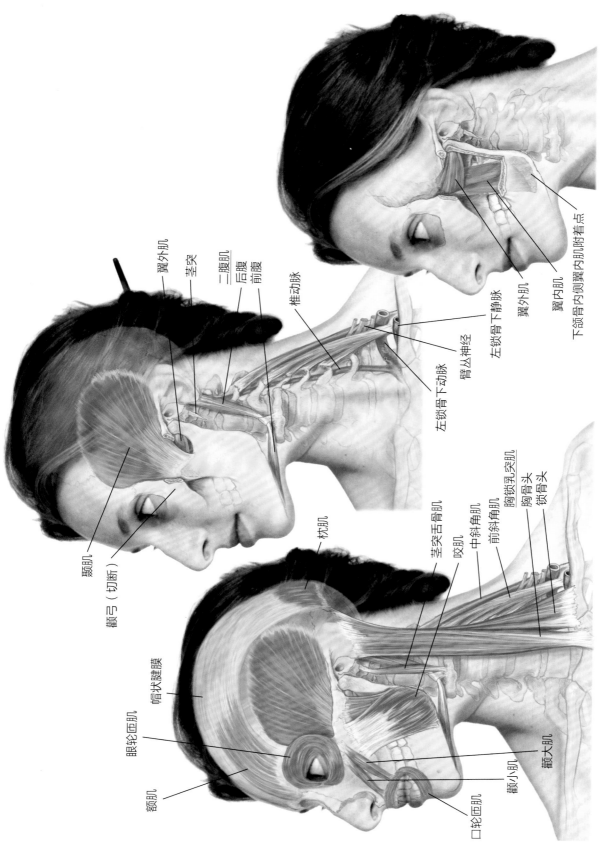

额肌
帽状腱膜
眼轮匝肌
颞肌
颧弓（切断）
枕肌
茎突舌骨肌
咬肌
中斜角肌
前斜角肌
胸锁乳突肌
胸骨头
锁骨头
颧大肌
颧小肌
口轮匝肌

翼外肌
茎突
二腹肌
后腹
前腹
椎动脉
左锁骨下动脉
臂丛神经
左锁骨下静脉
翼外肌
翼内肌
下颌骨内侧翼内肌附着点

示意图3-4 头颈侧面肌肉

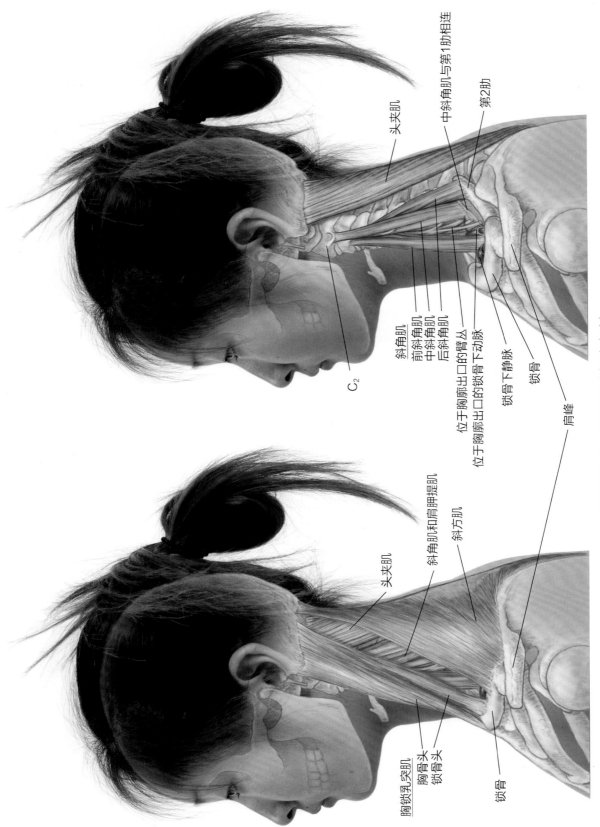

头夹肌

中斜角肌与第1肋相连

第2肋

斜角肌
前斜角肌
中斜角肌
后斜角肌

位于胸廓出口的臂丛

位于胸廓出口的锁骨下动脉

锁骨下静脉

锁骨

肩峰

C₂

头夹肌

斜角肌和肩胛提肌

斜方肌

胸锁乳突肌
胸骨头
锁骨头

锁骨

示意图3-5　斜角肌及侧颈部解剖

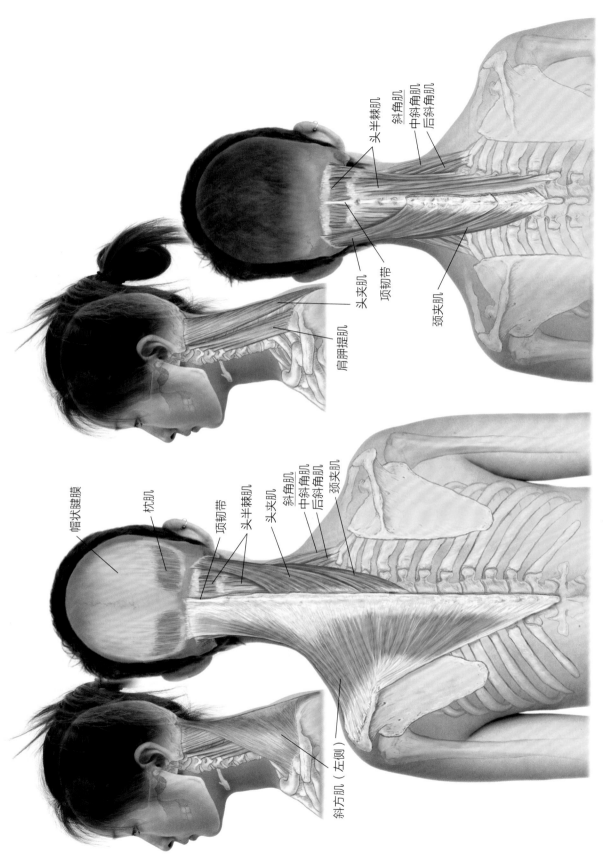

示意图3-6 头项后侧浅层肌肉

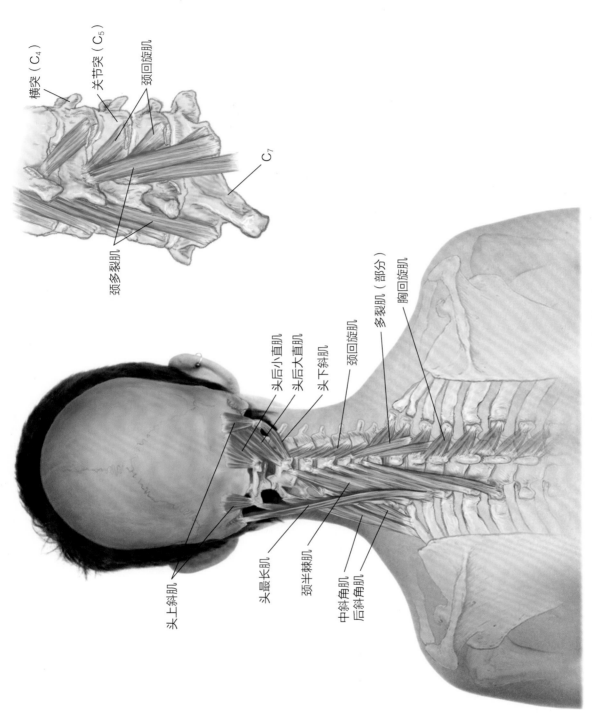

示意图3-7 颈部深层肌肉

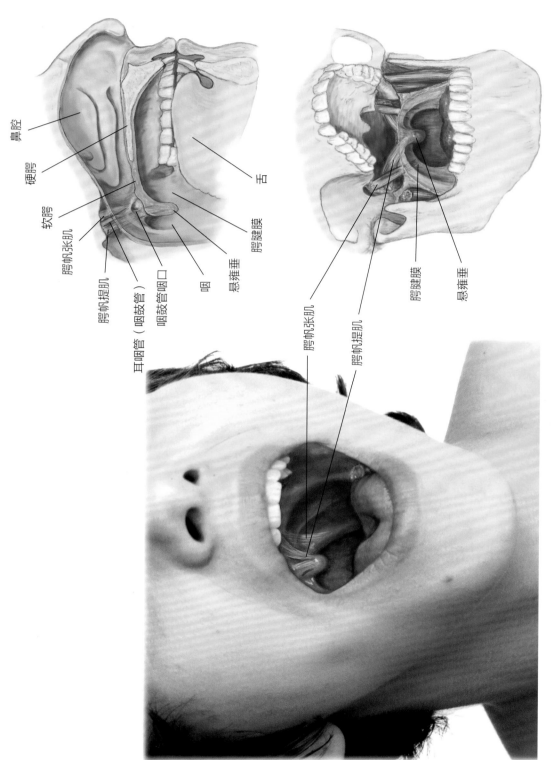

鼻腔

硬腭

软腭

腭帆张肌

腭帆提肌

耳咽管（咽鼓管）

咽鼓管咽口

咽

悬雍垂

腭腱膜

舌

腭帆张肌

腭帆提肌

腭腱膜

悬雍垂

示意图3-8　口内解剖

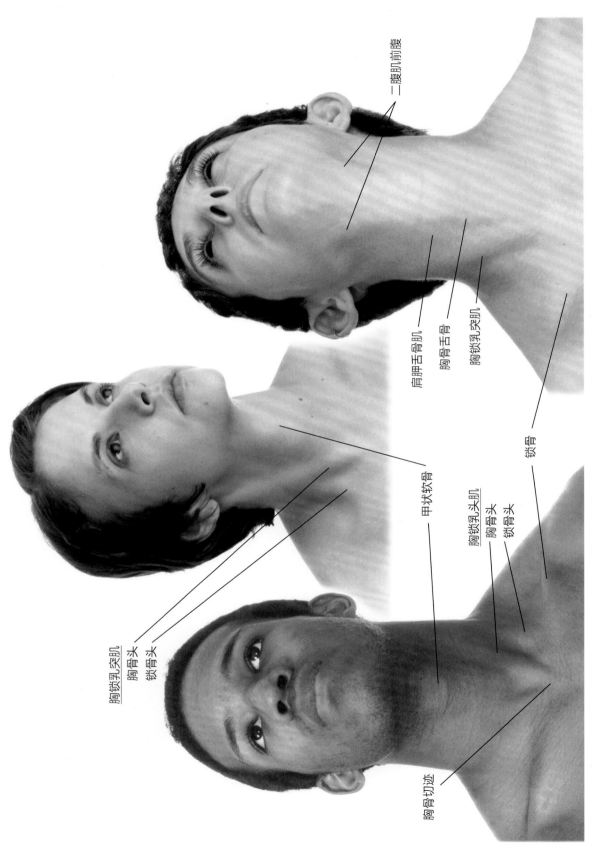

二腹肌前腹

肩胛舌骨肌

胸骨舌骨

胸锁乳突肌

锁骨

甲状软骨

胸锁乳头肌
　胸骨头
　锁骨头

胸骨切迹

胸锁乳突肌
　胸骨头
　锁骨头

示意图3-9　颈前部表面解剖

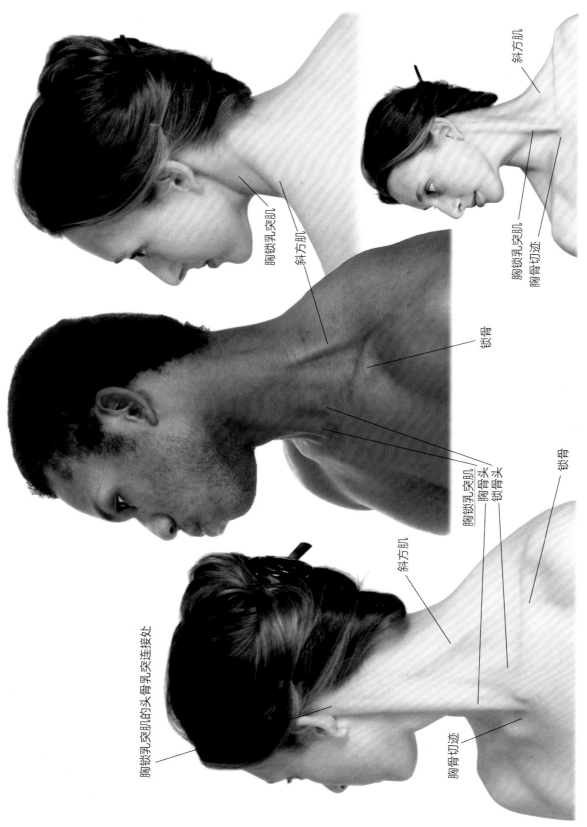

斜方肌

胸锁乳突肌
胸骨切迹

锁骨

斜方肌

锁骨

胸锁乳突肌
胸骨头
锁骨头

胸骨切迹

胸锁乳突肌

斜方肌

胸锁乳突肌的头骨乳突连接处

示意图3-10 颈侧后部表面解剖

区域概况（示意图3-1~3-10）

头部是身体的核心，作用相当于"司令部"。有以下值得注意的地方。

- 头部容纳脑，是身体的控制中心，一些人认为它是意识的所在。
- 脸长在头部，它告诉别人我们是谁，并通过表情表达我们的感受（图3-1）。
- 头部是我们发出声音的地方。我们把关于自己的信息通过声音传达给其他人。
- 5种传统感官中有4种在头部。头部有视觉、听觉、味觉和嗅觉器官。此外，头部还包含了控制平衡的重要器官。
- 最后，头部包含了呼吸和消化系统的入口。这

两种功能对于获取维持生命的养料是必不可少的，呼吸和进食都起于这里。

颈部有两个基本功能。

- 将头部和它的功能与身体的其他部位相连。
- 支撑和移动头部。

疾病预防控制中心的报告表明，头痛是18岁以上的成年人发生疼痛的第二大常见原因，仅次于背痛[1]，颈部疼痛排在第三位。临床观察证实，许多紧张型头痛往往是由压力引发的，并且许多起源于颈部肌肉的触发点。通过解决这些触发点，即便不能完全消除这种头痛，也可以减少其发生的频率和强度。许多人头的位置使耳朵在中央额面的前面（图3-2），这种姿势校准偏差经常引起颈后部肌筋膜产生触发点。根据Simons的说法，"头部

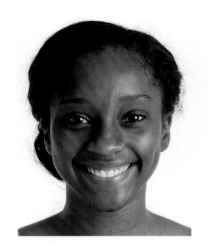
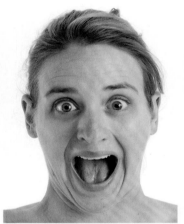
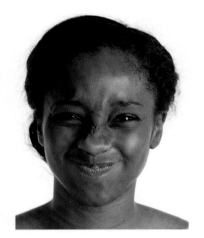
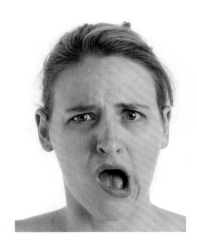
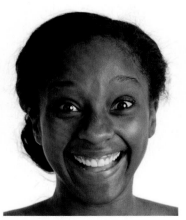
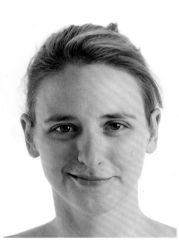

图3-1　肌肉产生的面部表情

前倾姿势通过使肌肉超负荷而激活颈后肌筋膜触发点（MTrPs），造成慢性无松弛期收缩"（David G.Simons，MD，2001年9月23日）。

然而，我们注意到，单独治疗颈椎后触发点很少能够解决疼痛问题。如果是由于姿势习惯不良造成或加重了疼痛，那么要达到长期的缓解，需要从整体上纠正姿势失调的原因。整天坐在电脑旁的办公人员，一直在低头看手机的人（俗称"文字颈"），都特别容易犯病。教育患者注意姿势和在工作场所进行适当的人体工程学调整可以帮助缓解问题。

Erik Dalton推广了"42磅头"的理论，指出头部每向肩膀前移2.5cm，重量就被放大4.5kg。Dalton表示，其结果就是，当5.4kg的头部前移7.5cm会使颈伸肌（半棘肌、颈夹肌、最长肌、斜方肌上部等）等长收缩，从而相当于对抗19.0kg

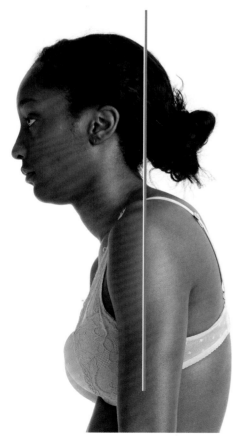

图3-2 耳朵在中央额面前方的姿势

（约42磅）的严苛重力[2]。这就是对于患者有关不良姿势习惯的教育很重要的原因；否则，对于一个由于自己的行为倾向和生活模式而引起的长期存在的问题，我们只能提供一个暂时的解决办法。

其他研究已经得出结论，头部前倾姿势和缩小颈椎前凸与颈肩部触发点及肌筋膜痛综合征的位置或数量没有相关性。需要通过进一步的研究来明确头部前倾姿势的患者颈部疼痛的机制[3]。我们必须记住：①不是所有的疼痛都是由于姿势不良造成的；②不是每个姿势不良的人都会有疼痛感；③有很多姿势良好的人也会有疼痛感。虽然慢性不良的姿势模式一定要引起患者的注意，但我们不能期望只纠正这一点便能完全摆脱问题。压力和疼痛在很大程度上是相关的，所以，尽管矫正姿势是好的，但患者的压力水平是多因素导致的。

头骨由22块颅骨组成，这其中只有下颌骨通常被认为是可移动的。颅骨由纤维接头连接，这种纤维接头叫作颅缝，它被解剖学家视为融合。随着年龄的增长，这种融合变得越来越明显。在老年人中，许多颅缝"关节"已经转化为坚固的骨骼。颅骶骨治疗师认为颅骨可以有小而有效的运动，他们的治疗方法是试图影响运动和这些骨骼的位置。大多数科学家嘲笑这种方法，并且目前也缺乏可靠的研究来支持它。关于颅骶骨理论的辩论已超出了本书的范围。

头骨本身靠第1颈椎（寰椎）支撑；头骨的枕骨髁靠寰椎上表面两个肾形的平面支撑。寰椎是一个本质上没有体部或棘突的骨环。反过来，寰椎依赖第2颈椎（枢椎）支撑。枢椎有一个齿状突起，叫齿突。它投射到寰椎的环上（图3-2）。转动头部时包括部分的旋转或寰椎绕齿突的旋转。

鉴于头部显著的重量和它在使用感官（尤其是视觉）时可灵活移动的重要性，故颈部肌肉众多，而且许多是厚而强壮的。它们都容易疼痛和发生功能障碍。

头、面和颈部的肌肉可分为以下几类。

- 头皮肌肉，主要是枕部和额部肌肉（或把它们视为一块肌肉，即枕额肌），这些肌肉能控制头皮和前额的动作。

- 面部肌肉，主要参与面部表情控制。

- 下颌肌，通过移动下颌肌打开和合上下颌。

- 颈部肌肉，支持和平衡脊柱上的头部并使头朝各个方向转动。

注：本章中描述的一些治疗方法需要在口腔内进行。应遵守以下几个原则。

- 在任何体腔内操作都可能会对患者的情绪产生影响。故均应首先获得许可并且解除其疑虑。

- 在任何体腔内操作时都必须戴上检查手套。避免使用乳胶和粉末手套，因为有许多人对它们过敏。

- 要经常把手从患者嘴里移开，给他们一个吞咽和减轻不适的机会。

> ⚠️ 警告：在美国的许多州中，口腔内的操作被认为是在按摩治疗师实践范围之外的，所以在进行任何口腔内的操作之前，你应该与你所在地相应的监管委员会进行核实。

额肌

概述

额肌（图3-3）因其是由帽状腱膜直接与枕肌相连的，结缔组织的腱板由前到后遮盖头骨，故有时被视为枕额肌前腹。额肌或枕肌（肌腹）上的紧绷肌带可能会在头皮上产生一个整体的压迫感。注意额肌连接眼轮匝肌的部分（示意图3-3，3-4），头痛通常涉及这些肌肉。

 附着点

- 起点：帽状腱膜。
- 上点：眉毛上方的皮肤，部分至眼轮匝肌。

 触诊

指尖轻轻压在头发与眉毛之间的前额上。肌肉结构是平行的，纤维方向向上或向下。肌肉越绷紧，就越容易触摸到它。

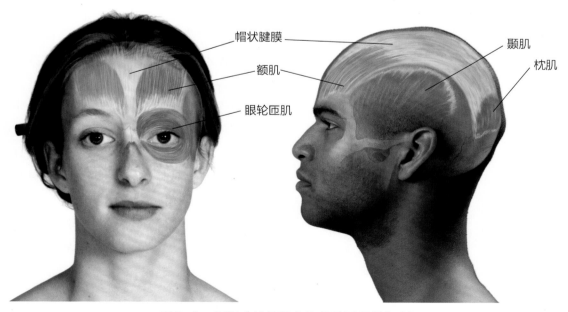

图3-3　额肌（枕额肌）和帽状腱膜的解剖

功能

- 提眉和皱额。
- 与枕肌协作，帮助移动头皮的前部和后部。

牵涉区

局部，伴随疼痛放射到前额。

其他肌肉检查

- 枕肌。
- 眼轮匝肌。
- 颞肌。
- 胸锁乳突肌。
- 颧大肌。
- 斜角肌。
- 颈后肌。

> **警告：** 记住头、面和颈部的一般性注意事项：避免在脸部皮肤上向下拖动。眼睛周围的皮肤很薄，所以应格外小心。手在脸上和颈前时，会让一些人感到幽闭恐惧，所以要注意患者是否舒适。

手法治疗

横向纤维按摩法

- 患者仰卧。
- 手指分开放在其头部的两侧，拇指放在额头中心刚刚超过眉毛处。
- 紧压此部分组织，拇指慢慢移向两侧（图3-4）直到覆盖额头至额骨外侧嵴。
- 手向上移至发际，重复这一过程。

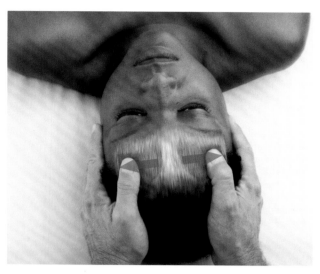

图3-4 额肌的横向纤维按摩法

剥离

- 患者仰卧。
- 将指尖或拇指指腹放在紧挨额中线的前额发际旁。
- 紧贴组织，拇指向下滑动至眉端内侧中点。
- 手向侧面横向移动，重复该过程直至眉毛的侧端。

> **警告：** 记住，进行任何较深在的技术操作时，首先以瑞典式按摩预热组织，特别是轻擦式按摩，并把它作为横向纤维按摩和剥离之间的过渡。

枕肌

概述

枕肌（图3-5）由于通过帽状腱膜直接与额肌相连，结缔组织的腱板由前到后遮盖头骨，故也被视为枕额肌的后腹。额肌或枕肌（肌腹）上的紧绷肌带可能会在头皮上产生整体的压迫感。

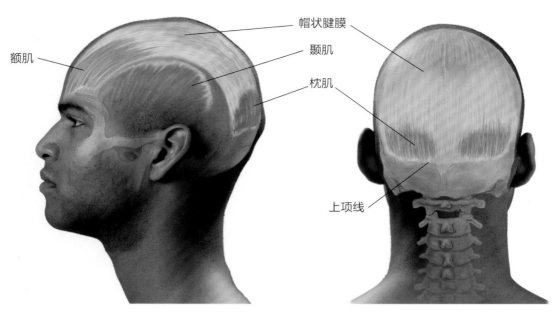

图3-5　枕肌解剖

附着点

- 起点：帽状腱膜。
- 止点：枕骨上项线。

触诊

患者仰卧，把指尖直接放在其头下方的两个清晰、轮廓分明的头骨突起的下方。枕肌覆盖了这些突起。肌肉结构是平行的，纤维为上/下方向。

功能

固定和收缩帽状腱膜，从而拉动头皮向后。在额肌部分将进一步讨论。

牵涉区

疼痛局部放射至背部和头顶部，可涉及到同侧眼部的疼痛。

其他肌肉检查

- 额肌。
- 颞肌。
- 眼轮匝肌。
- 颈后外侧肌。

手法治疗

剥离（1）

- 患者仰卧。
- 把手放在患者头下，手指向上卷曲，使指尖能够触摸到颅底。
- 向上用力，利用患者的头部重量产生的压力，手慢慢地向你自己的方向拉，使指尖作用于整个枕腹部（图3-6）。
- 停在患者指出的压痛点处。

剥离（2）

- 患者仰卧或俯卧，头部远离治疗师。
- 一只手支撑患者头部，另一只手的拇指放在枕肌上部的枕骨中线处。

- 紧贴组织，拇指横向穿过枕肌。
- 把拇指放在靠近颈部的位置，重复这个过程直到覆盖整个肌腹。

剥离（2）

- 患者仰卧或俯卧，头部远离治疗师。
- 用双手支撑患者头部，使拇指靠在枕肌中心上部。
- 紧贴组织，拇指分向远离肌腹的两侧移动（图3-7）。
- 将拇指移到靠近颈部的位置，重复这个过程直到整个肌腹部得到治疗。

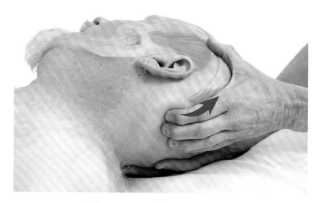

图3-6 用指尖剥离枕肌

眼轮匝肌

概述

眼轮匝肌（图3-8）环绕眼周，控制眼睑的自主关闭活动。其触发点可以通过皱眉、眯眼和胸锁乳突肌触发点来激活。

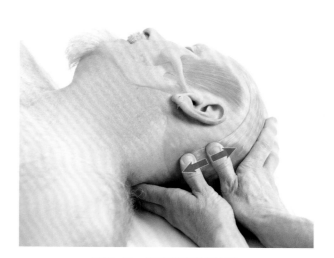

图3-7 用拇指剥离枕肌

 附着点

- 起点：睑内侧韧带，额骨和上颌骨，眼睑组织。

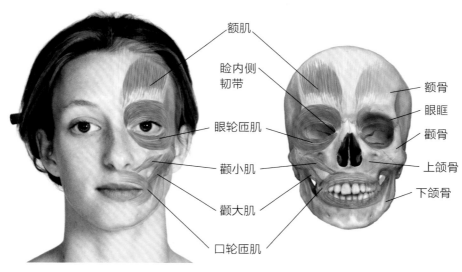

图3-8 眼轮匝肌的解剖

• 止点：眼眶。

 触诊

该肌肉环绕眼。肌肉结构是平行的，纤维方向大致集中在眼睛周围。嘱患者有意地用力闭眼和睁眼，可以让你感觉到肌肉的收缩。

 功能

• 有意地眨眼和用力闭眼。
• 眯眼。

 牵涉区

上至眼睛，下至鼻子的一侧。

 手法治疗

按压

• 用拇指寻找一个常见的压痛点或眉毛外侧端附近的触发点。
• 按压并保持，直到缓解（图3-9）。

 警告： 人体皮肤最薄的部位是眼周，且通常比脸部的其他部位更加细腻。只能向外和向上小心的轻抚；不要拖拽。

剥离

• 将拇指或指尖放在眉毛的内侧端。
• 紧贴组织，拇指或手指向外滑动至眉外侧端（图3-10）。
• 重复一次仅向上至眉，然后向下回到眉处，在与眼眶方向相反处向上施压（图3-11）。

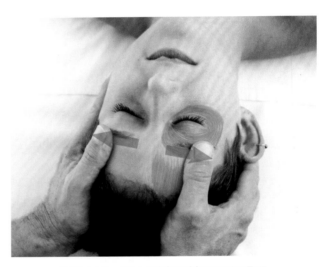

图3-10 向上剥离眼轮匝肌至眼眶

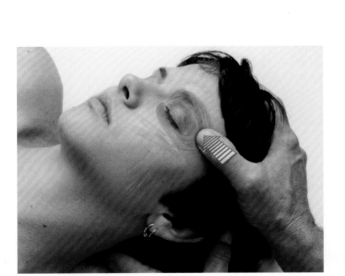

图3-9 在触发点处轻压眼轮匝肌

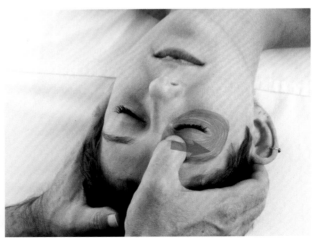

图3-11 剥离眼轮匝肌在与眼眶相反的方向处向上轻压

颧大肌、颧小肌

概述

颧大肌、颧小肌（图3-12）是主要的笑肌；它们的触发点出现在咀嚼肌活动的触发点处（咬肌和翼状肌）（示意图3-3，3-4）。最好是将示指置于口中，拇指在外，用钳形触诊法检查，反之亦然；首先确定你所在地的法律，确保口腔内的操作是被许可的。

附着点

颧大肌

- 起点：前至颧颞缝。
- 止点：嘴角处的组织（口角轴），与口轮匝肌纤维交织。

颧小肌

- 起点：颧骨，后至颧颌缝。
- 止点：上唇口轮匝肌。

触诊

将示指指尖放在颧骨突出下方，其余四指指尖放在覆盖犬齿的皮肤上。通过来回移动指尖，你可以清楚地感觉到肌肉。肌肉的结构是平行的，肌纤维沿对角线方向。

功能

- 颧大肌：向上拉动嘴角，就像在微笑。
- 颧小肌：提升上唇。

牵涉区

面颊以上并沿鼻子的一侧，穿过眼睛的内侧角和眉毛，并越过前额内侧面。

其他肌肉检查

- 咬肌。
- 翼状肌。
- 眼轮匝肌。

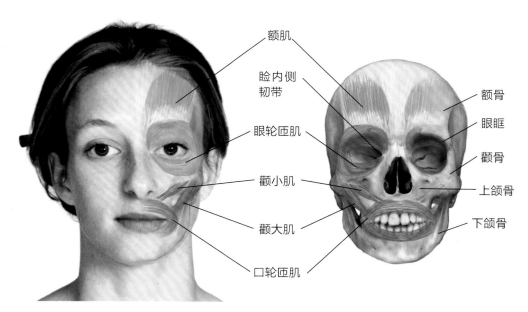

图3-12　颧大肌和颧小肌的解剖

手法治疗

剥离

- 患者仰卧。
- 拇指边缘紧靠颧骨。
- 紧贴组织，拇指慢慢向下滑动至嘴角（图3-13）。

按压

- 患者仰卧。
- 将示指置于口腔内，拇指置于口腔外。
- 采用钳形触诊，探索触发点或压痛点的肌肉的长度。轻压并保持在每个点上直至放松（图3-14）。

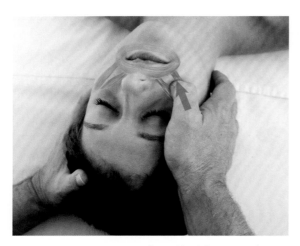

图3-13   颧肌的剥离

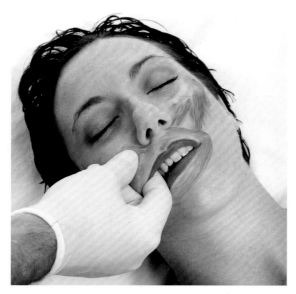

图3-14   颧肌的口腔内钳形触诊

颞肌

概述

颞肌（图3-15）是一块大的、扇贝形的，覆盖在头侧面、耳前、耳上和耳后的肌肉。它是一种颞下颌关节（TMJ）的肌肉。所有有头痛或颞下颌关节问题的患者都应该检查。治疗师通常会更多的注意其前部和中部，其后部也应处理。

 附着点

- 起点：颞窝上部到颧弓的骨和筋膜。
- 止点：下颌骨冠突和下颌升支前缘。

 触诊

虽然被一层相当坚韧的筋膜覆盖，颞肌仍能够在蝶骨和颞骨后侧面下至颧弓处被触及，颧弓下较少被触及。该肌肉的结构是汇聚的，纤维沿对角线方向上下变化。原因是被筋膜覆盖的它在放松时很难区分，但在其紧张的区域可进行区分。

 功能

- 闭合下颌（提高下颌骨）。
- 向后和向外移动下颌。
- 保持下颌的静止位置。

 牵涉区

全部或部分的颞区、眉区、面颊、切牙和磨牙。

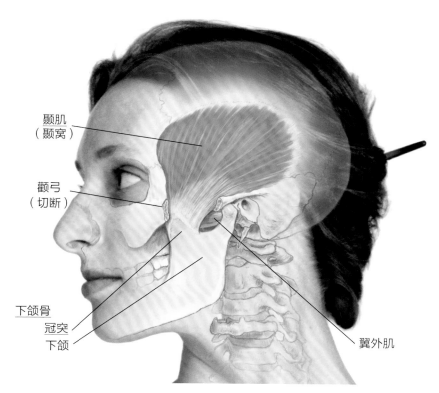

颞肌（颞窝）

颧弓（切断）

下颌骨
冠突
下颌

翼外肌

图3-15 颞肌的解剖

其他肌肉检查

- 咬肌。
- 翼状肌。
- 所有面部的肌肉。
- 所有前、侧及后颈部的肌肉。

手法治疗

剥离

- 患者仰卧。
- 将指尖置于肌肉前部的上方（上部和外侧至眉）。
- 紧压内侧，滑动指尖向下至颧弓。
- 指尖放在肌肉上方靠近头部处。注意肌肉的形状呈扇形，所以它起于头部较高处转至头中心，然后下至头后部。重复向颧弓处运动，紧密按压。
- 继续操作直至覆盖整块肌肉。

轻抚纤维（1）

- 患者仰卧。
- 将指尖置于前额的颞侧前缘（上和外侧至眉）。
- 紧压，滑动指尖穿过颞肌至耳后缘。
- 向下移动，重复该过程以覆盖整块肌肉。

轻抚纤维（2）

- 患者仰卧。
- 双手分开支撑患者头部，同时将拇指放在颞前部。
- 拇指边缘紧贴颞肌，分开滑动你的拇指，使每一根拇指滑动2.5~5.1cm（图3-16）。向后移动双手，重复该过程，直至整个颞肌被覆盖到。

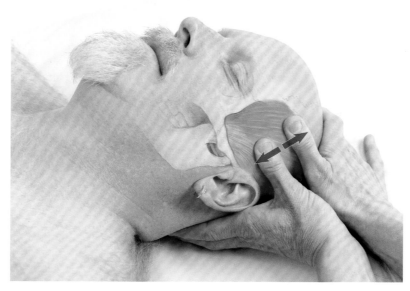

图3-16　用拇指对颞肌进行横向纤维按摩

咬肌

概述

　　咬肌（图3-17）是最突出的咀嚼肌。由于咬肌所在的位置容易找到，所以在TMJ发生问题时，应该首先关注它的情况。

 附着点

- 起点：颧骨沿上颌骨到颧弓处。
- 止点：肌肉表层到下颌角外表面及下颌支的下半；肌肉深层至下颌支的上半部分，可能扩展到下颌角。

 触诊

　　从颧弓下方至下颌可明显触及咬肌。把戴手套的手指伸入患者口中，紧靠脸颊压其后部，便能明显触及。肌肉的结构是平行的，纤维方向向上或向下。

 功能

　　助TMJ抬高、伸长和缩回下颌骨。

 牵涉区

- 上颌及下颌，侧脸，耳，眉毛上部。
- 颞下颌关节紊乱（TMJD）也可能引起耳鸣。

 其他肌肉检查

- 颞肌。
- 翼状肌。
- 所有面部肌肉。
- 所有前、外侧和后颈部的肌肉。

 手法治疗

剥离

- 患者仰卧。

- 将拇指或指尖放在肌肉上方，即耳道开口前方。
- 向内紧压，滑动拇指（图3-18A）或指尖（图3-18B）沿下颌肌的走行方向向下。
- 停在发生障碍或疼痛处，直到感觉放松。
- 尽可能多地做几个路径，从离耳朵最近处开始，

向前移动，以覆盖整块肌肉（通常一次或两次手法就够了）。

- 若出现的压痛较重，则重复上述过程，开始每次都轻轻地紧压更深处。

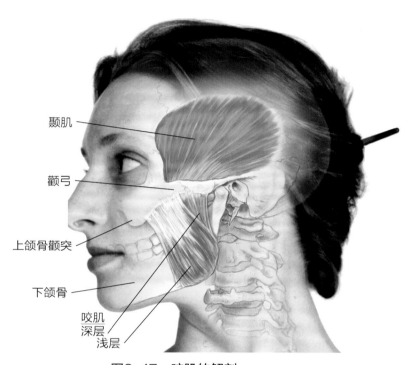

颞肌

颧弓

上颌骨颧突

下颌骨

咬肌
深层
浅层

图3-17 咬肌的解剖

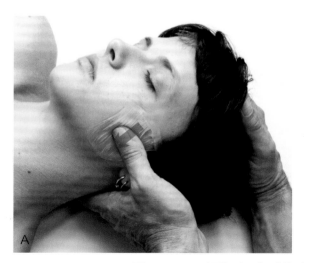
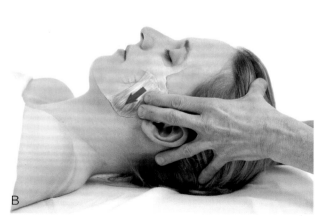

图3-18 用拇指（A）或指尖（B）从外部剥离咬肌

翼状肌

翼内肌

概述

翼状肌（图3-19）是下颌（TMJ）肌肉，因其伸展如翼状而得名。

它们是一组复杂的肌肉，肌肉的不同部位参与了下颌的所有运动和TMJ的稳定。翼状肌的一小部分在口的外部，而内侧翼状肌的检查和治疗必须在口腔内进行。翼外肌的检查和治疗可能有点尴尬和不适，但其往往是下颌、面部和耳痛的关键因素。它们也是TMJD综合征的主要参与者。

注：由于头部解剖复杂，且关于翼状肌附着点的阐述尤其具有挑战性。且因为这些附着点不一定与按摩治疗师相关，所以并不是所有的附着点都可以在解剖示意图中看到。对更多细节感兴趣的同学可以查阅解剖学图册。

附着点

- 起点：侧翼板的内表面、腭骨外表面和翼腭窝。
- 止点：下颌支的下缘、内侧缘，下颌角近端，接近下颌角的下颌支内侧面。

触诊

翼状肌在3个主要位置可被触及：①直接在上颌骨和下颌骨前联合之间触及；②沿下颌骨内侧表面在脸的侧面处；③从内横向压上颌骨和下颌骨关节联合处。肌肉的结构是平行的，纤维方向多样。

功能

- 与翼状肌并行，参与构成下腭的突出。
- 延伸下颌骨。
- 交替运动，在咀嚼运动中从一侧向另一侧（左右）移动下颌。

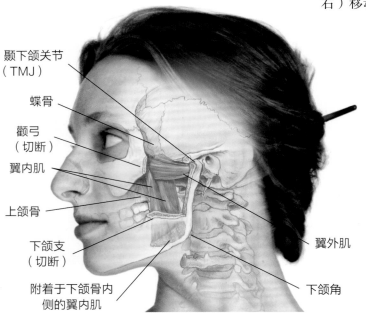

颞下颌关节
（TMJ）

蝶骨

颧弓
（切断）

翼内肌

上颌骨

下颌支
（切断）

附着于下颌骨内
侧的翼内肌

翼外肌

下颌角

图3-19 翼状肌的解剖

牵涉区

- 耳朵前面的下颌。
- 颌侧（包括口的内侧和外侧）。

 其他肌肉检查

- 咬肌。
- 颞肌。
- 所有面部肌肉。
- 前、后侧及颈外侧肌肉。

翼外肌

这种肌肉分两部分：上面部分和下面部分。需要注意的是，两个部分的翼外肌是相反的。虽然它们起点不同，但它们的止点部分是相同的。

 附着点

上部的翼外肌
- 起点：蝶骨的大翼和翼板。
- 止点：下颌髁颈，颞下颌关节盘。

下部的翼外肌
- 起点：翼外板侧表面。
- 止点：下颌髁颈，颞下颌关节盘。

 功能

- 两块肌肉共同作用使下颌骨向上下前后以及横向移动。
- 下拉下颌骨。
- 交替动作，在咀嚼运动中从一侧向另一侧（左右）移动下颌。
- 上部的翼外肌闭合下颌（提升下颌）。
- 下部的翼外肌通过外伸下颌骨而使嘴张开。

 牵涉区

- 颞下颌关节区。
- 颧骨周围的面部。

 手法治疗

以下内容均在患者仰卧时进行。

外部按压（1）
- 用拇指找到TMJ前的位置。
- 向上方、下方及前方按压，寻找压痛点（图3-20）。停在每个压痛点处按压，直至放松。

外部按压（2）
- 将拇指或两个指尖放在下颌角下方。
- 向上按压，并在下颌骨的内侧面缓慢且轻柔地移动，寻找压痛点。
- 在与下颌骨的内侧面相反的方向上施力，按压每一个压痛点（图3-21）。

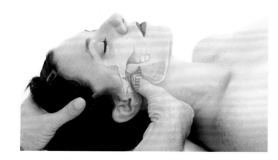

图3-20 按压翼状肌（1）

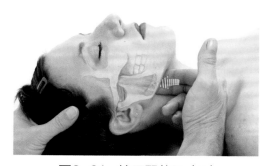

图3-21 按压翼状肌（2）

腭帆提肌、腭帆张肌和腭腱膜

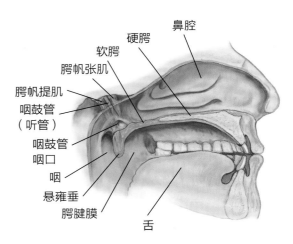

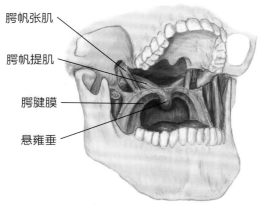

图3-22　腭帆提肌、腭帆张肌的解剖

概述

腭帆提肌和腭帆张肌（图3-22）都一端与咽鼓管（听觉器官）相连，一端与腭腱膜相连。虽然还需要进一步的研究，但它们可能是慢性耳部感染的原因之一，因为它们在保持咽鼓管开放中发挥作用。

 附着点

腭帆提肌

- 起点：咽鼓管和颞骨岩部的软骨。
- 止点：腭腱膜。
  腭帆张肌
- 起点：咽鼓管软骨、内侧翼板及蝶骨棘。
- 止点：腭腱膜。

 触诊

这些肌肉除了腭腱膜均不易触及。它们的结构是平行的，肌纤维的方向从向上/下到对角线方向各不相同。

 功能

正如其名，腭帆提肌提高软腭，腭帆张肌拉伸软腭。这两块肌肉也可以打开咽鼓管，以使中耳与咽之间的气压平衡。

 牵涉区

这些肌肉只可通过腭腱膜触及；因此，我们不

了解它们的触发点或牵涉区。然而，当存在耳痛和感染时，它们高度可疑。

 其他肌肉检查

- 颞肌。
- 咬肌。
- 翼状肌。
- 所有前、外侧和后颈部的肌肉。

 颌肌的手法治疗：口内操作

下面的所有操作都在患者仰卧时进行。在患者舒适的情况下尽量张大口。

最后一个上磨牙，整个过程应呈一个"U"形（图3-23，3-24）。

 警告： 对美国许多州的按摩师来说，口内的操作不被许可，在进行任何口内的操作之前，应该与你所在地的监管委员会核实这点。

 上颌骨和下颌骨之间的手法治疗

- 把指尖放在"U"形动作的最深处（弯曲处），即下颌骨的内侧面。
- 在与骨相对的方向上紧压组织，在牙齿之间（图3-25）向侧方移动手指。

 对于腭腱膜的手法治疗（腭帆提肌、腭帆张肌）

- 将戴手套的指尖抵在上腭正对上白齿的内侧处。
- （轻柔地）紧压上方，滑动指尖向后至咽。
- 保持按压，小心地沿软腭（内侧）向中心滑动指尖。

 外侧面的手法治疗

- 开始向后到达侧面的最后一个上磨牙，在与骨相对的方向上紧压组织，在较深（后）的方向上滑动。由于它经过喙突，且在内部（深处）到达咬肌，先向下、再向前接着向后直到最后一个下颌磨牙（图3-26），整个过程应呈一个"U"形。
- 重复上述动作由内向外按压咬肌。你也可以用指尖按压咬肌前缘（图3-27）。

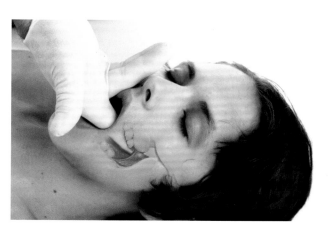 **内侧面的手法治疗**

- 开始向后到达侧面的最后一个上磨牙，在与骨相对的方向上紧压组织，在较深（后）的方向上滑动。经过上颌骨和下颌骨的内侧面，接着向后至牙，先向下，再向前接着向后直到

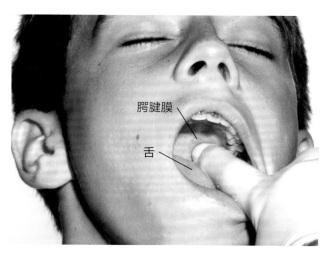

图3-23 腭腱膜放松（1）

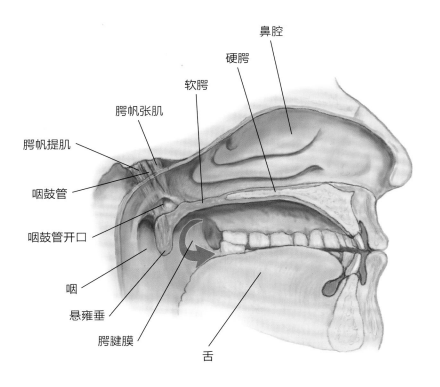

鼻腔

硬腭

软腭

腭帆张肌

腭帆提肌

咽鼓管

咽鼓管开口

咽

悬雍垂

腭腱膜

舌

图3-24 腭腱膜放松（2）

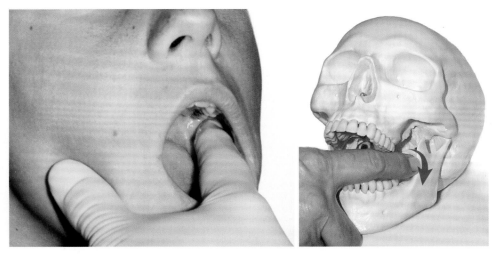

图3-25 上下颌之间的按摩

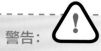

警告：

- 如果担心操作时被咬伤，用另一只手的手指按压患者牙齿之间的脸颊。
- 口内操作时为抑制呕吐反射，可以嘱患者向后卷舌入咽。
- 为了使患者感到舒适，要经常把手从口中移开。

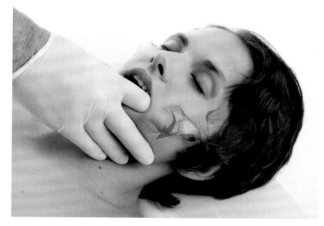

图3-26　口腔内喙突上的按摩

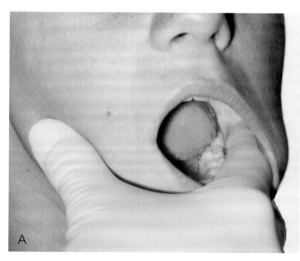

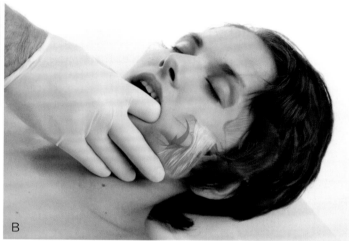

图3-27　口腔内移动按压咬肌：口内面观（A）和口外面观（B）

颈阔肌

概述

颈阔肌（图3-28）是一块薄而平坦的皮下肌肉。它与胸锁乳突肌平行，其触发点往往位于相连的肌肉处。

 附着点

- 起点：口角和该区域的其他面部肌肉，以及下颌骨的下部。
- 止点：前胸上部浅筋膜。

 触诊

让患者做鬼脸或发出"eeeeee"的声音，在颈部下颌骨的中点下方可感受到该肌的边缘。

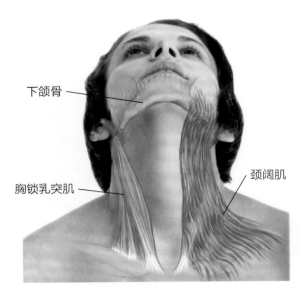

图3-28　颈阔肌的解剖

下颌骨

胸锁乳突肌

颈阔肌

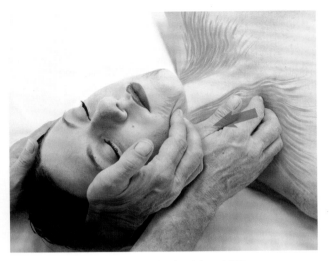

图3-29　用指尖剥离颈阔肌

功能

- 向下拉嘴角，牵拉胸上部的皮肤。
- 拉伸颈部的皮肤（当处于惊恐状态时）。

牵涉区

在颈前的胸锁乳突肌区；也可能是上胸部的一种灼热、刺痛感。

其他肌肉检查

胸锁乳突肌。

手法治疗

剥离

- 将指尖放在胸部锁骨下5~8cm处，正对三角肌前内侧。
- 紧压组织，指尖在锁骨和颈部上方滑动，然后穿过下颌骨和脸颊的一半。
- 向内移动指尖到下一处裸露区域，重复这个过程（图3-29），到口部结束按摩。

- 穿过胸部重复此过程，最后从胸骨处按摩。
- 可以用拇指的边缘从上到下重复同样的过程。

舌骨附着肌

概述

舌骨位于甲状软骨上面，下颌下方与颈部所成的角处，约平第3颈椎体。这是下颌下方第一个有抵抗力的结构。要想找到它，需把拇指和示指放在下颌下方，位于颈前两侧约8~10cm处，轻轻施加压力。如果你未察觉阻力，将手指移远一点再轻按一次。重复这个过程，直到你感觉到一个有阻力的结构（图3-30）。让患者做吞咽动作将使舌骨运动更明显，这有助于定位。

警告：　在舌骨和颈前的其他位置操作，有时会让患者觉得压抑——这是由于你的手在他们的喉咙上导致的。应意识到这一点，并保持与其沟通，以确认他们是否感到舒适。

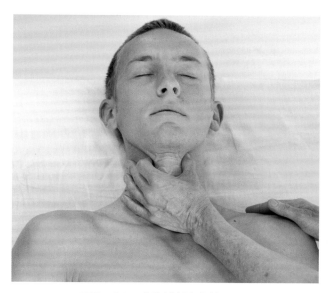

图3-30　通过触诊定位舌骨

舌骨是人体内唯一一块不与其他骨相连的骨。但其上附着有许多肌肉（图3-31）。舌骨上方的肌肉被称为舌骨上肌群；其下方的肌肉被称为舌骨

下肌群。它们都从舌骨的上方或下方展开。它们在基础临床按摩疗法中，特别是在本书中，不必完全区分开来；可以将它们的上群和下群分别作为一个整体进行操作。二腹肌是参与疼痛传递和临床治疗的主要肌肉，将被单独讨论。我们不阐述颏舌骨肌和胸骨甲状肌，因为它们位于下颌舌骨肌和胸骨舌骨肌深处；其解剖细节对于本书的阐述不是很重要。

 附着点

舌骨上肌群
- 二腹肌（分开处理；参照后面的表）
- 茎突舌骨肌
  - 起点：颞骨茎突。
  - 止点：舌骨外侧缘。
- 下颌舌骨肌
  - 起点：下颌骨内表面远离颌舌线。
  - 止点：沿舌骨体中线。

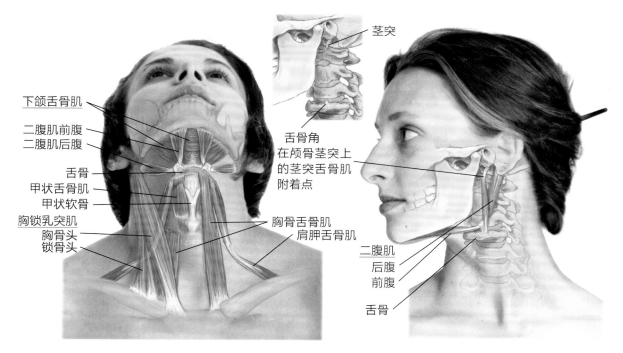

图3-31　舌骨和舌骨附着肌的解剖

- 颏舌骨肌：位于二腹肌前腹深处（未显示）。

舌骨下肌群

- 胸骨舌骨肌
  - 起点：胸骨柄的后部，锁骨的胸骨端。
  - 止点：舌骨体。
- 甲状舌骨肌
  - 起点：甲状软骨斜线。
  - 止点：舌骨外侧。
- 肩胛舌骨肌
  - 附着于舌骨的肌上腹，胸骨舌骨肌侧面。
  - 附着于肩胛上缘的肌下腹，肩胛切迹内侧。
  - 所有连接锁骨和通过滑轮肌腱附着于锁骨的肌腹。
- 胸骨甲状肌：连接甲状软骨和胸骨柄（未显示）。

 触诊

　　把拇指和示指放在颈前两侧8~10cm处，轻压。如果你未察觉有阻力，将手指移得远一点再轻按一次。重复这个过程，直到感觉到一个有阻力的结构（图3-30）。让患者做吞咽动作将使舌骨运动更明显，这有助于我们找到这个结构。附着的肌肉可触及，但不是很明显。

 舌骨上肌手法治疗

剥离

- 用拇指和示指定位舌骨。
- 将拇指置于舌骨角内侧（末端）的上方（图3-32）。
- 轻压组织，慢慢向上滑动拇指尖至下颌骨内表面中央。
- 再次开始上至舌骨处，将拇指轻轻置于先前出发点的一侧。
- 慢慢滑动拇指向上至下颌骨的内表面，与第一次操作位置平行。
- 重复这个过程，拇指滑动的路线从舌骨开始分散，到它在下颌角与乳突之间的茎突处结束，位于耳的下方。

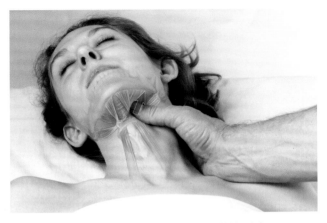

图3-32　舌骨上肌群的剥离

 警告：　　不要对茎突施加过大的压力，因为它会受损伤。比起那些较厚的肌肉或颈部更明显些的肌肉的剥离来说，在舌骨区的肌肉"剥离"应该更加轻柔。

舌骨下肌手法治疗

剥离

- 用拇指或手指一侧向远离你的方向横向轻按甲状软骨。
- 将拇指或另一只手的指尖置于紧挨气管的胸骨柄上方。
- 轻轻按压，缓慢地滑动拇指或指尖至舌骨（图

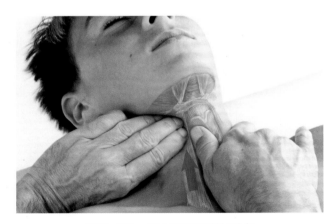

图3-33　舌骨下肌群的剥离

3-33）。将拇指尖置于正对锁骨处的胸骨切迹稍外侧，重复上述过程。

- 重复此过程，直到你已经覆盖了延伸到锁骨并附着于胸锁乳突肌的扇形区域。

二腹肌

概述

二腹肌（图3-34）是附着于舌骨的一组肌肉中的一块，它和茎突舌骨肌相距很近，而且很难区分。二腹肌的名字源于它有两个肌腹：一个在乳突与舌骨之间，另一个在舌骨与下颌骨之间。

 附着点

- 后腹附在颞骨乳突上，深至头最长肌、头夹肌和胸锁乳突肌。
- 前腹附在下颌骨内部的二腹肌窝处。
- 所有肌腹通过滑轮肌腱连接和附着在舌骨体外侧。

 触诊

二腹肌在耳与下颌骨下方很容易看到，但并不易辨别。和许多肌肉一样，在静止状态下很难辨认，在让患者做相关的肌肉动作的同时，把手放在肌肉上，这样通常会使你更准确地触摸到它。

 功能

- 降低下颌骨（张开下巴）。
- 抬高舌骨。
- 缩回下颌骨。
- 参与吞咽和咳嗽。
- 在咳嗽、吞咽和打喷嚏时稳定舌骨。

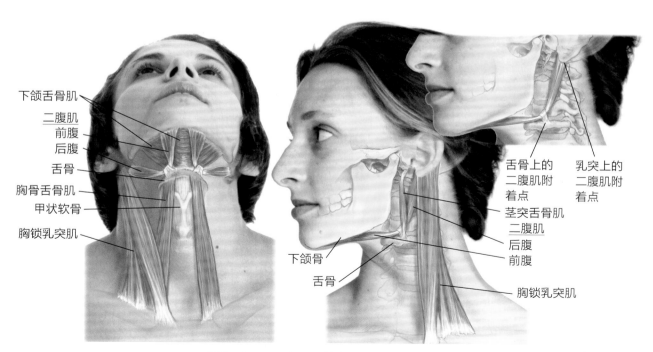

图3-34　二腹肌和茎突舌骨肌的解剖

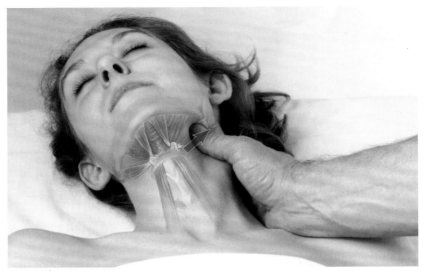

图3-35　二腹肌后腹的剥离

牵涉区

- 后腹：下颌角下方、上方及后方；越过乳突；进入枕区。
- 前腹：到4颗下切牙并且恰好低于它们。

其他肌肉检查

- 其他颈前和颈外侧肌。
- 枕肌。

手法治疗

剥离

- 用你的拇指尖和示指轻轻定位舌骨。
- 把拇指尖或一根手指放在约高于舌骨一侧的地方。
- 沿肌后腹到乳突轻轻按压（图3-35）。
- 从同一位置出发，沿前腹走向至下颌骨下方中心一侧的某一点。
- 停在发现压痛的地方，按压直至放松。
- 在对侧重复这一操作。

胸锁乳突肌

概述

　　胸锁乳突肌（SCM）（图3-36）是一块二个头的肌肉，其主要功能是稳定、转动、屈曲头部和颈部。此处是一个常见的能导致各种各样头痛的触发点。所有头痛的患者都应该仔细检查SCM。它的两个头是胸骨头和锁骨头，胸骨头更靠前、内和表浅；锁骨头更靠后、外和深层。当身体移动时，SCM通过稳定头来帮助保持姿势。

附着点

起点

- 胸骨头：胸骨柄的前表面。
- 锁骨头：锁骨的内侧1/3。

止点

- 两头插入颞骨乳突及枕骨上项线外侧半。

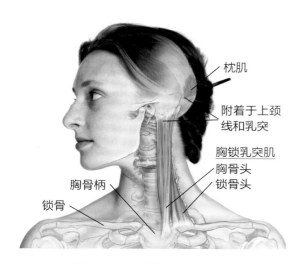

枕肌

附着于上颈
线和乳突

胸锁乳突肌
胸骨头
锁骨头

胸骨柄

锁骨

图3-36 胸锁乳突肌的解剖

触诊

让仰卧的患者把头转向一侧，并向远离台面的
方向抬起患者的头。大多数患者肌肉的胸骨头端会
立即显现，并且从乳突到胸骨附着处均可触及。锁
骨头不如胸骨头那么明显，但从乳突到锁骨后的附
着处也可被触及。

功能

双侧

- 稳定头部和颈部。
- 抵抗颈部过伸及头的向后运动（反方向猛扭）。
- 屈颈。
- 通过提肋在一定程度上参与吞咽和呼吸。

单侧

- 向对侧旋转面部。
- 朝上方倾斜面部。
- 与斜方肌一起，向一侧屈曲头部和颈部。

牵涉区

- 胸骨头：枕部、眼睛上方的眉弓、头顶、脸颊和

颏上下方的区域。

- 锁骨头：耳内、耳后和额区两侧。

其他肌肉检查

前、侧、后颈部所有其他肌肉。

手法治疗

剥离

- 患者仰卧。一手支撑其头部，轻轻转向与你打算
活动的肌肉相对的一侧。
- 另一只手的拇指或指尖放在乳突附着肌上。
- 紧贴组织，沿胸骨头一直到胸骨柄，滑动拇
指或指尖缓缓向下，停在压痛点直至缓解
（图3-37）。
- 再次从上方的附着点开始，沿连接锁骨头的所有
方向，对锁骨头重复上述手法（图3-38）。
- 在另一侧重复上述过程。

钳压

- 一手支撑患者的头部，稳稳地支撑头后部和颅底。
- 把头抬起几厘米，使胸锁乳突肌突出；轻轻将头
部转向你打算活动的肌肉的反方向。
- 从尽量靠近乳突附着点开始，用你的拇指和示指

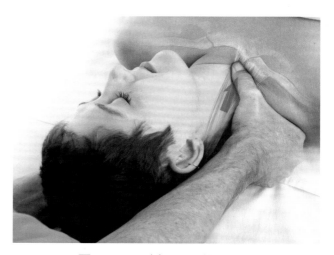

图3-37 剥离SCM的胸骨头

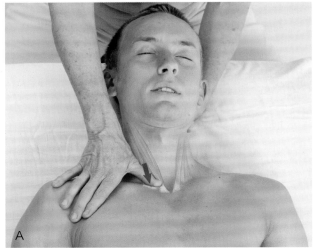

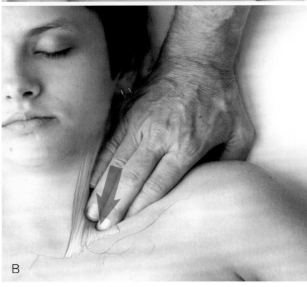

图3-38 用拇指（A）和指尖（B）剥离SCM的锁骨头

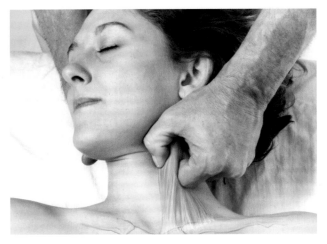

图3-39 钳压SCM

斜角肌

概述

斜角肌（图3-40）因牵涉性疼痛的倾向而被熟知。虽然其有一个相当简单的功能，便是向同一侧倾斜头部，但我们也倾向于用它们支撑肋骨和反常呼吸中不适宜的辅助肌（参见第4章的呼吸肌）。因此，斜角肌承受很大的张力，大部分人都存在这一肌肉的问题。

胸廓出口这一术语用来指由斜角肌和第1肋骨圈定的整个区域，或前、中斜角肌之间的一段。在它们到达手臂的过程中，腋窝（锁骨下）动脉及臂丛神经从该肌肉之间穿过，然后在第1肋和锁骨之间穿行。它们可以通过紧贴前、中斜角肌在这个区域的一些点停留。有时很难区分由臂丛神经受压导致的斜角肌的牵涉性痛。

注：小斜角肌（未显示）并不是每个人身上都能发现，且常常只出现在一侧。存在此肌肉的个体可能有更高的出现压迫症状的风险。虽然它可以有触发点，但很难用手法分开，其可以作为前斜角肌的一部分接受治疗。

的侧面或示指尖和中指抓住胸骨头（图3-39）。
- 轻轻压紧，询问患者有关压痛和（或）疼痛区域的反馈意见。如果紧张或压痛存在，保持直至不适缓解。
- 轻轻向下移动你的手指，重复直到你尽可能接近胸骨柄。
- 向远离你操作的一侧转动患者的头部，并在锁骨头处重复上述过程。请注意，锁骨头更难把握，因为它比胸骨头更深。
- 在另一边重复整个过程。

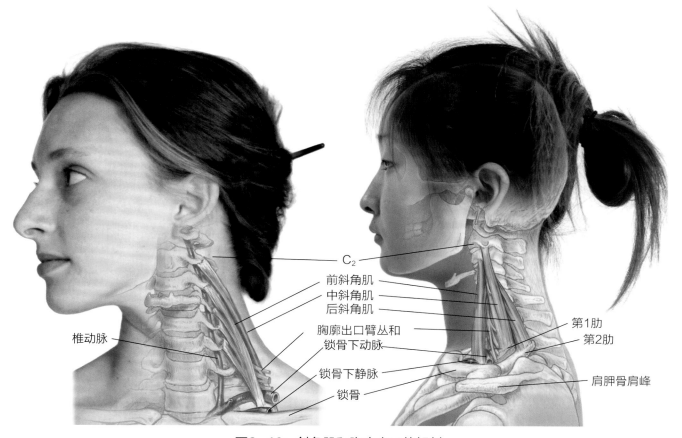

图3-40　斜角肌和胸廓出口的解剖

 附着点

前斜角肌
- 起点：$C_3\sim C_6$的横突前结节。
- 止点：第1肋的内上缘。

中斜角肌
- 起点：$C_2\sim C_7$的横突后结节。
- 止点：第1肋的外上缘。

后斜角肌
- 起点：C_5或C_6和C_7的横突后结节。
- 止点：第2肋的侧面，有时是第3肋的侧面。

小斜角肌（某一些而非全部人具有）
- 起点：C_7的前横突。
- 止点：胸膜圆顶的顶部和第1肋内缘。

 触诊

将你的指尖置于斜方肌前乳突的下方（它们不附着在此处，但在此处可第一时间识别它们）并沿它们向下到肋骨和胸膜顶相应的附着点处可找到斜角肌。后斜角肌可在斜方肌前缘寻找。前斜角肌位于乳突下方至第1肋处。中斜角肌可从同一位置下到第1肋。它们的结构大多是向一处汇合的。

 功能

- 首先侧屈颈椎。
- 前斜角肌：双侧的，协助颈部的屈伸和旋转。
- 后斜角肌：稳定颈部，参与吸气，也往往在提物和搬运中参与提胸腔。

牵涉区

- 肩膀上和肩胛骨内侧下方。
- 上至上前胸。
- 下至上臂前方。
- 下至前臂桡侧半，进入拇指和其余四指，特别是示指。
- 小斜角肌：前臂及手的背部。

 其他肌肉检查

肩袖、前胸和手臂的所有肌肉。

 手法治疗

剥离（1）

- 患者仰卧。
- 立于患者的头侧，用一只手固定头的下部。
- 将另一只手的手指置于患者颈下方，并用拇指找到前斜角肌的上部（图3-41）。
- 紧压组织，慢慢沿着你可以触及的最远的肌肉滑动拇指，进入锁骨后方的空间。
- 重复此过程，这次寻找中斜角肌。
- 重复上述过程，这次寻找后斜角肌，并沿着你能触到的最远的地方进入斜方肌前缘处（图3-42）。
- 在另一侧重复整个过程。

    在这个过程中，你可以用手指代替拇指（图3-43）。

深压

- 患者仰卧。
- 立于患者的头侧，将指尖置于颈底部的斜角肌上。以对角线的方向斜向患者对侧胸部深层按压组织。持续按压直至肌肉放松（图3-44）。

按压

- 患者俯卧。
- 立于患者旁边，面向其头部。将手置于患者颈下

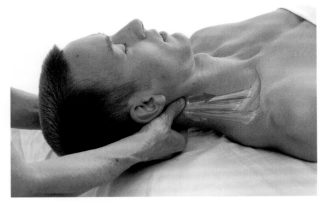

图3-41　前斜角肌的剥离

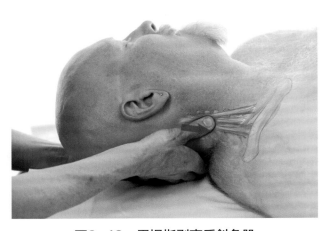

图3-42　用拇指剥离后斜角肌

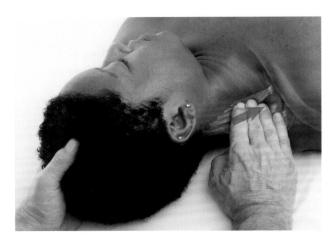

图3-43　用指尖剥离斜角肌

部，手掌搭在斜方肌和肩胛提肌处。

- 在斜方肌处弯曲手指以握住颈下部的斜角肌。
- 先轻轻地挤压，然后逐渐加重，直到你感觉斜角肌放松。

剥离（2）

- 患者俯卧。
- 立于患者旁边，面向患者。
- 用一只手保持头部稳定，用另一只手的拇指寻找中斜角肌的上部。
- 紧压斜方肌前缘的组织（图3-45），沿前斜角肌走行向远处滑动拇指。
- 在后斜角肌重复此动作。
- 前面的过程也可以用指关节操作（图3-46）。

剥离（3）

- 患者坐位。
- 立于坐着的患者后方。

- 将拇指放在中斜角肌上的附着处（图3-47）。
- 向深处按压组织，沿着肌肉滑动拇指到下方的附着处。
- 在前、后斜角肌上重复此过程。

后颈部肌肉的概述

大量的肌肉在后颈部重叠，这使得难以手法分离它们及其压痛点。当你在深压的过程中发现一个压痛点在颅骨下方一点点，例如，压痛点位于斜方肌、头夹肌或头半棘肌之间？通常情况下，你只能基于牵涉区，根据已有知识做一个猜测。

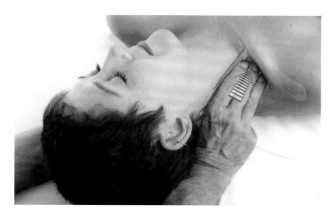

图3-44 深压中斜角肌

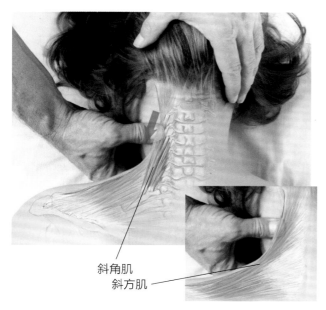

斜角肌
斜方肌

图3-45 患者俯卧位剥离斜角肌：拇指在斜角肌上方（边缘的插图展示的是拇指在斜方肌下方的位置）

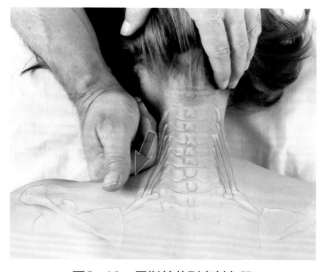

图3-46 用指关节剥离斜角肌

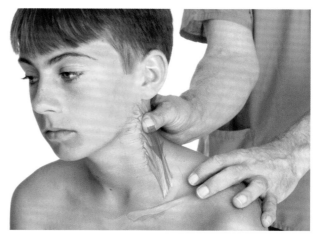

图3-47 患者坐位剥离斜角肌

幸运的是，从本书的出发点来说，没有必要在一块后颈部特定的肌肉上绝对精准的分离触发点的位置。因为在阅读过程中、伏案工作或姿势不良时，这些肌肉经常处于紧张状态，并且它们通常会引起头痛，应该同时予以治疗。然而，重要的是要熟悉它们的附着点和活动，因为精确地分离它们需要更先进的方法。

 触诊

虽然这些肌肉作为一个整体很容易被摸到，但是单独辨别出它们来还是比较困难。半棘肌和头最长肌结构是平行的，其纤维沿上下方向走行；头夹肌和颈夹肌结构是向中心汇聚的，其纤维沿对角线方向走行。枕下肌肉也易触及但无法单独区分，其纤维汇聚并沿对角线方向走行。

斜方肌

概述

斜方肌（图3-48）覆盖范围很广，且作用很多，它不仅是一个重要的后颈肌，也是辅助肩胛骨几种运动的肩背肌。斜方肌的问题可能会造成很大的痛苦和不适。由于易操作且手法治疗能提供很大程度上的放松，斜方肌成为朋友之间非正式的背部按摩最常接触的肌肉。对于大多数人来说，它是平日里易紧张的主要肌肉。

斜方肌在后颈部、肩部和上背部所有其他肌肉的表面；因此，这个区域其他肌肉的检查和治疗会涉及斜方肌。要注意它的附着点、动作和转介模式，

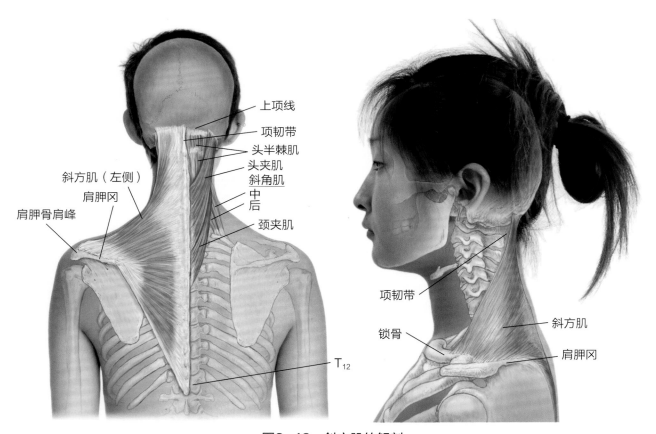

图3-48　斜方肌的解剖

因为它在上半身的疼痛和功能障碍中起到主要作用。

总的来说，对斜方肌颈部的检查和治疗是通过后颈其他肌肉的检查和治疗完成的。这对于肩胛骨上部和周围的中斜方肌也同样适用。

附着点

上斜方肌

- 起点：上项线、项韧带和第1颈椎到第5颈椎的棘突。
- 止点：锁骨外1/3后缘。

中斜方肌

- 起点：从第6颈椎到第3胸椎的棘突和韧带。
- 止点：肩峰内缘和肩胛冈上缘。

下斜方肌

- 起点：从第4胸椎到第12胸椎的棘突和韧带。
- 止点：肩胛冈内侧端，靠近肩胛提肌下方的附着肌。

触诊

只要简单地用手就可以抓握斜方肌，它几乎总是绷紧的，因此，在肩膀上最容易被触及。嘱患者耸肩，就可以很容易地掌握其组织。你可以从这一点沿颈部向上至颈上项线。它在上背部除边界外其他的部位不太容易辨别，其识别取决于定位和个人肌肉走行。其结构多变，但以收敛为主。

功能

- 提肩胛骨（同肩胛提肌）。
- 上旋肩胛骨（上移关节窝）。
- 收缩肩胛骨（向脊柱方向牵拉）。
- 降肩胛骨（下斜方肌）。
- 后伸头部和颈部（双侧动作）。
- 旋转头部和颈部（单侧动作）。

牵涉区

- 上斜方肌区肩上部的触发点将疼痛从颈部向上转移至乳突并从耳上方至颞区和下颌角处。
- 中、下斜方肌区的触发点将疼痛转移至颅底的后颈部，穿过后肩，达肩峰之间。
- 中斜方肌的触发点，特别是靠近肩峰外侧端处，将疼痛转移至臂外侧表面最靠近肘部处。

其他肌肉检查

后颈部、侧颈部、上背部和肩胛骨周围的所有肌肉。

手法治疗

剥离

- 患者俯卧。
- 立于患者头侧，将一只手平放在患者颈下部的肩上，手指朝下（足的方向）。
- 借用你身体的重量和紧压组织，在脊柱与肩胛骨之间滑动手指向下直到胸椎的末端，主要通过掌根向患者传送你自身体重产生的力量（图3-49）。
- 将同一只或另一只手——以你觉得舒适的方式——放在同一起点。
- 用相同的力度和手法，改变脚的位置，使手的运动有力，手沿背部对角线斜向滑动，沿肩胛骨内侧缘穿过肩胛下角。
- 将另一只手的掌根紧贴下颈椎外侧。
- 紧压，手在肩胛骨上部和肩峰处滑动（图3-50）。
- 在另一侧重复这个过程。

揉捏

- 患者俯卧，立于患者肘端，面对患者头部。
- 双手放在患者上斜方肌的近肩处。
- 挤压和拉动组织，首先用一只手，轻柔地、慢慢用力握紧然后放松。

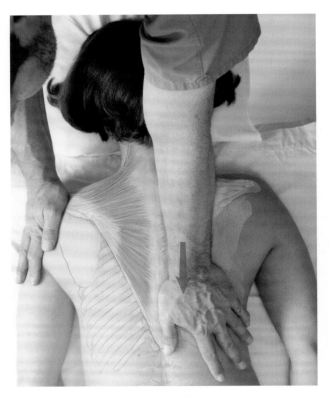

图3-49 斜方肌的深部剥离

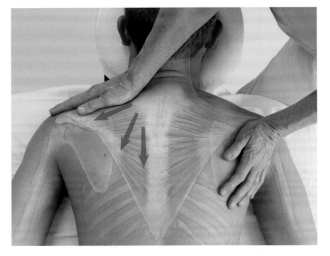

图3-50 斜方肌外上部的深部剥离

- 结束动作，用一只手握住肌肉摇晃几次。
- 移到患者另一端并重复这个过程。

钳压

- 患者俯卧，治疗师立于患者肘端，面对患者头部。
- 手放在患者上斜方肌，尽量靠近患者头部。
- 用你的拇指和其余手指紧紧抓住上斜方肌并握

住。以温柔的抓握开始，评估这些组织，慢慢握紧然后松开（图3-51）。

- 来回移动拇指和四指交替握住这个组织。

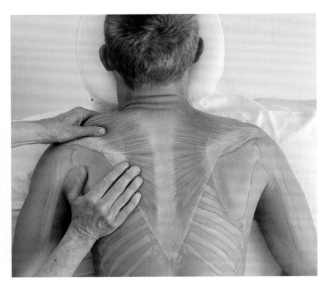

图3-51 钳压斜方肌

头半棘肌、颈半棘肌、头最长肌

概述

头半棘肌、颈半棘肌及头最长肌（图3-52）参与直立或向前倾斜时头部的支持。因此，它们通常被过度使用和处于紧张状态，是头痛的罪魁祸首之一。

 附着点

颈半棘肌

- 起点：T_1~T_6的横突。
- 止点：C_2~C_5的棘突。

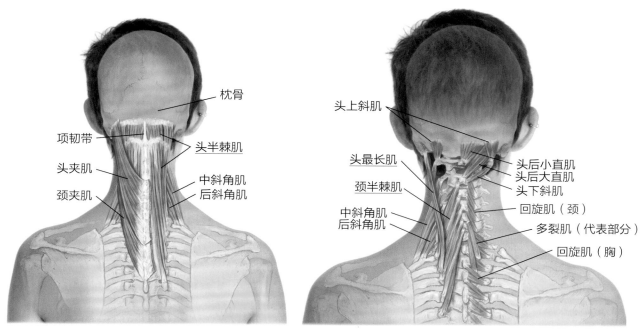

图3-52　颈后肌的解剖

头半棘肌

- 起点：C_7~T_6的横突，C_4~C_7的关节突。
- 止点：枕骨的上下项线之间。

头最长肌

- 起点：T_1~T_5的横突，C_4~C_7的关节突。
- 止点：在乳突后缘、头夹肌和胸锁乳突肌之间。

 功能

头半棘肌和头最长肌

- 伸展颈部和横向弯曲到同侧（侧屈）。
- 向同侧旋转头部。
- 向前倾斜时支撑头部。

颈半棘肌

- 伸展颈部和横向弯曲到同侧（侧屈）。
- 向对侧旋转头部。

 牵涉区

- 头半棘肌和头最长肌：穿过头一侧的区域，特别是颞前区。

- 颈半棘肌：头后部（典型的紧张性头痛）。

 其他肌肉检查

- 颈前、颈侧、颈后部以及头部所有的肌肉。
- 肩胛提肌。

头夹肌、颈夹肌

概述

头夹肌和颈夹肌（图3-53）能够转动头部和后伸颈部，是大多数头痛的参与因素。

 附着点

头夹肌

- 起点：项韧带的下半部分、C_7的棘突、T_1~T_3或T_4

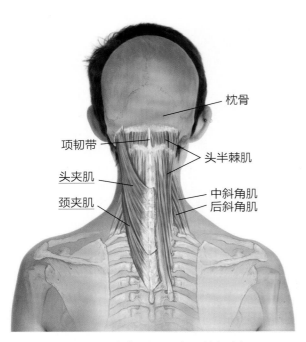

图3-53 头夹肌和颈夹肌的解剖

的棘突。

- 止点：颞骨的乳突、枕骨下方至外侧1/3上项线。

颈夹肌

- 起点：$T_3 \sim T_6$的棘突。
- 止点：$C_1 \sim C_3$的横突后结节。

 功能

这些肌肉向同侧侧屈，伸展颈部和旋转头部。

牵涉区

头夹肌

- 到头顶部。

颈夹肌

- 到眼睛。
- 覆盖颞区和耳到枕区。
- 到颈部成角的部位。

 其他肌肉检查

- 全部颈后肌。
- 肩胛提肌。
- 斜方肌。
- 胸锁乳突肌。

多裂肌和回旋肌

概述

多裂肌和回旋肌（图3-54）是脊椎上小而深的椎间肌。它们在移动方面的功能比在限制活动方面更小一些，当脊椎被较大的肌肉带动而弯曲时，它们保持单个椎骨不会弯曲或旋转到过远的地方。

回旋肌位于多裂肌的深处。其在颈部的位置尚不明确，且并不是所有人都有回旋肌。与回旋肌只跨越1或2个椎关节不同的是多裂肌跨越2~4个椎关节（图3-55）。鉴于其起源以及跨越多个椎关节，多裂肌被确定为4个不同的区域。

 附着点

起点

- 颈多裂肌：4个下颈椎的关节突。
- 胸多裂肌：所有横突。
- 腰多裂肌：所有乳突。
- 骶多裂肌：起于骶骨背面平第4骶后孔处、骶棘肌腱膜的开始处、髂后上棘的内侧表面，以及骶髂后韧带处。

止点

- 所有多裂肌横跨超过2~4个椎骨棘突。

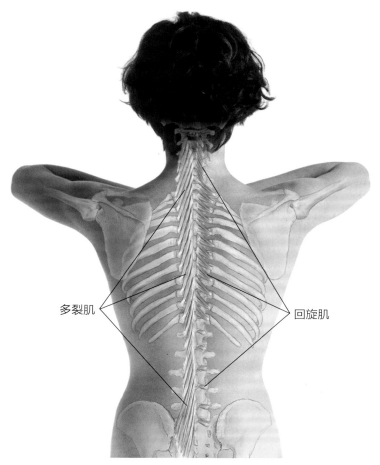

图3-54 整个脊柱的多裂肌和回旋肌附着模式

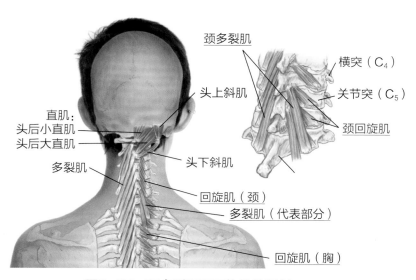

图3-55 颈多裂肌和回旋肌的解剖

回旋肌

起点：横突上面和后侧面。
止点：椎体下缘及外侧椎板表面。

 功能

从技术上考虑伸肌、侧屈肌和脊柱的旋转肌的功能实际上主要由较大的肌肉来完成。而那些小肌肉似乎主要涉及个别椎骨小范围的位置调整和对脊柱运动提供感官反馈（本体感觉）。

 牵涉区

- 略低于颅底的位置，和肩胛骨根部的内侧。
- 在这些区域之间略向肩上部延伸的区域。

 其他肌肉检查

- 其他颈后肌。
- 肩胛提肌。
- 上后锯肌。

枕下肌群

头上斜肌、头下斜肌、头后大直肌、头后小直肌

概述

由枕下肌群形成的三角形（图3-56）（除头后小直肌）被称为枕下三角；它包围着椎动脉。在一般的头痛中，枕下三角肌常累及其他后颈部肌肉，常与其他肌肉一起治疗。它们的触发点几乎不可能与上面覆盖的肌肉区别开来，最好使用压缩和拉伸的方法治疗。

 附着点

头上斜肌
- 起点：寰椎（C_1）的横突。
- 止点：上、下枕项线之间。

头下斜肌

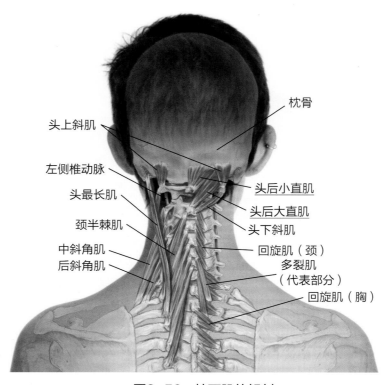

图3-56 枕下肌的解剖

- 起点：枢椎（C_2）棘突。
- 止点：寰椎（C_1）的横突。

　　头后大直肌
- 起点：枢椎棘突（C_2）。
- 止点：枕骨下项线。

　　头后小直肌
- 起点：寰椎（C_1）后结节。
- 止点：在枕骨下项线的内侧面以及它与枕骨大孔之间的表面。

功能

　　头上斜肌
- 双侧后伸头部。
- 单侧横向弯曲头部。

　　头下斜肌
- 单侧旋转头部。

　　头后大直肌
- 双侧后伸头部。
- 单侧旋转头部。

　　头后小直肌
- 单侧旋转头部。

牵涉区

- 越过头的背面。
- 在头一侧上方的带状区域至眼。

其他肌肉检查

- 所有其他颈后肌。
- 胸锁乳突肌。

手法治疗

剥离和按压
- 患者仰卧。

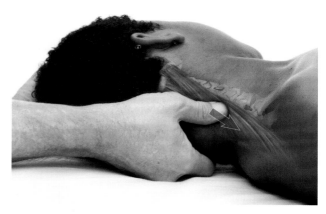

图3-57　用拇指剥离后颈部肌肉

- 坐在患者的头侧，用离患者头部最近的手从下面支持头部，把另一只手放在颈部下面，将拇指置于近端，其余手指置于近端。
- 用拇指按压颅骨基底部的颈后肌，约在棘突外侧与颈椎上段。
- 紧贴组织，向躯干部滑动拇指，停在紧张或压痛点，持续至放松（图3-57）。拇指沿颈底部移动，尽可能保持舒适。
- 拇指沿同一路径滑动到颅底，再次停在紧张或压痛点，直至放松（图3-58A）。
- 将拇指转向你自己的外侧，重复这个过程，直到你覆盖颈后斜角肌后面的区域。这也可以用指尖完成（图3-58B）。
- 在颅底，指尖向上按压并深入到枕下肌群。
- 保持直至放松（图3-59）。

用指尖移动按压
- 患者仰卧。
- 多坐在患者头侧，双手同时平放在患者两侧肩上直到你的指尖停留在双侧胸椎上。
- 手指弯曲，用指尖按压脊柱两侧的肌肉。
- 慢慢把手移向自己，弯曲指尖沿脊柱两侧的肌肉滑动，直到你的手指到达颅底（图3-60）。

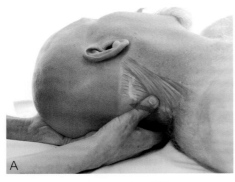

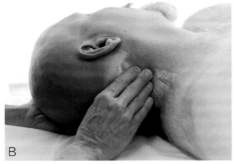

图3-58 用拇指（A）或示指（B）双向剥离后颈部肌肉

横向纤维按摩

- 患者仰卧。
- 站在患者头侧，面向患者。将一只手放在患者枕底部颈下方，指尖屈曲置于颈后肌外侧（图3-61）。
- 紧压组织，继续屈曲手指，移动指尖直至到达脊柱。
- 将手下移至颈底部重复该过程。
- 在另一侧重复该过程。

拇指横向纤维按摩

- 患者俯卧。
- 站在患者头侧，面向颈部，用远侧的手平稳支撑头部。
- 将你的指尖放在患者颈部的远侧，拇指尖置于颅底部的脊柱上。
- 紧压组织，滑动拇指穿过颈部肌肉到你的其余手指处。（图3-62）。（注意：在颅骨底部，直接将

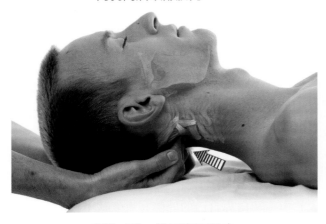

图3-59 按压颈下肌肉

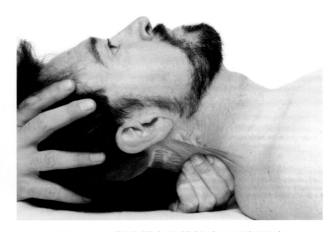

图3-61 指尖横向纤维按摩后颈部肌肉

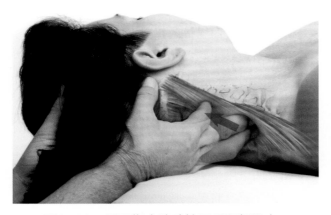

图3-60 用示指尖移动按压后颈部肌肉

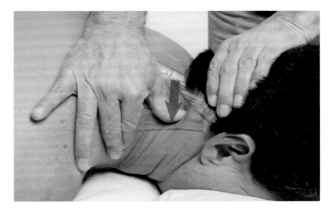

图3-62 拇指横向纤维按摩后颈后肌肉

你的力度部分地压在枕骨上。）

直至到达颈底部。

- 将手从颈部向下移动2.5~5.1cm，重复该过程，

- 换到对侧，并重复该过程。

章节回顾

案例研究

　　我10年前为欧文斯夫人治疗过颞颌关节紊乱病，直到今天其仍然是我职业生涯中一个最特殊的案例。欧文斯夫人来访的时候已是85岁高龄。她的孙女曾因为颞颌关节紊乱病曾来治疗，向我询问欧文斯太太接受颞颌关节紊乱病的治疗是否年龄过大。我向她保证欧文斯太太的年龄不会过大。欧文斯太太到这儿来时，她基本上是在咬紧牙齿说话。她说她被这个疾病折磨好几年了，只吃像汤、燕麦粥、土豆泥和其他不必咀嚼的软质食物。我先用瑞典式按摩来温暖她的组织。经过大约40分钟对肌筋膜和头、脸、颈部和肩膀这些都非常紧张的地方的深度剥离后，我给她进行了口内按摩。最初把手指伸进她的口中都十分困难。经过10分钟的口腔内治疗，我让她向我展示一下嘴能张多大，她慢慢地张开嘴，做了全方位的一系列的动作，随之脸上露出了笑容。她叫道："我得去买一个热狗！"我哭笑不得。几周后她又来我这里做了一系列的治疗，能够吃她喜爱的食物令她很兴奋。不久之后她去世了，但我很开心她人生的最后一年能够过得更加愉快。

复习题

1. 第1颈椎的另一个术语是什么？

　　A. 海马联合　　　B. 枢椎　　　　　C. 颅骨　　　　　D. 寰椎

2. 下面的肌肉，哪一个能移动头皮？

　　A. 颊肌　　　　　B. 枕肌　　　　　C. 颧肌　　　　　D. 翼状肌

3. 哪一块骨骼有很多的肌肉附着，但不与另一块骨相连？

　　A. 舌骨　　　　　B. 甲状腺　　　　C. 斜角肌　　　　D. 肩胛骨

4. 哪一个"颈部"肌肉也覆盖整个脊椎的长度？

　　A. 头夹肌　　　　B. 肩胛提肌　　　C. 多裂肌　　　　D. 斜方肌

5. 下列哪一个肌肉形状像扇贝？

　　A. 额肌　　　　　B. 颞肌　　　　　C. 咬肌　　　　　D. 腭帆提肌

第4章
肩部和上胸廓

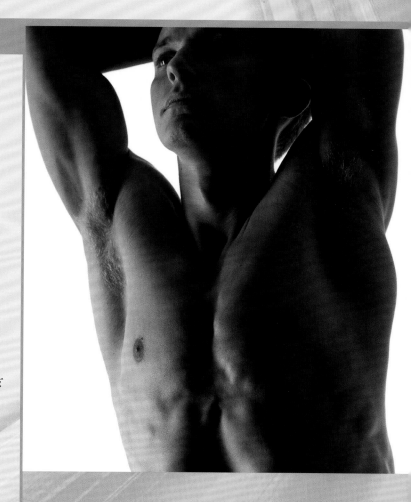

学习目标

通过本章的学习，应掌握以下内容。

- 掌握肩部和上胸廓肌肉的名称。
- 触诊肩部和上胸廓的肌肉。
- 找出肌肉起止的附着点。
- 了解肌肉的运动方式。
- 描述肌肉疼痛的相关部位。
- 了解相关的肌肉。
- 在进行推拿治疗时注意辨别危险部位和注意伦理问题。
- 熟练地在肩部和上胸廓进行治疗。

相关部位的概述在示意图4-1~4-7之后，第109页开始。

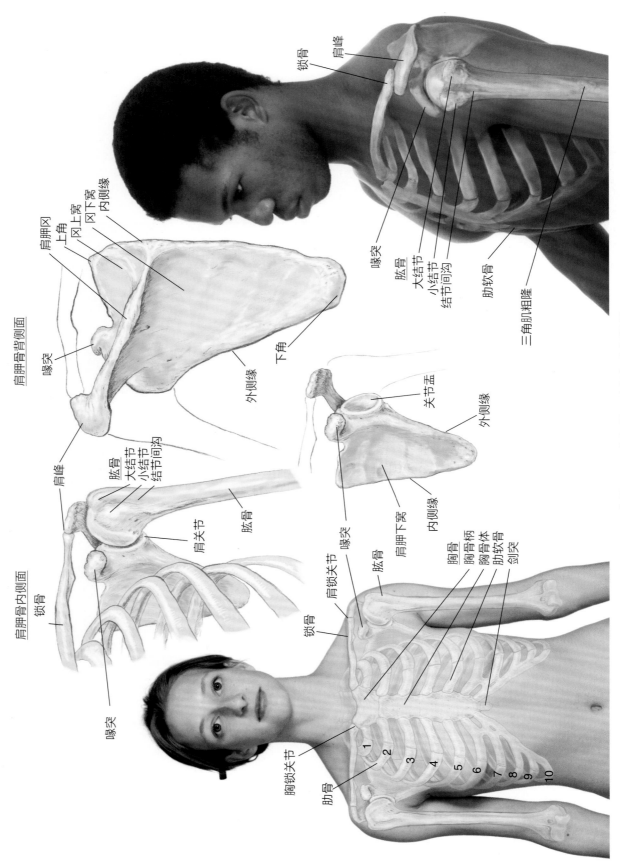

示意图4-1　肩胛骨、胸部与肩部骨骼

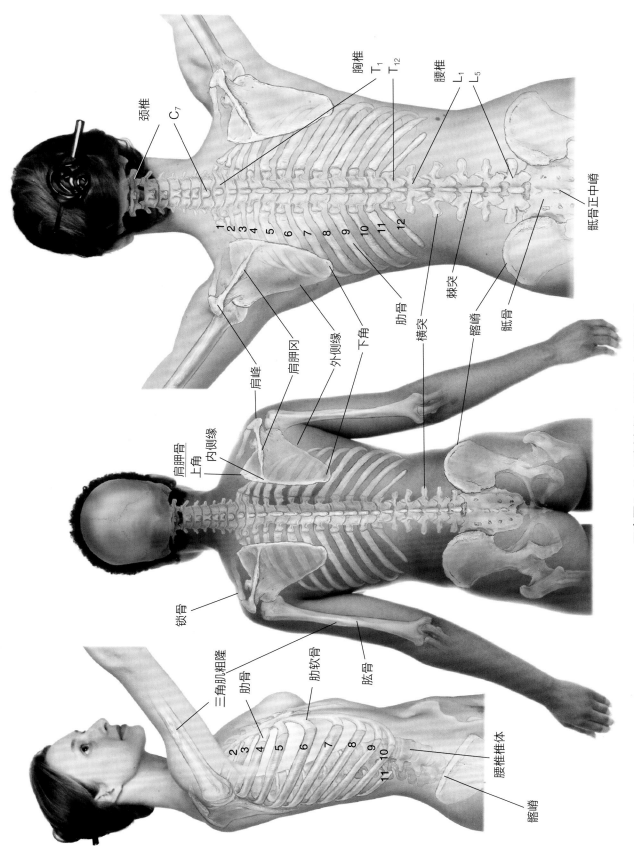

示意图4-2 后侧胸部、肩部与上背部骨骼

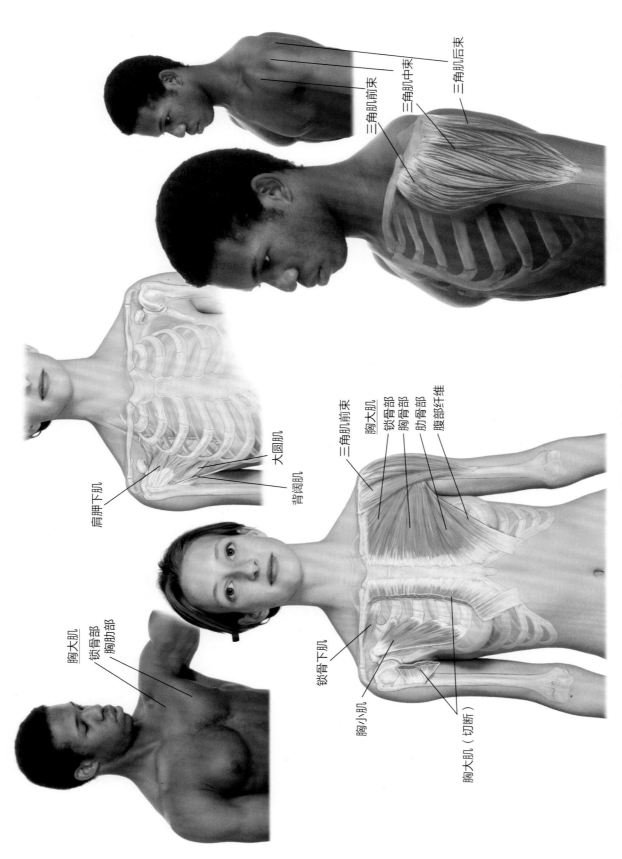

三角肌后束

三角肌中束

三角肌前束

大圆肌

肩胛下肌

背阔肌

三角肌前束

胸大肌
锁骨部
胸骨部
肋骨部
腹部纤维

锁骨下肌

胸小肌

胸大肌（切断）

胸大肌
锁骨部
胸肋部

示意图4-3　胸部与肩部肌肉

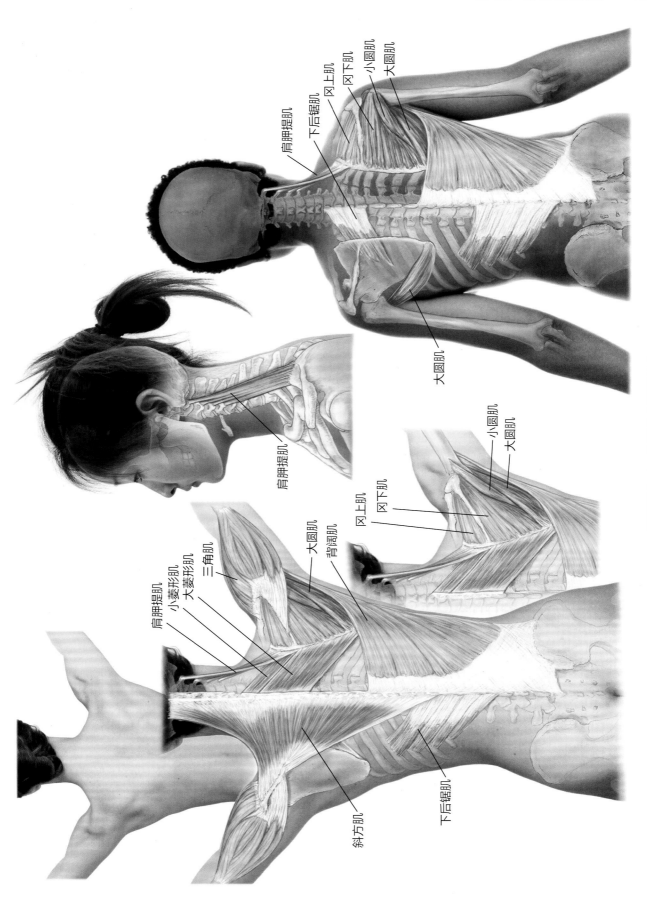

示意图4-4 肩部与上背部肌肉

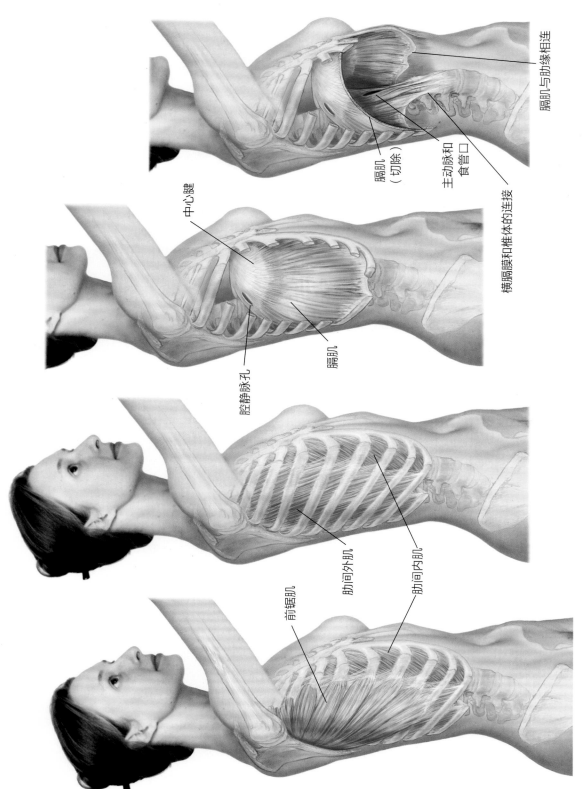

膈肌与肋缘相连

膈肌
（切除）

主动脉和
食管口

横膈膜和椎体的连接

中心腱

腔静脉孔

膈肌

前锯肌

肋间外肌

肋间内肌

示意图4-5　主要的呼吸肌及侧胸部肌肉

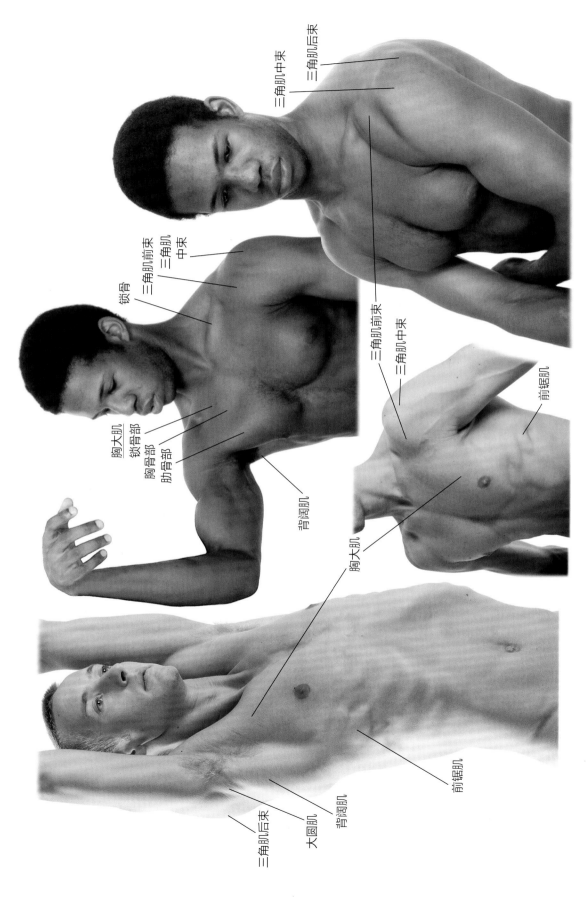

示意图4-6 胸部与肩部表面解剖

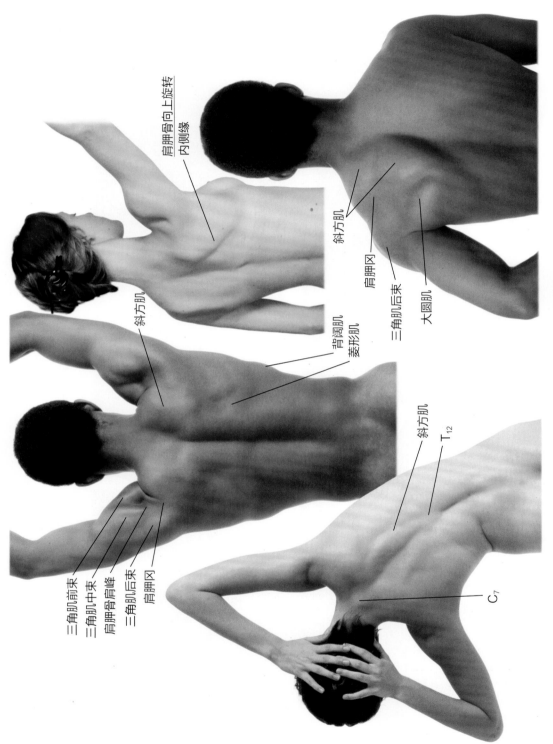

肩胛骨向上旋转
内侧缘

斜方肌

肩胛冈

三角肌后束

大圆肌

斜方肌

背阔肌
菱形肌

三角肌前束
三角肌中束
肩胛骨肩峰
三角肌后束
肩胛冈

斜方肌

T$_{12}$

C$_7$

示意图4-7　肩部与上背部表面解剖

区域概况（示意图4-1~4-7）

肩部区域和上胸部包括锁骨、肩胛骨和近端肱骨。该区域的运动涵盖盂内关节（肩关节本身）和肩胛骨。虽然运动术语描述了肩胛骨位置的变化，但其运动所涉及的关节是锁骨和肩锁关节。将肩部区域和上胸部的肌肉划为一组，是因为在躯体上位置邻近，且胸部和大部分上背部肌肉直接参与肩部的控制或产生的强烈影响。虽然我们可能习惯于将胸大肌作为胸肌，背阔肌作为背肌，但是在这个区域中实际上唯一不是肩部肌肉的，就是肋肌和呼吸肌。

我们已经在第3章了解了斜方肌，需要记住的是，它的肌肉面积巨大，覆盖了后肩和上背。它在移动和稳定肩膀方面发挥主要作用，通常与上背部和肩部的问题相关。

肩部区域

肩部区域和整个上肢仅通过一个关节（胸锁关节）连接到骨骼结构的其余部分。除了这个相当脆弱的联系之外，整个肩部结构，包括肩胛骨、锁骨和肱骨，都由软组织支撑。虽然这种结构使得手臂具有相当大的运动自由度，但也使得肩部软组织很容易受到损伤[1, 2]。

肩胛带是一个骨环，包括胸骨、锁骨和两个肩胛骨。这是一个不完整的骨环，因为肩胛骨没有从后面加入。每一侧肩胛带可以比作帆船（锁骨）的吊臂，可以在桅杆（胸骨）上自由摇曳。其可观的运动范围仅受软组织限制。

因此，肩部具有极大的灵活性和不稳定性。

- 极大的灵活性，是因为将手臂和肩部与背部、胸部和颈部相连接的软组织（肌肉、肌腱和筋膜）是柔软可拉伸的，使得肩关节在多方向上移动。
- 明显的脆弱性，是因为在任何方向上关节的移动范围都很大，可能导致肩关节脱位或软组织损伤。

肩部区域结构

两块骨组成肩部区域（不计肱骨的盂肱关节）（示意图4-1）。

- 前方为锁骨，其通过胸锁关节将手臂和肩膀连接到胸骨柄的其余骨骼部分。
- 后方为肩胛骨。

锁骨实际上是身体中最常骨折的骨之一。有趣的是，它是最早在人类胎儿中骨化的骨头，也是最晚完成发育的骨骼——通常在25岁左右。锁骨有自己的肌肉——锁骨下肌，其下部附着在顶部的肋骨上——一个相当简单的骨骼。而肩胛骨就错综复杂得多，它包括一些延伸部分，有各种各样的作用。

肩胛骨

身体中的大多数骨骼都起着刚性垫片的作用，有点儿类似于帐篷杆。而有一些被作为软组织和其他骨骼的锚点。肩胛骨是其中最重要的"锚"之一。

我们通常认为，肩胛骨是基本平坦的三角形骨，我们可以在每侧肩膀后面的体表上看到。肩胛骨的这部分主要作为几块肌肉的锚定，其中4块构成可产生运动损伤的肩袖——有助于旋转手臂的4块肌肉（冈上肌、冈下肌、小圆肌和肩胛下肌）。据美国骨科医师协会统计，每年有超过200万人因肩袖损伤就医。

肩胛骨的后部由一条沿着水平方向稍微向上倾斜的骨脊分成两个区域。这个骨脊被称为肩胛冈。肌肉附着在其两侧的冈上窝和冈下窝上，并与肩胛冈本身相连。

肩胛冈跨过扁平的三角形骨结构，进而延伸形成肩峰（一种骨延伸的结构）。肩峰的作用是在肩锁关节处与锁骨相连。它也形成了一个帽子或屋顶结构，对其下的盂肱关节、肱骨头和通过其下方的肌腱起到一定的保护作用。

在肩峰和肩锁关节下方，三角形骨的外上方

形成连接上臂的浅窝。该结构被称为关节窝（此窝为空腔或空洞），在关节盂处与肱骨相连接的球窝结合部称为盂肱关节。与髋关节相比，盂肱关节是一个非常浅的和开放的球窝关节。由于肩峰和附着的肌腱韧带的额外保护作用，它的功能很好。即便如此，肩关节脱位比髋关节脱位更为常见——另一个以脆弱性代价换取灵活性的例子。

最后，另一个结构从肩胛骨的外上侧角向前面延伸。该结构被称为喙突，被用作肌肉的锚，连接如胸小肌、喙肱肌和二头肌的短头（后两块肌肉将在第5章中介绍）。

由于肩胛骨供手臂附着，因此，必须能够在各个方向上自由移动。它可以向上或向下移动，可以稍微向前并且更靠近肋骨移动，并且最重要的是它可以向上和向下（顺时针和逆时针）旋转。

6块肌肉将肩胛骨稳定在适当位置，并沿着这些方向移动。

- 胸小肌。
- 大菱形肌。
- 小菱形肌。
- 肩胛提肌。
- 斜方肌。
- 前锯肌。

另外3块强大的肌肉可以移动肱骨，并在（盂肱关节联合）稳定时可以移动肩胛骨。

- 三角肌，其覆盖肩关节结构的上、前、后和外侧面，附着于肩胛冈、肩峰、锁骨和肱骨。它通常被认为是3块肌肉：前三角肌、中三角肌和后三角肌。
- 胸大肌主要覆盖前胸，并附着于肱骨。
- 背阔肌是从髂嵴延伸到大部分背部并附着于肱骨的肩肌。

肋骨肌和呼吸肌

肋骨肌包括肋间内肌、肋间外肌、前锯肌、上

后锯肌和下后锯肌。呼吸结构的运动和生理机制是神经肌肉完整性的关键因素。因此，呼吸肌对于人体来说很重要。虽然有其他肌肉协助，但参与呼吸的主要肌肉是膈肌。

前肩

锁骨下肌

概述

锁骨下肌（图4-1）虽然不大，但可以引起较大范围的疼痛。其常与其他胸肌一起治疗。

附着点

- 起点：第1肋骨和软骨。
- 止点：锁骨内侧1/3的下表面上的锁骨下窝。

触诊

将4个指尖放在锁骨下方，小指指尖刚好在肩峰的内侧。肌纤维呈平行、对角线排列。

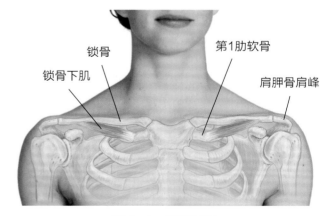

图4-1 锁骨下肌

功能

- 固定锁骨或升提第1肋。
- 帮助伸展（稳固）肩胛骨，向下和向前牵拉肩膀。
- 有助于稳定胸锁关节。

牵涉区

沿着锁骨横向至肩前方和上臂、沿着前臂的径向侧并且进入拇指、示指和中指。

其他肌肉检查

- 胸大肌和胸小肌。
- 斜角肌。

手法治疗

剥离

- 患者仰卧。
- 将拇指或其余四指指尖放在锁骨下，内侧抵肱骨头部，并且低于锁骨。
- 牢牢按住，沿着肌肉滑动拇指或其余四指尖直到锁骨的内侧（图4-2）。
- 也可以在患者坐位时操作此手法（图4-3）。

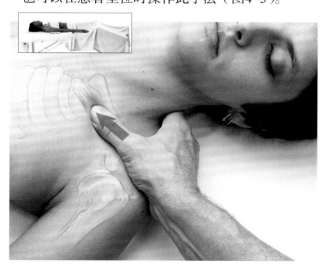

图4-2 剥离按摩锁骨下肌

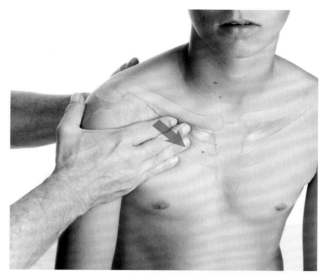

图4-3 坐位剥离锁骨下肌

胸大肌

概述

胸大肌（图4-4）依据附着点不同分为三部分：锁骨部、胸骨部和肋骨部，另外有纤维到腹部腱膜。这些纤维在不同的方向上走行。肌肉穿过3个关节：胸锁关节、肩锁关节和盂肱关节。每个部分执行或辅助不同的功用。

胸大肌主要在矫正姿势方面起着重要作用，特别是关于第3章讨论的"朝前"姿势。David G. Simons，MD写道："（朝前）姿势通常是由胸大肌肌筋膜触发点（MTrPs）将肩胛骨向前拉，产生包括头部前方定位的圆肩姿势。纠正这种姿势的成功率很低，除非你纠正了胸大肌的问题（David G. Simons，MD，2001年9月23日）。

我们应该时刻意识到整个身体是相关联的，而且很难将姿势的错误归结于身体的某一部分。任意一个部位的功能障碍都可能对其他部位产生影响。除非患者共同努力改变自己的不良姿势习惯，否则，治疗师对其的矫正很难成功。您可能想要演示

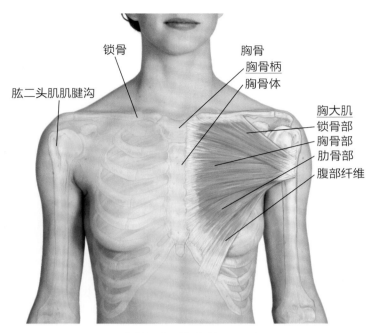

图4-4　胸大肌

可以在家里完成的伸展动作，或者提供关于患者如何改善其工作环境结构的建议或科普文章。治疗师应多加注意的是，姿势错误可能不会造成任何疼痛，反而是姿势良好的人可能感到疼痛。

 附着点

- 起点：锁骨部为锁骨内侧半；胸骨部和肋骨部为到胸骨的前表面和胸骨的主体和第1~6肋的肋软骨；腹部为到腹外斜肌的腱膜。
- 止点：肱骨结节间沟的外侧唇。

 伦理问题

在乳腺组织周围操作时，无论何时，签署知情同意书和清楚、直接的医患沟通都是极其重要的。尽可能以最妥善的方式保持患者衣着整洁，同时仍可以让你触及相关组织结构，这样能增加他们的舒适感和安全感。特别要注意身体语言及非语言暗示，患者有时会犹豫地表达他们有威胁感及不适

感，所以，专业、安全的治疗方式至关重要。同时请记住，即使已经签署了知情同意书，患者随时可以拒绝治疗。要注意绝不能触及患者的乳头。

 触诊

上部结构可在肱骨小结节下方和肱二头肌肌间沟处触及。上中部内侧面很容易通过腋窝内侧部触及。触诊锁骨和锁骨下到胸骨部有一定优势。内侧沿着胸骨触诊。外侧部分用指尖沿着肋骨容易触及，然后斜至下一根肋骨。该肌肉共同连接锁骨、胸骨和肋骨。

 功能

锁骨、胸骨和肋骨部分相互连接，使肩部旋转，在吸气期间（当臂稳定和有所支撑时）能够升提肋骨。锁骨节段能使肩部屈曲，并且水平地使肩部在盂肱关节处衔接。肋骨部可以在盂肱关节处伸展肩部。

牵涉区

在同侧乳房和前胸部、在前肩上方、沿着上臂掌面向下，位于肘部正前方的前臂的手腕表面上，进入中指和环指。

其他肌肉检查

- 胸小肌。
- 斜角肌。
- 胸锁乳突肌。
- 胸骨肌。
- 锁骨下肌。
- 三角肌。
- 肱二头肌。
- 喙肱肌。

手法治疗

钳压

- 患者仰卧。
- 治疗师站在患者的肩旁，靠近头部位置。
- 用拇指和前3个手指，抓住肱骨内侧的胸大肌，紧紧挤压肌肉直至放松（图4-5）。

- 当肌肉舒展后，将拇指和其他手指移动到远离肩膀的位置；挤压并缓缓放松。
- 继续这个过程，随着肌肉走行的地方向更远处按压，直到你适当紧握按压肌肉几次。

剥离法

- 患者仰卧。
- 治疗师站在患者的肩旁，面对患者。
- 将指尖放在肱骨的内侧。
- 牢牢地按压组织，让指尖在肌肉上向内滑动，直至其到胸骨上的结构。
- 从同一个地方开始，重复此过程，沿着肌肉对角线方向滑动，而不是上一次运动中的路径。
- 重复相同的步骤，每次在同一点开始，运动的路径呈扇形，以沿着肌肉的侧边缘结束（图4-6）。
- 对乳房丰满的女性患者，当你的手指前方到达大部分乳房组织时，应该停止（图4-7）。

按压

- 患者仰卧。
- 治疗师站在患者身体一侧，面向其头部。
- 将最靠近患者的手放在其肋骨上，指尖靠在胸大肌的下方。
- 牢牢地按入组织，寻找靶点。保持按压直至肌肉放松。

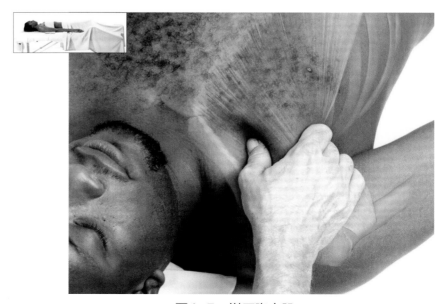

图4-5 钳压胸大肌

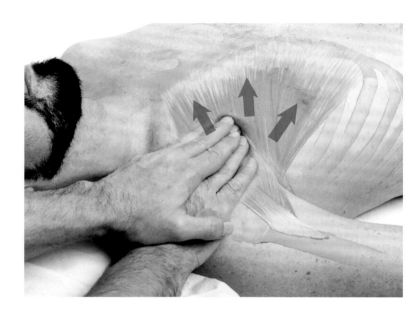

图4-6　剥离胸大肌

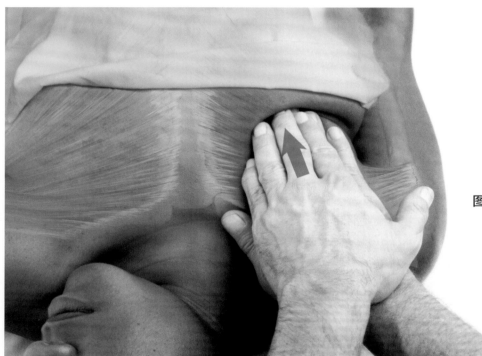

图4-7　女性患者胸大肌治疗

- 向上移动手，使指尖刚好超过之前的位置。
- 重复此过程，直到达到肌肉的上部。
- 再次在下一肋骨上重新开始，治疗师的手只能向内至原始起点。在对角线上继续沿肌肉向上，直至达到顶端。
- 继续此过程，沿着胸骨向上移动肌肉的内侧，直到呈扇形覆盖整块肌肉。

- 当为乳房丰满的女性患者治疗时，要继续操作直到患者不允许继续触碰（图4-8A）。当你从这个位置上尽可能多地操作肌肉时，要移动到患者的肩部，重复这个过程，向下操作（图4-8B）。治疗师应该能够以这种方式覆盖乳房下方的所有肌肉组织，而无须侵入敏感部位。

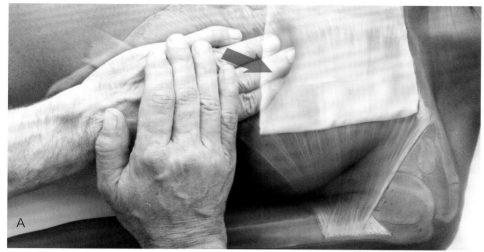

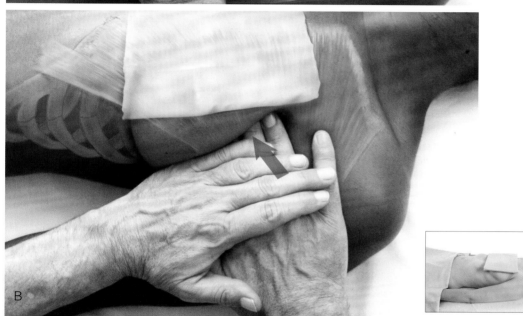

图4-8 按压女性患者胸大肌：内侧下部（A）和外侧部（B）

胸小肌

概述

胸小肌（图4-9）将肩胛骨锚定到胸部。因此，它易受到手臂运动不良的伤害，通常指手臂的疼痛直到指尖。胸小肌的疼痛通常伴有上背部肌肉（如菱形肌）的疼痛。因为臂丛（通向手臂的神经束）直接通过附件到达喙突，胸部肌肉的紧张会使神经痉挛，引起手臂麻木（图4-10），特别是举高手臂时。

附着点

- 起点：肋关节处的第3、4、5肋。
- 止点：肩胛骨喙突的尖端。

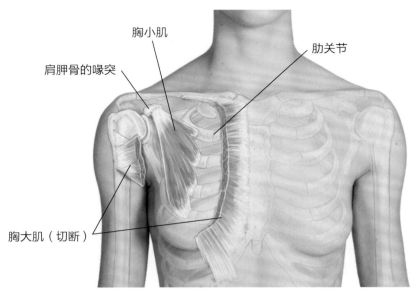

图4-9　胸小肌

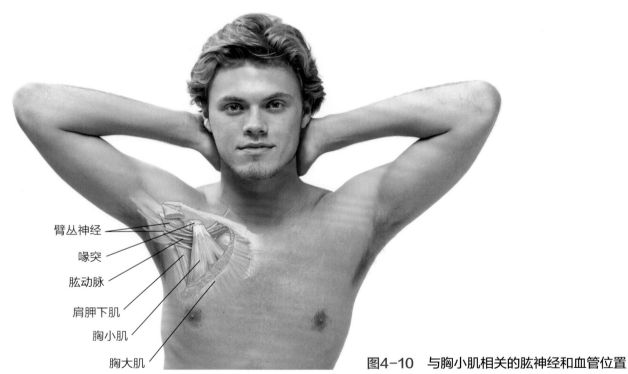

图4-10　与胸小肌相关的肱神经和血管位置

警告： 腋窝（或腋下）是直接位于盂肱关节下方的区域，并且位于主要由小圆肌和背阔部组成的一束肌肉向后形成的腔内，并且前方由胸大肌组成。由于通过该区域的主要为臂神经、淋巴结和血管，在腋窝进行操作时要小心。为了避开这些结构，要慢慢地进入腋窝，同时保持与肌肉紧密接触。

触诊

　　将你的指尖放在乳头水平的胸大肌边缘的肋骨上。在胸大肌内侧按压，通常胸小肌会很明显。向上移动，继续按压胸大肌下的肋骨，当治疗师的手向上移动以找到更多的内侧肌肉时，继续深入肌肉之下。当到达腋窝时，应该能够沿着胸小肌到达喙突。其不太重要的附着点可以在第2或第3~5肋上触及。它的整体构架是内收的。

功能

向下转动肩胛骨或将其压低，肩胛骨固定，有助于升提肋骨。

牵涉区

在前肩，进入前胸，沿着手臂的掌侧表面进入尺侧3根手指。

其他肌肉检查

- 胸大肌。
- 斜角肌。
- 胸锁乳突肌。
- 肩袖。

手法治疗

剥离

- 患者仰卧，靠近治疗师侧的手臂轻微弯曲肘部。
- 治疗师站在患者的肩旁。
- 将指尖放在肋骨上，外侧为胸大肌，略高于乳头，手指斜向乳头下方的胸部。手指沿着肋骨，在胸大肌下面进行推按，直至第5肋的胸小肌结构。
- 将你的指尖压在肌肉上，转动手臂和手，使指尖沿着肌肉从下到上移动（图4-11）。
- 将手移动到腋窝正下方，并重复此过程，指尖最后深深压入胸大肌下的腋窝，持续触压胸小肌到喙突（图4-12）。

按压（1）

- 患者侧卧，双臂上举。治疗师站在患者胸前。
- 将手指放在肋骨上，拇指放在肌肉的最下面的结构上，与乳头在一条线上。治疗手和拇指可以用另一只手和拇指加以辅助。

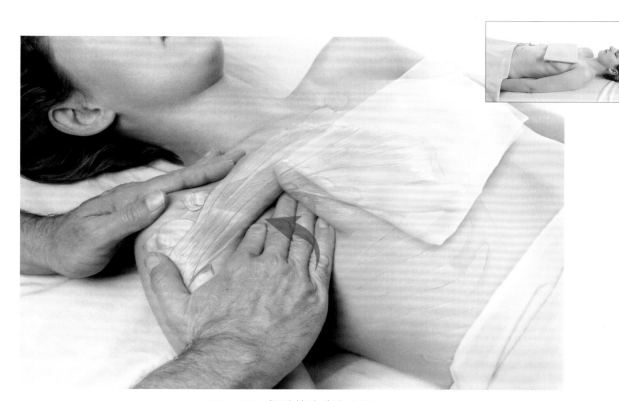

图4-11 仰卧位治疗胸小肌

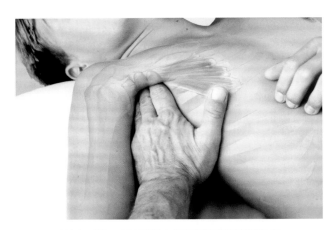

图4-12　按压胸小肌到喙突的附着点

- 用拇指按压肌肉，直至放松。
- 将手上移2~5cm到一个新的位置，并重复该过程。
- 手上移时，开始在各个水平横向滑动拇指，以在肌肉的所有分支中找到触发点（图4-13）。
- 继续这个过程，使拇指逐渐朝向肩胛骨的喙突方向移动。这个运动最终会将拇指深入腋窝，在那里你应该仔细寻找喙突（参见本节开头部分的注意事项）。

按压（2）

- 患者卧于与待处理侧相反的一侧，双臂上举。治疗师站在患者胸部的后面。
- 将治疗手放在肋骨上。
- 用指尖按压胸大肌中央，接触乳头水平的胸肌下部，按压肌肉直至放松（图4-14A）。
- 将手上移2~5cm到一个新的位置，并重复该过程。
- 在上移时，开始在每个水平横向移动指尖，以在肌肉的所有分支中找到触发点。
- 继续这个过程，使指尖逐渐朝向肩胛骨的喙突靠近。这种运动最终会将指尖深入腋下（图4-14B），在那里你应该仔细寻找腋窝深处的喙突（见本节开头的注意事项）。
- 也可以用拇指在患者仰卧位时进行按压（图4-15）。

患者取坐位时指尖按压

- 患者坐直，治疗师站在患者的后面。患者接受治疗一侧的前臂放松，轻握住手臂并旋转，以放松中间的胸大肌。
- 将未施予治疗的手放在患者待治疗一侧的对侧。
- 将治疗手放在患者的肋骨上，指尖在乳头水平的

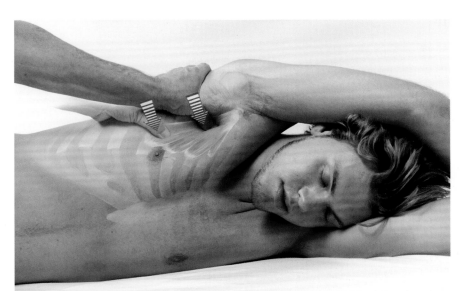

图4-13　侧卧位时胸小肌的治疗

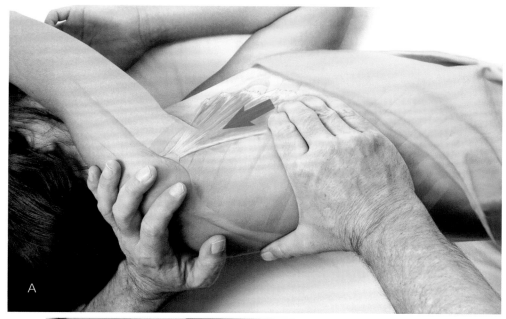

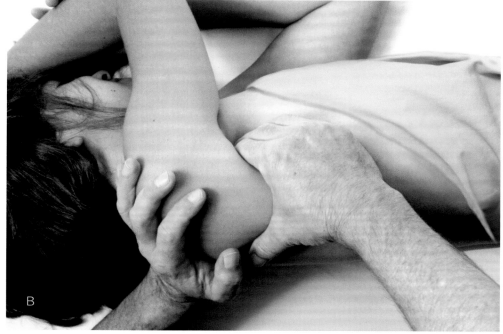

图4-14 侧卧位时从患者背面治疗胸小肌：起始位置（A）和最终位置（B）

胸大肌下滑动。

- 按压该水平的肌肉，保持直至放松（图4-16）。
- 将治疗手向上移一些，重复上述步骤。
- 在每个水平，向外滑动指尖以接触肌肉的所有分支。
- 随着指尖移动到腋窝，逐渐转动手指，使指尖

上方指向腋窝，最后触到肌肉在肩胛骨喙突上的附着点。

上背

肩部和上背部的肌肉有很多重叠。一些肌肉起

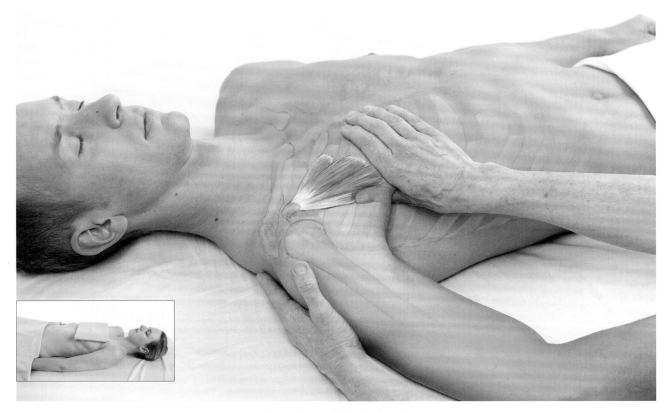

图4-15　拇指按压胸小肌

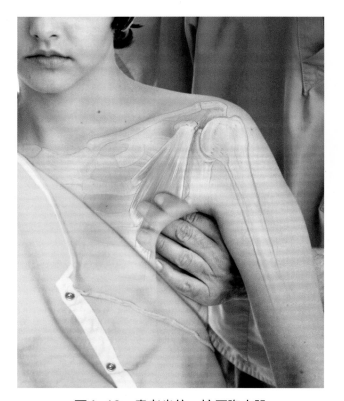

图4-16　患者坐位，按压胸小肌

着稳定肩胛骨和锁骨的作用，而另一些肌肉则可以移动肩关节。该部位的复杂性使得难以将这些肌肉进行清楚、完美的分类。某处肌肉的疼痛和功能障碍通常意味着其他相关肌肉的疼痛和功能障碍。

肩胛提肌

概述

位于斜方肌后的肩胛提肌（图4-17）可能是颈部和肩部疼痛及紧张的最常见部位。它是背沉重的背包后最易受累的肌肉之一。它帮助斜方肌抬高肩胛骨以及协助菱形肌向下旋转关节窝。

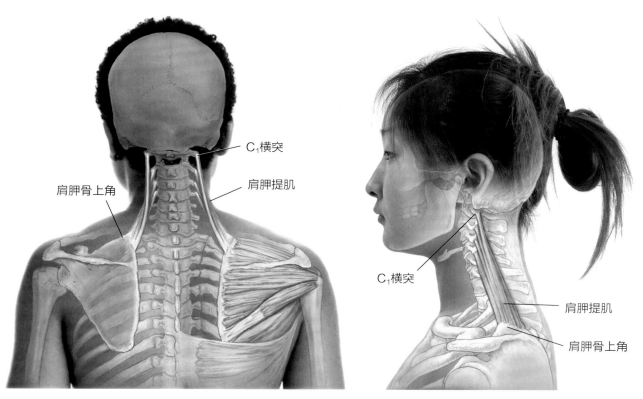

图4-17 肩胛提肌

 附着点

- 起点：4个上颈椎横突后结节。
- 止点：肩胛骨上缘与肩胛冈上部之间的内侧边界。

 触诊

通过沿着上边缘和中间边缘按压来找到肩胛骨上角。此时治疗师应该可以沿着上4个颈椎的横突轻易触及肩胛提肌。其结构是平行的，肌纤维呈对角线排列。

 功能

抬高（提升）肩胛骨。

 牵涉区

沿着肩胛骨内侧的肌肉，穿过上肩胛骨到上臂背侧。

 其他肌肉检查

- 菱形肌。
- 斜方肌。
- 冈上肌。
- 后颈部肌肉。

 手法治疗

剥离（1）
- 患者俯卧。
- 治疗师站在患者的头前进行治疗，面对肩膀。

- 将治疗手的拇指置于颈椎横突上。
- 用中重力度牢牢按压肩膀，顺着肌肉一直沿着肩胛骨向下滑动，至肩胛骨上角处（图4-18）。

剥离（2）

- 患者俯卧。
- 治疗师站在患者的身侧，位于患者的斜对面。
- 将治疗手放在患者的近肩部上，拇指放在肩胛骨上角附近的肩胛提肌上。
- 用中重度力道牢牢地按压，拇指向上沿着肌肉滑动至颈部，一直延伸到与颈椎横突相连的位置（图4-19）。

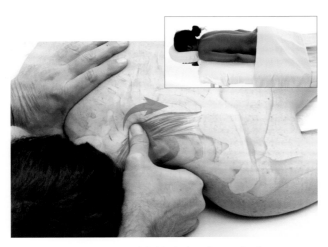

图4-18　剥离按摩肩胛提肌（1）

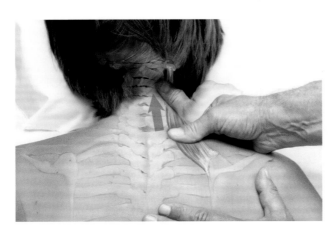

图4-19　剥离按摩肩胛提肌（2）

大、小菱形肌

概述

　　菱形肌（图4-20）是上背部疼痛的主要根源。菱形肌向下旋转肩胛骨以降低盂肱关节，并使肩胛骨内收。请记住，它们与可将肩胛骨向前拉的胸肌和前锯肌力量相拮抗。因此，菱形肌的紧张度几乎总是与胸肌的绷紧有关。

 附着点

大菱形肌

- 起点：T_2~T_5的棘突和相应的棘上韧带。
- 止点：肩胛骨从肩胛冈到肩胛下角的内侧缘。

小菱形肌

- 起点：C_7、T_1椎骨的棘突，以及相应的项韧带和棘上韧带。
- 止点：肩胛骨的内侧缘近肩胛冈内侧端处。

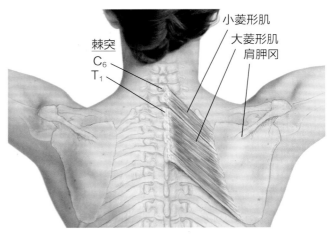

图4-20　大、小菱形肌

触诊

尽管清楚菱形肌的解剖位置，但是除了沿着肩胛骨的内侧缘外，不易辨别是否是菱形的。当治疗师站在患者头部一侧，看着桌子的脚时，它们的肌肉纤维呈对角线和平行排列，类似于颠倒的圣诞树。

功能

将肩胛骨朝向脊柱拉（内收），两者都略微向上（提升）。

牵涉区

沿着肩胛骨的中间边界并超过肩胛骨的上角

其他肌肉检查

- 后上锯肌。
- 肩胛提肌。
- 胸椎椎旁肌。
- 前锯肌。
- 胸大肌。

手法治疗

剥离
- 患者俯卧，治疗师站在患者的头旁，面对背部。
- 将支撑的指尖（或支撑的拇指）放置在第6颈椎棘突的侧面。
- 指尖（或拇指）缓慢向深处斜向按压，直到碰到肩胛骨的内侧边缘（图4-21）。
- 将指尖（或拇指）放在低于前一个起点的位置上，并重复此过程。
- 重复此过程，直到达到肩胛骨的下角。

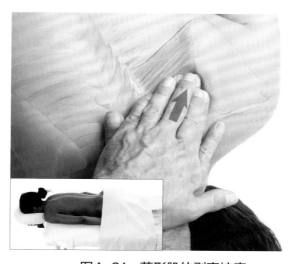

图4-21　菱形肌的剥离按摩

按压/拉伸
- 患者面部朝下，治疗师站在患者的头旁，面对背部。
- 将指尖放在肩胛骨的中间边界处，指向侧面。
- 另一方面，在盂肱关节处抬起患者的肩膀，同时将指尖插入肩胛骨下（图4-22）。

按压/拉伸
- 患者取坐位，治疗师坐在患者旁边。
- 将手平放在背部，示指与肩胛骨的内侧边缘对齐。
- 另一方面，按压肩胛骨的内侧边缘上的示指（图4-23），按住患者肩端的肩胛骨关节。

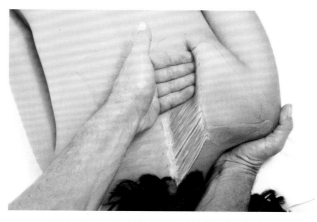

图4-22　患者俯卧位时的菱形肌拉伸

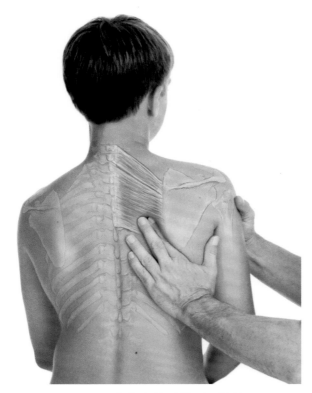

图4-23　患者坐位时菱形肌拉伸

背阔肌

概述

背阔肌（图4-24）是一块大而强壮的肌肉，它可以使我们能够用手臂拉起自己（或者将东西放下来再恢复原位，例如，划独木舟）。它覆盖躯干下后部，而斜方肌覆盖躯干上后部；它向上延伸到背部和侧面，并且附着在上肱骨的前部，从而将手臂固定到腰部和骨盆。它与大圆肌一起，形成了腋窝后缘的肌束。

　附着点

- 起点：下5或6胸椎和全部腰椎棘突，骶正中嵴和髂嵴外缘。
- 止点：和大圆肌一起进入肱骨结节间沟内侧唇。

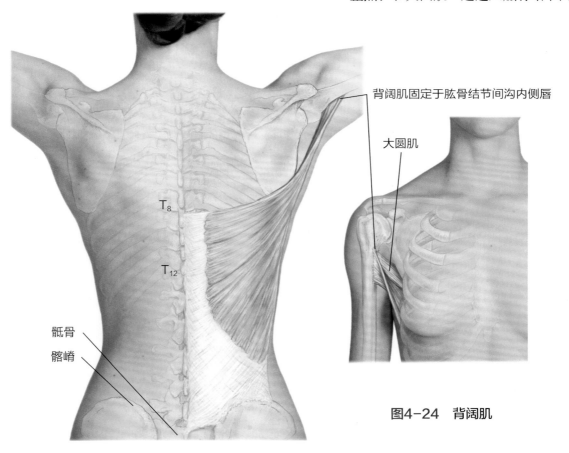

背阔肌固定于肱骨结节间沟内侧唇

大圆肌

T_8

T_{12}

骶骨

髂嵴

图4-24　背阔肌

触诊

找到肩胛骨的下边缘，向边缘移动几厘米，沿着其到肱二头肌肌腱沟的附属部分。

功能

内收、内旋、并伸展肩关节（盂肱关节）。

牵涉区

- 围绕肩胛骨的下角，穿过肩胛骨到腋窝，沿手臂的后部向下，到最后两根手指。
- 前三角肌。
- 腰部一侧。

其他肌肉检查

- 后下颈肌。
- 大圆肌。
- 小圆肌。
- 胸大肌。
- 前锯肌。
- 内、外斜肌。

手法治疗

剥离

- 患者俯卧。
- 治疗师站在患者的头部待治疗的一侧。
- 将手的掌根（或指关节或支撑的指尖）放置在腋窝正下方的肩胛骨外侧。
- 深深地按压，一直下滑到髂嵴（图4-25）。重复上述过程，每次将手放在髂嵴上更靠内侧的位置，然后沿对角线穿过脊柱，至脊柱上1/3处停止。

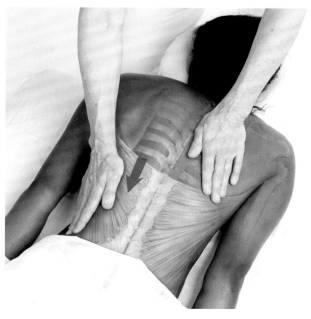

图4-25 背阔肌的剥离按摩

拿抓按压

- 患者俯卧或者取坐位。患者俯卧时治疗师站在患者旁边，或在患者取坐位时站在其身后，面对待治疗的一侧的腋窝。
- 紧握形成腋窝后缘的背部肌束（背阔肌和大圆肌）。
- 压紧。用拇指探索该肌束的后方，按需要按压并保持直至缓解（图4-26）。用指尖探索肌束的前方，按需要按压并保持直至放松。
- 注意：在肌束附近的肌肉中经常会发现触发点；特别要注意检查此触发点并根据需要进行按压（图4-27）。

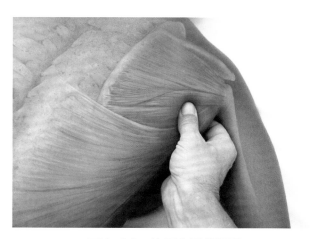

图4-26 按压拿抓背阔肌

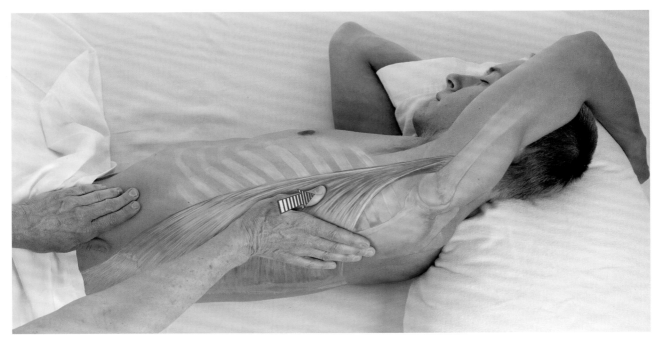

图4-27　按压背阔肌的触发点

大圆肌

概述

大圆肌（图4-28）与背阔肌协作，通过肩胛骨施加力量。这两块肌肉形成从肩胛骨穿入腋窝并附着在上肱骨前部的肌束。这个肌束形成腋窝的后边界。

 附着点

- 起点：肩胛骨下角和肩胛骨外侧缘的下1/3。
- 止点：肱骨二头肌沟的内侧缘。

 触诊

沿着肩胛骨的下侧边缘按压。沿着形成腋窝后束的肌肉，至肱二头肌沟。肌纤维呈对角线、平行排列。

 功能

内收、内旋并伸展肩关节（盂肱关节）。

 牵涉区

三角肌中部及前臂背部。

 其他肌肉检查

- 小圆肌。
- 中三角肌。
- 冈下肌。
- 背阔肌。

 手法治疗

钳压

- 患者可以俯卧或者取坐位。俯卧位时治疗师站在

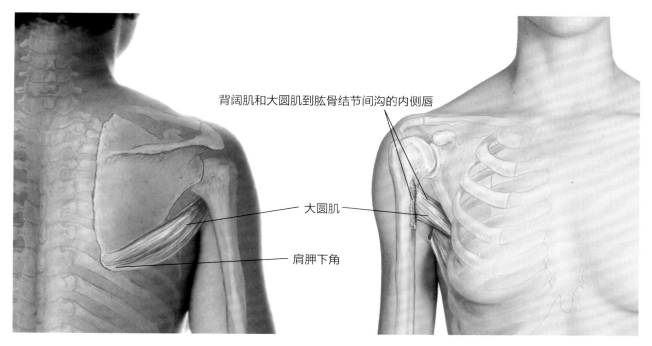

背阔肌和大圆肌到肱骨结节间沟的内侧唇

大圆肌

肩胛下角

图4-28　大圆肌

患者旁边，若取坐位则治疗师站在患者身后，面朝患者需要治疗一侧的腋窝。

- 手握构成腋窝后缘的背部肌束（背阔肌和背部）。
- 沿肩胛骨的外侧边缘找到远高于背阔肌的大圆肌。
- 按压。治疗师用拇指探索肌束的后部，根据需要进行按压并保持直至放松（图4-29）。用指尖探索肌束的前方，根据需要进行按压并保持，直至放松。

- 在拇指和其余手指指尖之间进行揉捏运动。

剥离

- 患者俯卧。治疗师站在患者旁边，面对待治疗侧的肩部。
- 将治疗手的拇指抵在靠近肩胛下角的外侧缘（图4-30）。

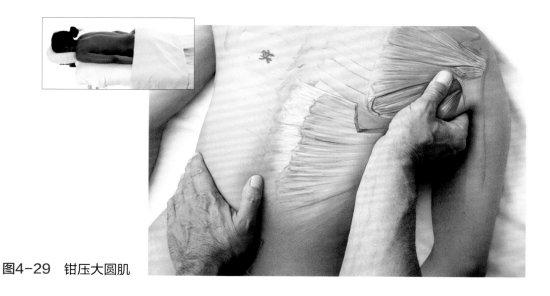

图4-29　钳压大圆肌

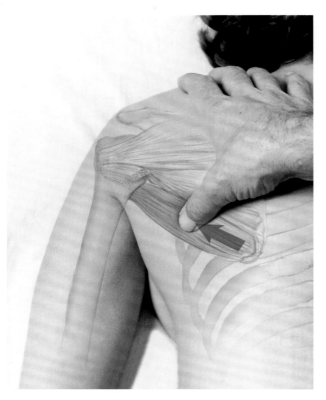

图4-30 剥离按摩大圆肌

- 在内侧深部按摩，拇指先滑动到腋窝。然后继续，直到拇指碰到肱骨。

三角肌

概述

三角肌通过三部分（图4-31）将肩膀覆盖在肱骨头部上，并提供了巨大的力量来驱动手臂向前、向后和远离身体。这种三角形排列使三角肌的前后两部分之间相互拮抗。中间三角肌与冈上肌紧密合作。三角肌是常出现问题的地方，但是它们易于剥离按摩治疗。其通常被解释为滑囊炎（黏液囊的炎症，其充满液体的囊可以对肌肉下方进行缓冲）。

注意：三角肌的三部分通常被当作3块不同的肌肉。

 附着点

- 起点：锁骨外1/3，肩峰的外侧缘，肩胛冈下缘。
- 止点：三角肌粗隆。

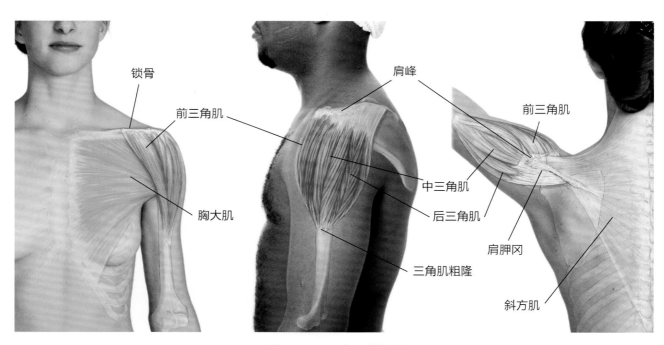

图4-31 三角肌的解剖

触诊

在肩部的前部、侧部和后部容易触及并识别三角肌。其肌纤维为多羽状，主要呈对角线排列。

功能

三角肌所有部位均能加强盂肱关节运动。前部呈弯曲走行并向中间旋转；后部可伸展并外旋盂肱关节。

牵涉区

在肌肉区域呈辐射状。

其他肌肉检查

* 肩袖肌，特别是冈下肌。
* 大圆肌。
* 胸大肌。

手法治疗

剥离（图4-32）

* 患者仰卧。治疗师站在患者的头部旁边，面朝待治疗的肩部。
* 将指关节、指尖或拇指放在前三角肌内侧缘的最上方。
* 深深地按压，在肌肉上向下滑动至肱骨附着点。
* 将手横向重新放置，重复此过程，在三角肌外侧

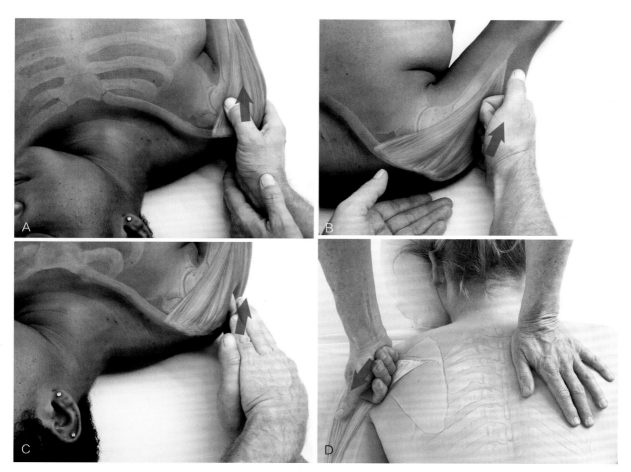

图4-32　三角肌各部分的剥离按摩：前三角肌（A）、中三角肌（用指关节）（B）、中三角肌（用指尖）（C）和后三角肌（D）

移动，并根据需要转动手。

- 继续重复这一过程，将手移向肩下方后三角肌，并向上按压，直到整个三角肌得到治疗。
- 治疗师也可以在患者俯卧时治疗后三角肌。

肩袖

肩袖受损多见于运动员，尤其是棒球投手和橄榄球四分卫通过强力投掷所造成的伤害。肩袖是由在肱骨头部并行排列的4块肌肉的肌腱组成的类似"袖口"样而命名的。肩袖肌肉的传统缩写是SITS，包括冈上肌、冈下肌、小圆肌和肩胛下肌。

冈上肌

概述

冈上肌（图4-33）是一块极小的肌肉。它与中间三角肌附着在手臂上发挥作用，但其发生问题主要是来自于稳定盂肱关节的功能。在所有肩袖肌肉

运动时，冈上肌的这种功能起作用，例如，用手提或用臂抬起重物。携带重物如手提箱或重型公文包的人可能会出现冈上肌问题。重复运动，如长时间使用电脑鼠标，也会引发肩袖问题。

附着点

- 起点：肩胛骨冈上窝。
- 止点：肱骨大结节。

触诊

找到脊柱和肩胛骨的上角。脊椎棘突在脊柱上方非常明显，可以触到肩峰。可以在肩峰侧面触摸到附件。

功能

外展和稳定盂肱关节。

牵涉区

在肩上，在中三角肌区域，并沿手臂的径向方向。

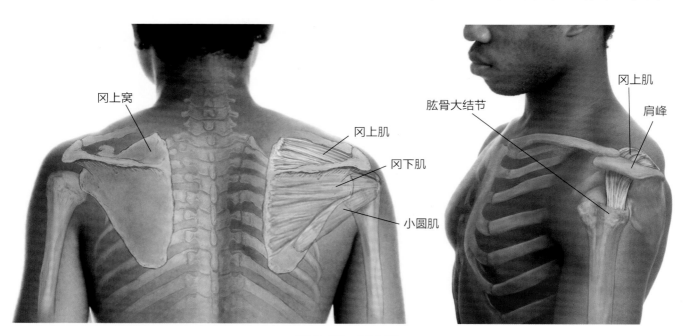

图4-33　冈上肌

其他肌肉检查

- 中三角肌。
- 其他肩袖肌肉，尤其是冈下肌。

手法治疗

剥离

- 患者俯卧。治疗师站在患者头部旁边待治疗的一侧。
- 将治疗手的拇指置于肩胛骨上角的内侧（图4-34）。

- 深深压下，沿着肌肉横向移动拇指，将其压入由肩胛冈形成的槽中，直到拇指被肩峰阻挡。
- 也可以用指尖或肘部完成此操作（图4-35）。
- 患者可面朝下或者取坐位。治疗师站在患者旁边。
- 患者待处理一侧的手放在其腰后方，以使肩部内旋（图4-36A）。
- 在肩峰下用拇指深压中三角肌，直至触到附着在大肱骨结节的冈上肌腱。按住直至放松（图4-36B）。

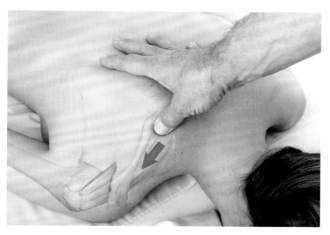

图4-34 剥离按摩冈上肌

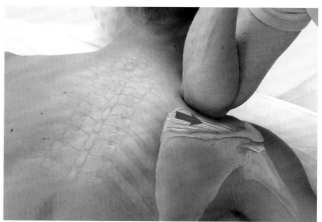

图4-35 用肘部按摩冈上肌

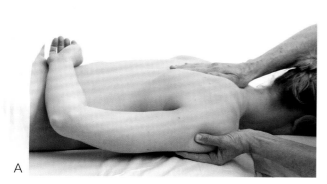

A

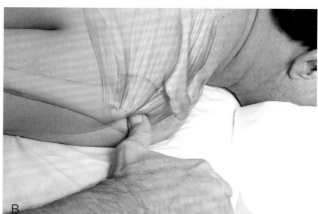

B

图4-36 按压冈上肌附着点

冈下肌

概述

冈下肌（图4-37）是手臂运动期间的横向旋转器和盂内关节的稳定器。这是常发生问题的一个点，大多数情况下疼痛往往是从沿着肩胛冈和肩胛骨的内侧缘的触发点向上臂的外侧放射。

 附着点

- 起点：肩胛骨冈下窝。
- 止点：肱骨大结节。

 触诊

在肩胛冈处触摸冈下肌比较明显，肌纤维呈汇聚和对角线排列。

 功能

伸展并外旋盂肱关节。

 牵涉区

沿着肩胛骨的内侧缘，在中三角肌和（或）前三角肌区域，向上臂放射至前2个或3个手指。

 其他肌肉检查

- 三角肌。
- 其他肩袖肌肉。
- 肱二头肌。
- 喙肱肌。

 手法治疗

剥离（1）

- 患者俯卧。治疗师站在患者待治疗的肩部对侧。
- 将指尖（图4-38A）、指关节（图4-38B）或辅助拇指放在肩胛骨内侧边缘的肌肉上，恰好位于肩胛冈根部下方。
- 向深部按压，在肩胛冈下方沿着肌肉向外侧滑动，直至肌肉与肱骨头后部连接处。

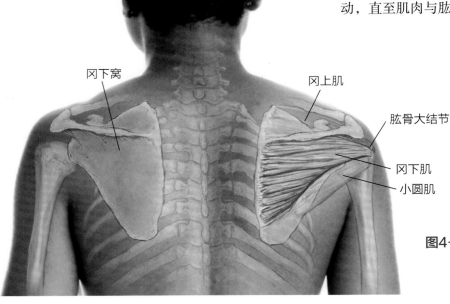

冈下窝　　冈上肌　　肱骨大结节　　冈下肌　　小圆肌

图4-37　冈下肌

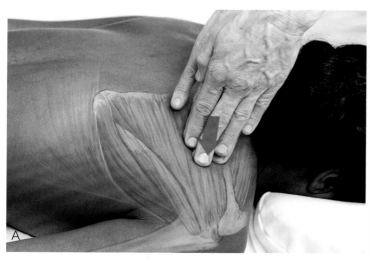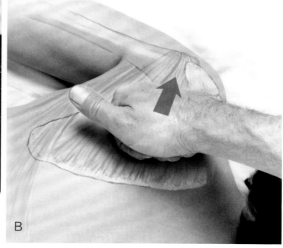

图4-38　用指尖（A）和指关节（B）剥离按摩冈下肌

- 将手放在原先的起点下面一点，重复上述步骤。继续沿着肩胛骨向下，根据需要变换角度，直到整块肌肉得到治疗。

剥离（2）

- 患者俯卧。治疗师站在患者旁边，面向肩胛骨。
- 将拇指放在肩胛骨的下角上。
- 紧紧地按压肌肉，滑动拇指从肩胛骨的外侧缘（图4-39）到肩胛冈上，然后沿着肌肉至肱骨。
- 上述两个步骤任意一步都可以用肘部进行（图4-40）。

按压

- 患者俯卧。治疗师站在患者待治疗的肩部一侧，面朝肩部。
- 将拇指放在肌肉的中间边缘，肩胛冈的根部下方，然后深深按压。
- 向外侧移动拇指的位置，重复该步骤，根据需要保持直至放松。
- 当到达肩胛骨的侧边缘时，转换拇指的位置，向下沿着肩胛骨的外侧缘，以相同的方式直至肩胛骨的下角（图4-41）。

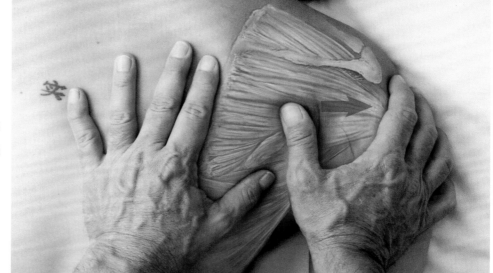

图4-39　从肩胛骨下角对冈下肌进行按摩

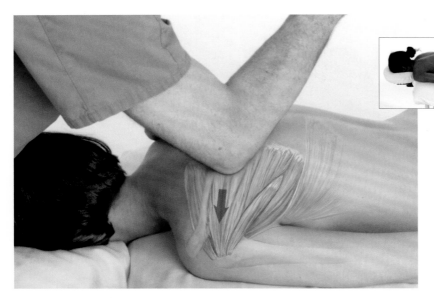

图4-40　用肘部对冈下
肌进行按摩

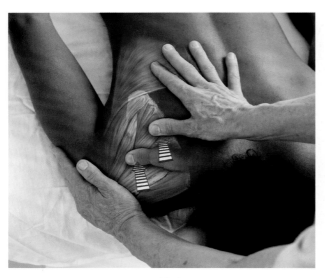

图4-41　按摩冈下肌

附着点

- 起点：肩胛骨外侧缘上2/3。
- 止点：肱骨大结节冈下肌下方。

触诊

　　找到肩胛骨的上侧边缘。沿着肌肉向上倾斜到肱大骨结节。它的肌纤维呈平行和对角线排列。

功能

　　伸展并外旋盂肱关节。

牵涉区

　　上臂外上部及以上。

其他肌肉检查

- 其他肩袖肌肉，尤其是冈下肌。
- 大圆肌。
- 中三角肌。

小圆肌

概述

　　小圆肌（图4-42）实际上是冈下肌的辅助肌肉。与冈下肌具有相同的功能，当有触发点时影响相同的区域（上臂的外侧部）。

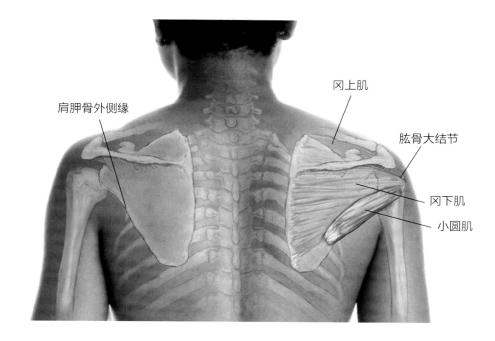

冈上肌

肱骨大结节

冈下肌

小圆肌

肩胛骨外侧缘

图4-42 小圆肌

 手法治疗

剥离

- 患者俯卧。治疗师站在患者待治疗的一侧，面朝患者的肩部。
- 用拇指在肩胛骨外侧缘中点周围，大圆肌和冈下肌之间要寻找该肌肉（图4-43）。
- 用辅助拇指向深部按压，沿着肌肉滑动，直至肱骨的后方的肌肉附着点。

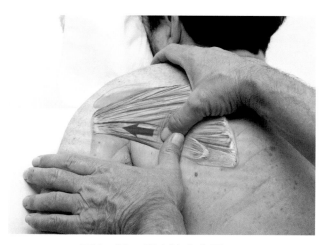

图4-43 剥离按摩小圆肌

肩胛下肌

概述

肩胛下肌（图4-44）内旋肩关节并稳定盂肱关节。在重复举起重物时会紧张。无法完全抬高手臂可能是肩胛下肌紧张的体征。

 附着点

- 起点：肩胛下窝。
- 止点：肱骨小结节。

 触诊

通过将指尖放置在由背阔肌和背部肌肉组成的肌束下，直接进入腋窝并向后按压，可以触及肩胛下肌的外侧。从那里紧接着便至肱骨小结节。小部分肩胛下肌，在相对瘦的患者中，当其将手放在背后，抬起肩膀，并压在肩胛骨的内侧边缘时，在相当宽松的肌肉组织中比较明显。结构为多羽肌，肌纤维呈对角线形。

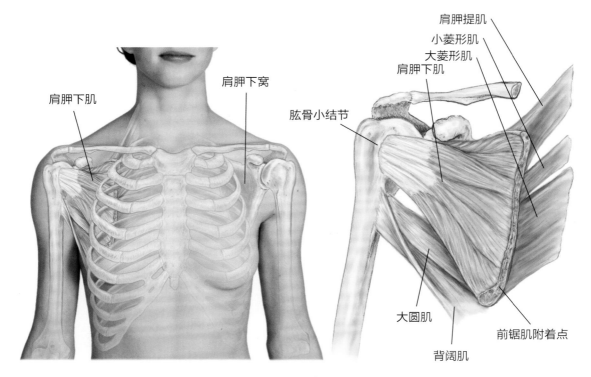

肩胛下肌　　　肩胛下窝　　　　　　　　　　肩胛提肌
　　　　　　　　　　　　　　　　　　　小菱形肌
　　　　　　　　　　　　　　　　　　　大菱形肌
　　　　　　　　　　　　　　　　肩胛下肌
　　　　　　　　　　　肱骨小结节
　　　　　　　　　　　　　　　　　　　前锯肌附着点
　　　　　　大圆肌
　　　　　　背阔肌

图4-44　肩胛下肌

功能

内旋盂肱关节。

牵涉区

在肩胛骨后面，沿着手臂后方，进入手腕。

其他肌肉检查

- 其他肩袖肌肉。
- 大圆肌。

手法治疗

剥离（1）

- 患者俯卧。治疗师站在患者的一侧，面朝待治疗的肩部。

- 握住患者的手臂，将肘部弯曲，并将其内旋（掌面向上）约45°。
- 将不参与治疗的手放在肩胛骨的内侧缘，向外上方按压肩胛骨。
- 将治疗手的指尖放在形成腋窝后缘的肌束下方，向内侧按压肌肉至肩胛下肌（图4-45）。

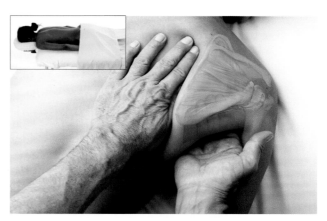

图4-45　剥离按摩肩胛下肌（1）

- 深压肌肉，从肌肉的上部向下部滑动指尖（反之亦然，根据最适合您的情况），尽可能多地覆盖整块肌肉。

  该项手法可在患者取坐位时操作，使用拇指（图4-46A）或指尖（图4-46B），也可以让患者腿部收起并且用手臂抱住膝盖（图 4-46C）。

按压

- 为触到肌肉的下部，将患者的肘部弯曲45°并放于背后。
- 用远侧的手抬高患者肩膀。
- 将近侧的手指尖放在肩胛骨下角的下方，向上按压（图4-47）。

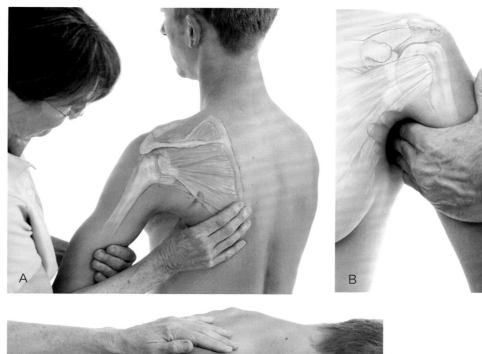

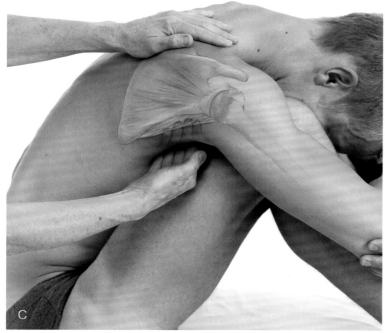

图4-46　患者取坐位时按压肩胛下肌：通过拇指（A）和指尖（B）操作，让患者的臀部和膝盖弯曲，手臂环抱在膝盖上（C）

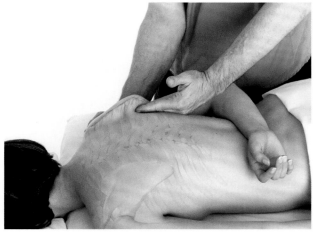

图4-47　按压肩胛下肌下方

剥离（2）

- 患者仰卧，上臂外展。治疗师站在患者的一侧，面对肩部。
- 将远侧的手放在患者的肩胛骨下方，指尖钩在内侧边缘，向外侧牵拉肩胛骨。
- 用近侧手指尖，紧紧按住腋窝下方到肩胛骨下侧（图4-48）。
- 沿着肌肉慢慢地向上或向下滑动指尖。

肋骨肌

前锯肌

概述

前锯肌（图4-49）与胸肌一起发挥作用，拮抗菱形肌。它在稳定肩胛骨时起到重要作用，以防止在抬起或推动手臂时进行内收（收缩）。它可以导致胸部和手臂下产生疼痛，类似于胸小肌产生疼痛的方式，其与胸小肌一起最易被治疗。

 附着点

- 起点：前8肋或前9肋的侧面的中心。
- 止点：肩胛骨上角、下角以及介于其间的内侧缘。

 触诊

将手指平放在肩胛骨侧面的肋骨上，并上下移动，然后将它们移动到胸前，在到达胸肌之前停止。肌肉结构是内收型的，纤维呈对角线排列。

 功能

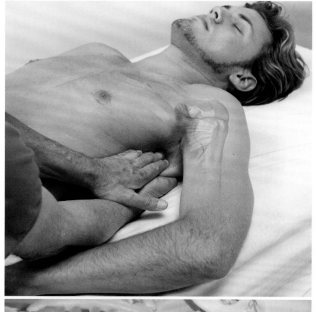

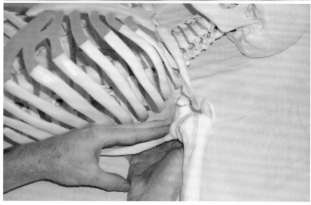

图4-48　剥离按摩肩胛下肌（2）

外展肩胛骨并向上旋转；如果肩胛骨固定，则

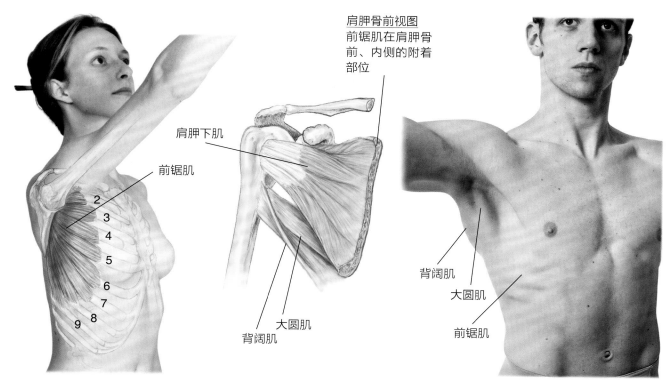

图4-49　前锯肌

抬高肋骨。

 牵涉区

　　胸廓中段的胸部侧面，下至上臂尺侧直到环指和小指，内侧至肩胛骨下角。

 其他肌肉检查

- 背阔肌。
- 大圆肌。
- 胸小肌。
- 菱形肌。

 手法治疗

剥离

　　患者侧卧，需治疗一侧向上，治疗师站在患者的胸前。

- 将一只手放在患者肋骨的一侧，拇指放在第9肋上，其余手指放在肩胛骨上。
- 深深按压，将拇指滑向肩胛骨，直至达到肩胛骨下角。
- 将拇指向上移动一根肋骨，并重复这一过程（图4-50），每次在肩胛骨的外侧缘稍微向上。当遇到形成腋窝后缘的肌束时，用拇指向着肩胛骨滑动按摩下面的肌肉。

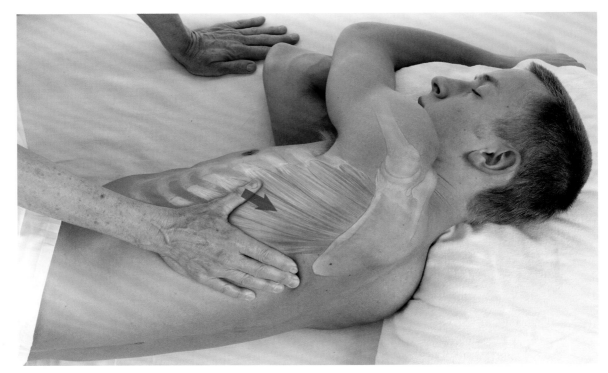

图4-50 在患者侧卧位时剥离按摩前锯肌

下后锯肌

概述

下后锯肌（图4-51）协助躯干的旋转和伸展，并辅助呼吸。其最常见的触发点向周围放射。

 附着点

- 起点：$T_{11} \sim L_2$ 的棘突和棘上韧带。
- 止点：第9～12肋后部。

 触诊

除非它包含提到的触发点，否则这种肌肉只可触知但不能与其他结构明显区分开来。

 功能

将下肋骨向下和向后牵拉来辅助呼气。

 牵涉区

在肌肉上方呈局部放射状

 其他肌肉检查

- 腰方肌。
- 胸髂肋肌。
- 腰大肌。
- 腹直肌。

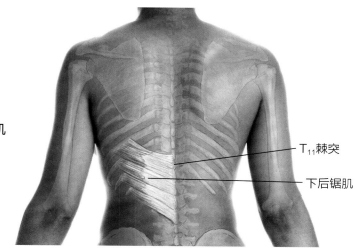

图4-51 下后锯肌

T₁₁棘突

下后锯肌

- 锥状肌。
- 膈肌。

  手法治疗

剥离

- 患者俯卧，治疗师站在患者需要治疗的对侧髋旁。
- 将指尖放在上部腰椎上。
- 向肌肉深部按压，将指尖向下（下方和侧面）移动到下两个肋骨上。
- 将指尖移到最低的两个胸椎并重复操作（图4-52）。
- 可以使用拇指、肘部或指关节代替指尖。

按压

- 用拇指或指尖触摸肌肉上的区域，直到患者说有

尖锐的放射性疼痛。

- 用拇指或肘部按压该点，直到疼痛减轻（图4-53）。

正确的呼吸方法主要涉及膈肌。膈肌为圆顶状肌肉，是胸腔和腹腔的分界线，在吸入空气时向下拉伸，扩张胸腔，使空气进入肺部，同时扩张腹腔。静静地呼气，膈肌放松腹部组织有弹性地反弹，膈肌松弛，向上移动，空气流出肺部。

在锻炼期间，呼吸更加迅速，深入有力，涉及肋骨移动和腹肌的复杂参与。然而，在正常情况下，使用这些肌肉会导致低效呼吸。很多人采取不正确的呼吸方式，比如由于压力和焦虑、呼吸道问题、鼻窦问题或原有不良习惯，通过口进行浅呼吸。

有许多理论解释为什么人进行不当呼吸，但

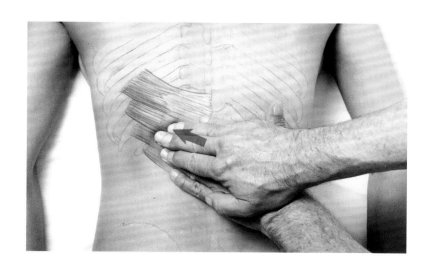

图4-52 剥离按摩下后锯肌

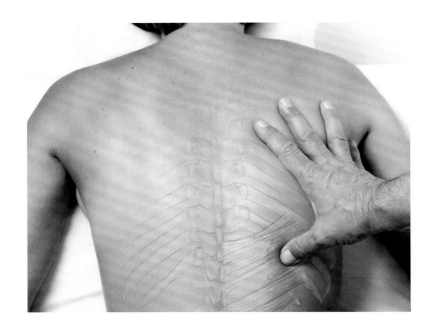

图4-53　拇指点按下后锯肌触发点

这些已超出了本书的范畴。然而，临床按摩治疗师具有极好的优势，可以让患者重新学习呼吸技巧。

有两件事情很有必要。首先，治疗师应该治疗呼吸肌肉，以解除痉挛和触发点，使其具有良好的肌肉紧张度，活动度良好。其次，治疗师应该教给患者正确的呼吸技巧，并督促其在治疗之余进行练习。

许多人倾向于通过颈部、肩部和上胸部进行呼吸，腹肌收缩同时肋骨扩张。这种方式被称为"反常呼吸"，因为腹部是收缩而不是扩张的。正确呼吸时，下肋骨和腹部伸展。这种方式被称为"膈式呼吸"。

膈式呼吸使空气更深入肺部，并提高呼吸效率。它需要较小的力量，比"上胸"呼吸更有效、更放松，并能增加呼吸耐力。职业歌手和音乐家会学习膈式呼吸，配合腹肌等腹部肌肉强力呼气时，会提高声音的质量。后一个优点不仅可以在歌剧演员身上看到，而且可以在一个剧烈哭泣的婴儿身上看到！

首先评估患者的呼吸习惯。尽管肩膀可能稍微上升，胸部上部稍微扩张，扩张应该从底部向上发展，而不是从顶部向下。上胸部和肩部应通过下胸部的扩张而轻轻推向上方，而不是由斜角肌向上拉。如果呼吸运动使腹部和胸廓下部扩张，随之胸部适度扩张，肩部轻微抬高，患者的呼吸是正确的，只需要呼吸肌肉松动松弛。然而，如果腹部收缩，肩膀明显抬高，胸部明显扩张，则需要向患者传授适当的呼吸技巧。

 手法治疗

初步评估

- 患者可以取站位（图 4-54）、坐位或仰卧位（图 4-55）。

- 在观察肩膀、胸部和腹部时，让患者深呼吸。

- 如果患者有反常呼吸，其肩膀将明显抬高，上胸部明显扩张，腹部收缩（图4-54A，4-55A）。

- 如果患者进行膈式呼吸，将看到腹部和下胸廓扩张，肩膀稍微抬高，上胸部适度扩张（图4-54B，4-55B）。

- 注意当腹部扩张时腹股沟褶皱更清晰（图4-54B），并且腹股沟褶皱在腹部收缩时变平。

- 在进行呼吸教学之前，先要通过胸部肌筋膜操作

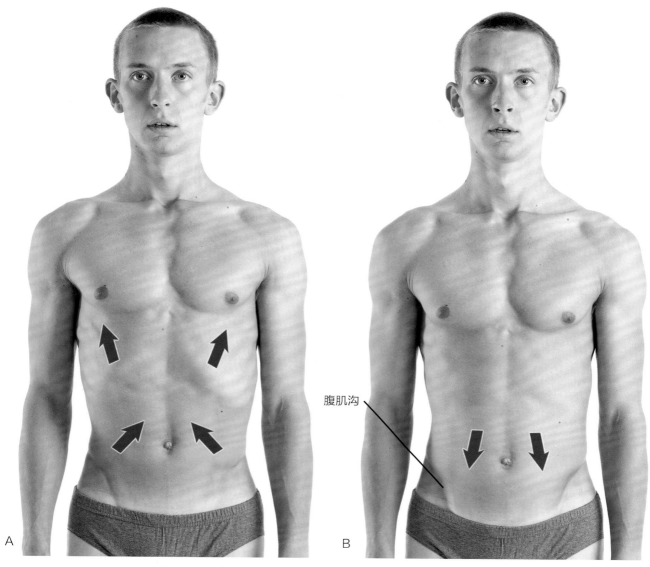

腹肌沟

图4-54 患者呼吸评估：反常吸气（A）和膈式吸气（B）

和肌肉的手法治疗来放松呼吸肌。

首先，检查膈肌。将手放在腹部，手指指向第1肋肋缘的上方。当患者呼气时，在肋弓下方向上按手指（图4-56）。在对侧重复此操作。紧张或疼痛表示呼吸肌有痉挛和可能有触发点活动，其可引起疼痛并影响舒适的呼吸。

胸部肌筋膜松解（1）

- 患者仰卧，抬高双臂放在头下。
- 将一只手平放在患者的胸前，由内侧到腋窝，手指指向上方。将另一只手与第一只手交叉，并将它

平放在胸部，低于第一只手，手指指向下方（图4-57）。

- 将手轻轻地压入肌肉组织，直到感觉到底层的浅层筋膜。将两只手轻轻地拉开，拉伸肌筋膜。握住，直到感觉到软组织放松。
- 将双手向内侧移动一只手宽的距离，重复此过程。
- 重复上述步骤至胸骨，然后移至患者的另一侧并重复此步骤。
- 对于乳腺发达的女性患者，在触到乳房前停止该操作，移至其内侧继续操作。

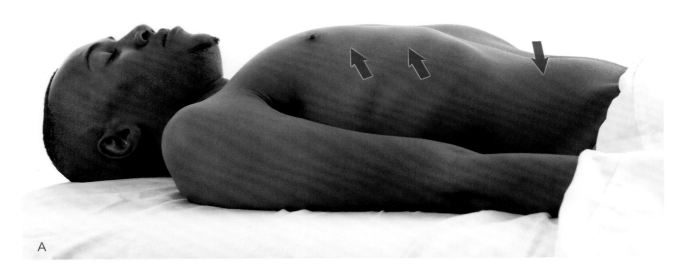

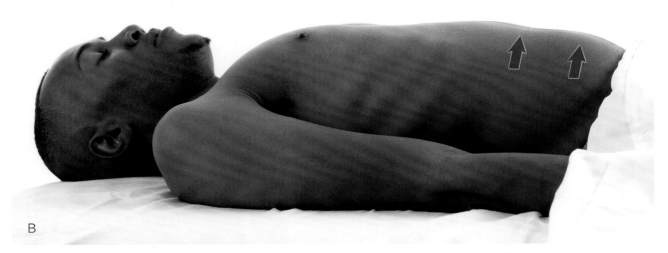

图4-55　患者仰卧位下进行呼吸评估：反常吸气（A）和膈式吸气（B）

胸部肌筋膜松解（2）

- 站在患者的头侧。
- 将一只手平放在患者的胸部，手掌根放在正下方的胸骨上，手指横向指向。
- 将另一只手交叉并放在第一只手的位置，手指朝另一个方向横向指向（图4-58）。
- 将手轻轻地压入肌肉中，直到感觉到底层的浅层筋膜。轻轻按下两只手，保持直到感到组织放松。
- 双手向下移动一只手宽的距离重复此过程。
- 将一只手放在患者的胸骨上，低于第一只手，手指指向下方（图4-59）。
- 轻轻按压到组织中，将手慢慢向下滑到胸骨处，直到手掌根到达胸骨的下端。
- 用手掌根温热胸部后，用拇指向胸骨下部和周围反复滑动（图4-60）。

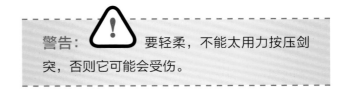

警告：要轻柔，不能太用力按压剑突，否则它可能会受伤。

胸部肌筋膜操作（3）

- 患者仰卧，治疗师站立于患者胸部水平位置，将手掌平放在患者上胸部的远端，手掌根贴在正下方的胸骨上。

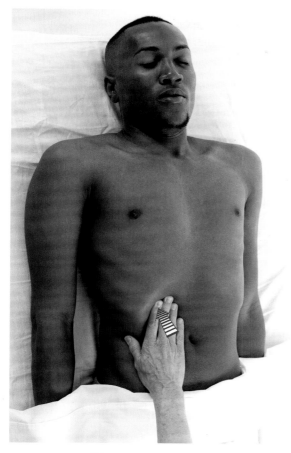

图4-56 膈肌检查

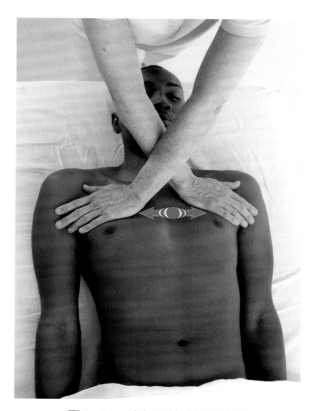

图4-58 胸部肌筋膜松解（2）

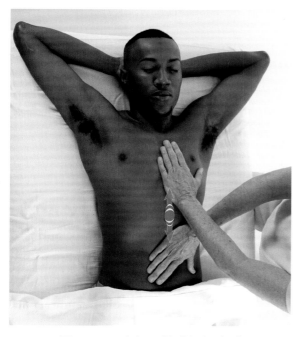

图4-57 胸部肌筋膜松解（1）

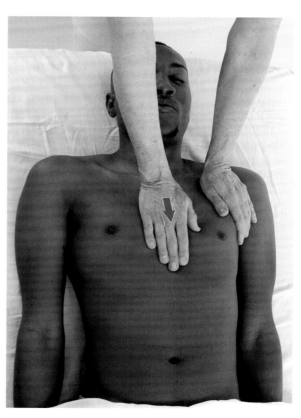

图4-59 用手对胸部肌筋膜进行操作（1）

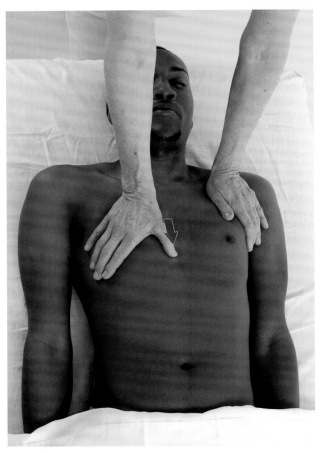

图4-60　用拇指对胸部肌筋膜进行操作（2）

- 主要用手掌根压入组织，向远侧推（图4-61），沿着身体的曲线，尽可能地操作较远的部位。
- 用手掌最宽处向下滑动至胸部，重复上述步骤，继续往下肋骨进行。
- 对于乳房丰满的女性患者，尽可能至乳房区域，然后在乳房下方的胸部继续操作（图4-62）。

胸部肌筋膜操作（4）

- 患者侧卧。
- 治疗师站在患者身后，腰部水平。
- 将一只手放在下肋骨、髂嵴或背部，起稳定作用。将另一只手放在外侧肋骨上，手指斜向指向患者对侧肩部（图4-63A）。
- 将整个手掌深压入组织，在胸廓上斜向移动手掌尽量至胸骨（对于乳房丰满的女性患者尽量抵近乳腺组织）。
- 从相同的起点，重复该操作到腋窝。
- 从相同的起点，根据需要换手，重复操作，从患者侧面向上方越过患者腋窝的后缘至三角肌区域（图4-63B）。
- 从相同的起点，重复操作，从后胸部到肩胛骨。

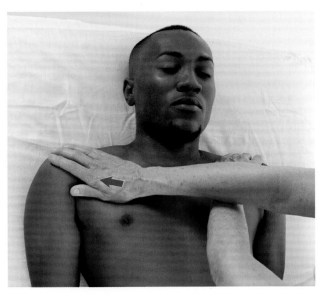

图4-61　用手对胸部肌筋膜进行操作（3）

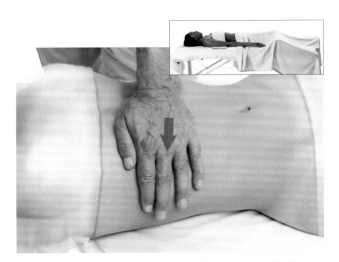

图4-62　对胸部丰满的女性患者进行胸部肌筋膜操作（3）

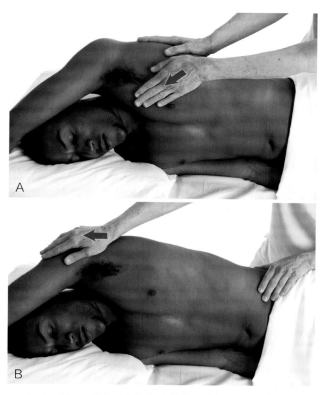

图4-63　患者侧卧时的胸部肌筋膜操作（4）：
起始部位（A）；至肩上方（B）

膈肌

概述

膈肌（图4-64）是一种圆顶肌肉和结缔组织，用于分隔胸腔和腹腔。它是主要的呼吸肌，也被称为横膈。膈肌根据肌纤维的起源分为3个不同的部分：胸骨部、肋骨部和腰部。

 附着点

起点：

- 胸骨部：起自胸骨后部。
- 肋骨部：肋的软骨和下6肋两侧的相邻部分的内表面，结合横向腹直肌。
- 腰部：腰肋弓和腰椎。

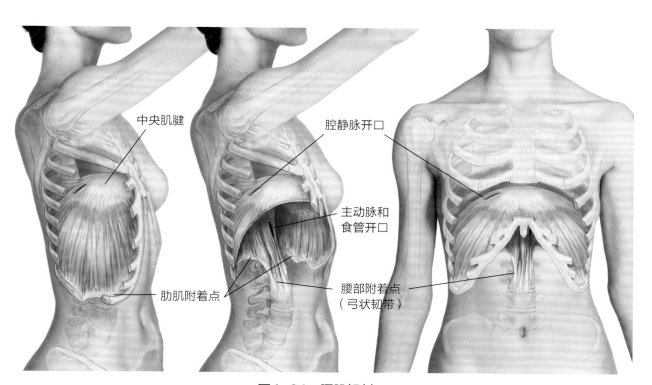

图4-64　膈肌解剖

- 在中央，中心腱有主动脉、腔静脉和食管穿过。
- 弓状韧带的后方有腰大肌和腰方肌通过。

止点

- 中心腱。

 触诊

膈肌可通过本书记载的手法及操作触诊。

 功能

向下拉，使其圆顶扁平，压缩腹部内容，扩大胸腔吸入期间的体积（吸气）。

 牵涉区

肋胁疼痛、胸痛、胸骨后疼痛，或沿肋骨下缘疼痛。

 其他肌肉检查

- 肋间肌。
- 斜角肌。
- 胸大肌。
- 胸小肌。
- 腹直肌。

 手法治疗

放松

- 站在患者腰旁，将一只手或两手放在对侧胸廓底部，用拇指、辅助拇指或指尖对准最下面的肋骨。
- 让患者深深地吸气，然后慢慢呼出。
- 当患者呼气时，按下拇指（图4-65A）、辅助拇指（图4-65B）或指尖向深部按压胸廓下部的下方并向上和远离自己的方向上抬。
- 在另一侧重复这个过程。

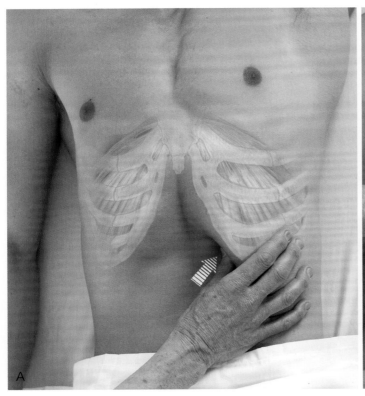 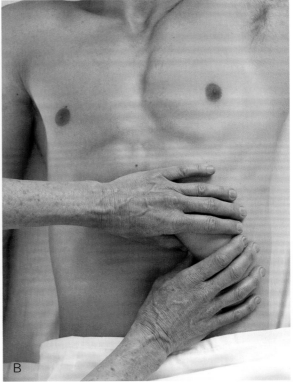

图4-65　用拇指（A）或辅助拇指（B）放松膈肌

上后锯肌

概述

上后锯肌（图4-66）通过提高肋骨的高度协助呼吸。患者须抬高上臂才能触及其最常见的触发点。

附着点

- 起点：两个下颈椎和两个上胸椎的棘突。
- 止点：第2~5肋骨角的外侧。

触诊

将手放在脊柱与肩胛骨内侧缘之间，并将手指滑到第2~5肋处的锯齿边缘。其结构是平行的，纤维呈对角线排列。

功能

提高第2~5肋来协助吸气。

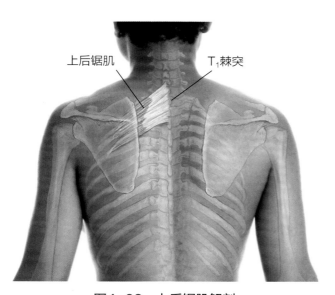

图4-66 上后锯肌解剖

牵涉区

在肩胛骨的上半部、进入前胸部，沿着上臂的背侧和尺侧到小指。

其他肌肉检查

- 菱形肌。
- 肩袖肌。
- 大圆肌。
- 胸小肌。
- 后部和中部三角肌。

手法治疗

剥离/按压

- 患者俯卧，手臂位于一侧接受治疗，并将肩胛骨上角旋转向下显露更多的肌肉。治疗师站在患者的头旁，面朝待治疗侧。
- 将指尖或支撑拇指放在第6颈椎的棘突旁边。深压，向下滑动手至肩胛骨。
- 在第7颈椎和前两胸椎重复这一过程。
- 该肌肉最常见的触发点是在最靠近肩胛骨的部位，需要通过旋转肩胛骨来显露。如果这个触发点存在，按压并保持直至放松（图4-67）。

肋间肌

概述

肋间肌（图4-68）有呼吸和维持姿势的双重功能，而且其功能是相当复杂的。其控制肋骨的活动，包括吸气和胸部的旋转。因此，放松缩短的肋间隙是胸部按摩的重要工作。

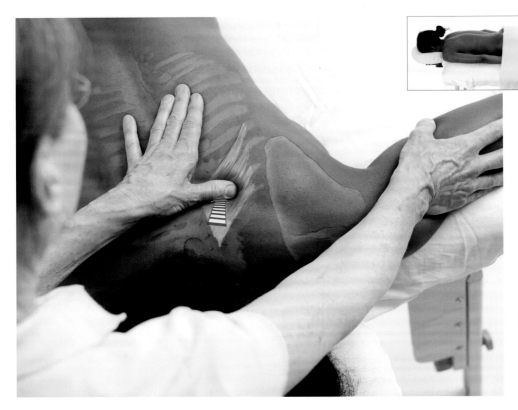

图4-67　按压上后锯肌触发点

 附着点

肋间外肌
- 起点：在下壁和前壁方向第1~11肋上缘。
- 止点：下面的肋骨下缘（第2~12肋）。

肋间内肌
- 起点：在下后方向第2~12肋上缘。
- 止点：第1~11肋下缘。

注：肋间外肌不一直延伸到肋软骨和最低的肋骨之间。取而代之的是筋膜。

 触诊

肋骨之间很容易触及肋间肌。因为覆盖的肌肉较少，其在前胸最容易触诊。由于胸大肌的遮挡以及女性乳房的缘故，上胸部较难触及肋间肌。肌肉结构是平行的，纤维呈对角线排列。

 功能

肋间外肌在吸气时内收升提肋骨；呼气时肋间内肌同其一起降低肋骨。在胸部中外侧运动时，肋间外肌与肋间内肌可持续进行牵张，并参与胸椎旋转。

 牵涉区

局部地，并向前方外展。

 其他肌肉检查

- 膈肌。
- 下后锯肌。
- 前锯肌。
- 胸大肌。
- 胸小肌。
- 腹直肌。

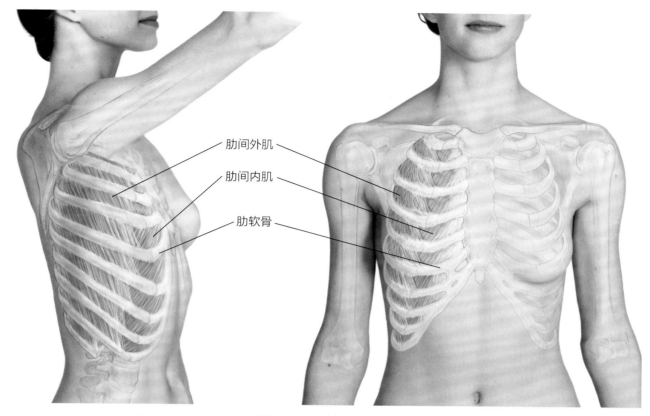

图4-68　肋间肌解剖

- 腹横肌。
- 外斜肌和内斜肌。

 手法治疗

治疗前面

下部肋间肌

剥离

- 患者仰卧。
- 站在患者胸部旁边，将拇指放在身体对侧第8和第9肋连接处的肋软骨上。
- 在肋骨之间按压，沿着肋骨的曲线，慢慢地滑动拇指，直到你能舒服地到达最远处。
- 将拇指向上移至上一个肋间的位置并重复以上过程（图4-69）。
- 当移到胸大肌和女性的乳房区域时，继续移动，直到你能够感觉到肋间隙的部位（图4-70）。
- 然后移动到患者的另一侧，重复整个过程。

拉伸

- 患者仰卧。
- 站在患者的胸前。让其高举近侧手臂过头顶，指向对侧的肩膀。
- 把你的手放在患者的腋窝处靠近头的位置，保持向上的压力。
- 将另一只手放在患者下胸廓的一侧，保持向下的压力。
- 让患者深呼吸。在其吸气，用在胸廓上的手阻挡肋骨抬高。
- 在患者呼气时，向下压在肋骨，使患者的手触到对侧的肩膀（图4-71）。
- 重复操作2~3个循环，然后移动到患者的另一侧，重复整个治疗过程。

上部肋间肌

拉伸

- 站在患者的头侧，患者仰卧，需治疗一侧的手高举过头。

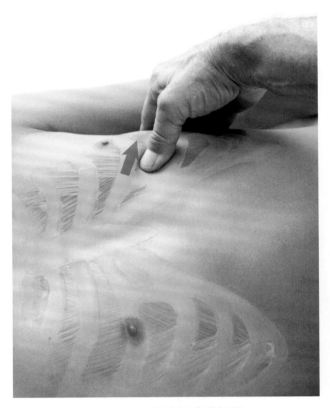

图4-69 剥离按摩肋间肌

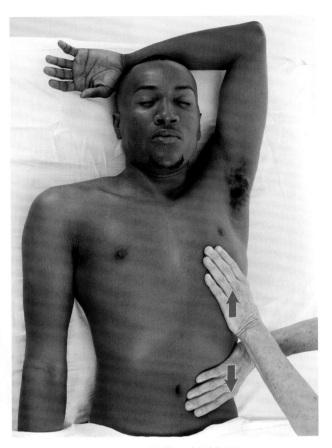

图4-71 拉伸下部肋间肌

或者直到你感觉到胸廓放松。

• 在另一侧重复以上操作。

治疗后面

背侧的触发点多在肋间，应单独处理与按压。

膈式呼吸教学

一旦呼吸器官的所有肌肉都已放松，患者就可以在不受肌肉困扰的情况下学习膈式呼吸技巧。这个过程要有耐心地慢慢进行，与患者保持良好的关系是很重要的。

患者应体验胸廓下部及腹部的扩张，并鼓励其向深部扩张达骨盆内。学习的过程是运动的，你可以把你的手依次放在胸廓下部、中腹部和下腹部，让患者感受以上每个部位的呼吸扩张。记住，这种感觉对患者来说是全新的。需要对其鼓励、支持并有耐心。

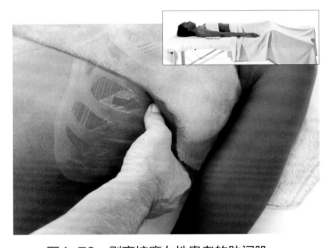

图4-70 剥离按摩女性患者的肋间肌

• 把一只手放在患者的背部，上部肋骨的后面。

• 将另一只手放在患者的胸廓上部。

• 嘱患者深、慢呼吸。用在患者身下的手将后面的肋骨向上拉（靠近你的方向）；用在患者胸部的手将前面的肋骨向下推（远离你的方向）（图4-72）。

• 在维持这种压力的情况下，保持5~6个呼吸周期，

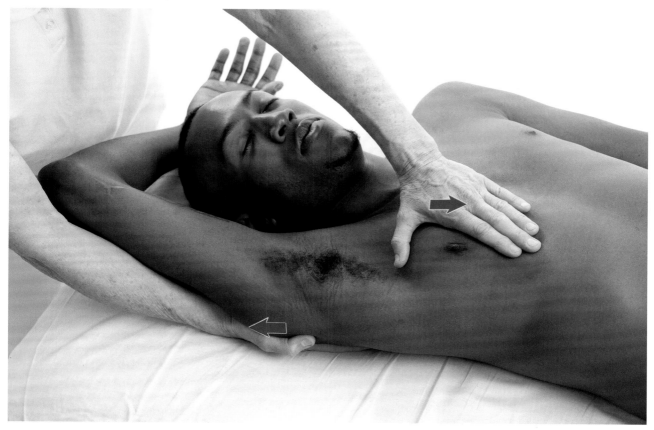

图4-72 拉伸上部肋间肌

 手法治疗

- 患者可以取立位、坐位和卧位。

- 让患者将双手放在头后，以抵消肩部的影响。

- 将一只手（图4-73A）放在患者前胸下方。当患者站立或取坐位时治疗师可以站在或者坐在患者前，将一只手放在胸廓前下部而另一只手放在后下部（图4-74）。

- 让患者慢慢地、深吸气，专注于呼吸到你的前手。继续直到你感觉到肋骨的运动（图4-73B）。口头强化你所感受到的任何运动。

- 将一只手放在患者的上腹部，盖住脐部（图4-73C）。如果患者站着或坐着，另一只手放在患者背部的同一区域。让患者慢慢地、深吸气，呼吸集中于你的手部。继续这一过程，直到你感觉到腹部扩张（图4-73D）。口头强化你所感受到的任何运动。

- 把你的手放在下腹部的耻骨上方（图4-73E）。如果患者是站着或坐着（图4-74），将另一只手放在骶骨顶部。让患者深慢吸气，呼吸集中于你的手部。继续这一过程，直到你感觉到腹部扩张（图4-73F）。口头强化你所感受到的任何运动。

- 有些人掌握得很快，而另一些人则觉得比较有挑战性，所以要有耐心。鼓励患者在家中练习这些技巧。要让患者相信，一旦掌握了这种呼吸方式，将比他以前的呼吸方式更舒适、更轻松。

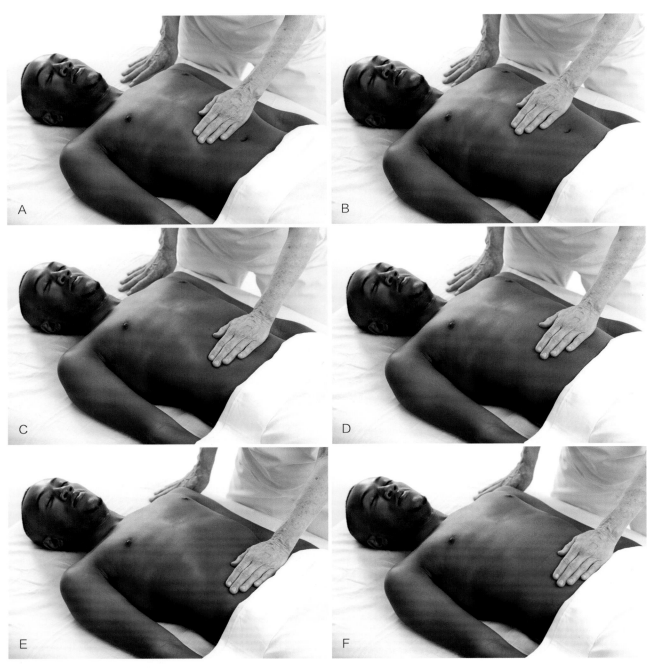

图4-73　患者仰卧时的膈式呼吸教学：胸廓抵挡（A）；胸廓扩张（B）；中腹部抵挡（C）；中腹部扩张（D）；下腹部抵挡（E）；下腹部扩张（F）

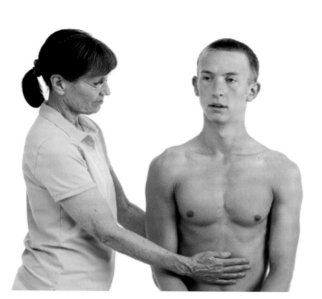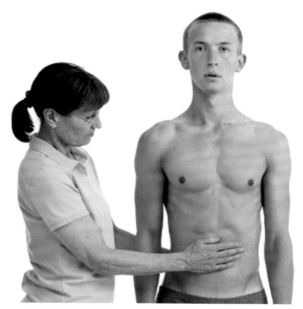

图4-74　当患者取坐位或立位时的膈式呼吸教学，治疗师的手放在胸廓或腹部的前面和后面

章节回顾

病例学习

　　Lou是一位54岁的职业吉他手和歌手，他既进行表演又教授音乐课。在他来初诊时，主诉右肩和背部疼痛。他开玩笑说他是"吉他炎"，因为他的吉他背带正好穿过最痛苦的地方，左斜方肌、菱形肌和右肩胛骨。他一直在接受按摩疗法来减轻疼痛。但他表示，由于最近有许多行程安排，他没有定期安排时间去接受治疗，他觉得以前获得的一些疗效也没了。他说，在过去的几周里，他的疼痛评分维持在7或8级，每次表演后都要把冰袋放在肩膀上。第一次治疗时，轻抚式温暖肌肉，其次是剥离斜方肌、菱形肌和所有附着在肩胛骨的肌肉。当患者内收、向前旋转双肩时还进行了锁骨下肌、胸肌及腋窝的肌肉的按摩治疗。他说他的疼痛评分已经下降到2。当他又要开始新的行程时，他计划接下来的6周，每周都接受一次治疗。他发给了我他的旅行日程安排。

　　当他在旅途上时，我可以帮助他找到一个好的治疗师。因为他是职业歌手，他可以做到正确地呼吸，在这方面没有问题。

M.H., CMT

复习题

1. 连接肩部、上肢与其他骨骼的是____。
   - A．锁骨下肌
   - B．胸锁关节
   - C．肩胛下肌
   - D．盂肱关节

2. 肩胛带由胸骨柄、锁骨及____组成。
   - A．肩袖
   - B．剑突
   - C．两块肩胛骨
   - D．肩峰

3. 通过手臂将自己拉起，例如做引体向上或荡秋千，其相关肌肉是____。
   - A．背阔肌
   - B．胸大肌
   - C．大圆肌
   - D．菱形肌

4. 当胸肌持续牵张时，牵张的菱形肌将与____紧密相连。
   - A．后锯肌
   - B．胸肌
   - C．三角肌
   - D．外斜肌

5. 冈上肌稳定____连接处。
   - A．盂肱关节
   - B．ASIS
   - C．PSIS
   - D．锁骨下肌

6. 小圆肌触发点在____外侧面。
   - A．肩胛骨
   - B．肋骨
   - C．胸肌
   - D．上臂

7. 无法将手上举过头，可能提示____痉挛。
   - A．肩胛下肌
   - B．竖脊肌
   - C．指伸肌
   - D．肱桡肌

8. 不正常的呼吸称为____呼吸。
   - A．保护
   - B．瘫痪
   - C．反常
   - D．镇痛

9. 呼吸时肋间外肌可____。
   - A．阻止呼吸运动
   - B．放松
   - C．升提肋骨
   - D．降低肋骨

10. 正确的呼吸是____呼吸。
    - A．胸式
    - B．膈式
    - C．平稳
    - D．阵发性

第5章

手臂和手部

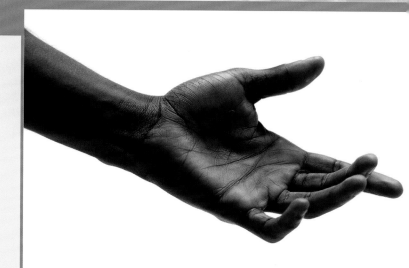

区域概况在示意图5-1~5-10之后，第168页开始。

学习目标

通过本章的学习，应掌握以下内容。

■ 掌握手臂和手部肌肉的名称。

■ 触摸出手臂和手部的肌肉。

■ 找出肌肉起止的附着点。

■ 了解肌肉的运动方式。

■ 描述肌肉疼痛的相关部位。

■ 了解相关的肌肉。

■ 在实施推拿治疗时注意辨别危险部位和注意伦理问题。

■ 熟练地在手臂和手部进行治疗。

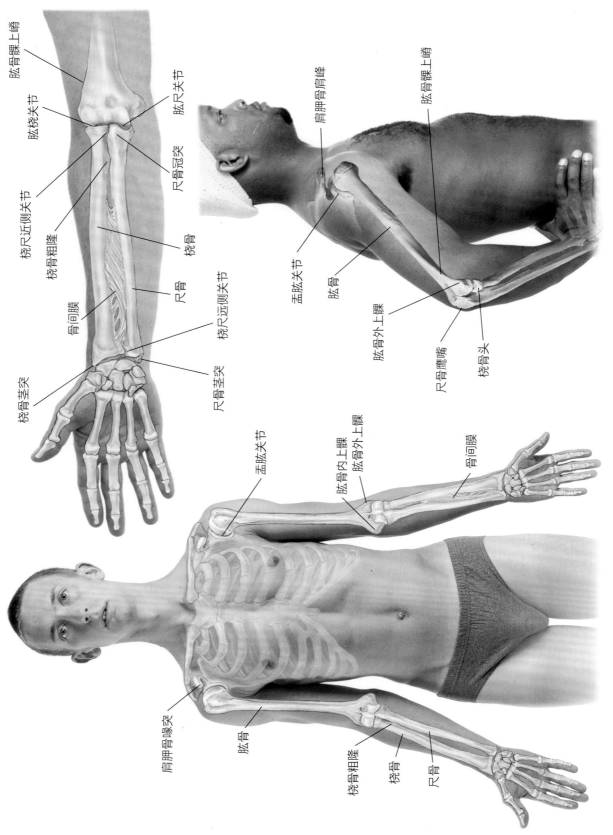

肱骨髁上嵴
肱桡关节
肱尺关节
桡尺近侧关节
桡骨粗隆
骨间膜
桡骨茎突

肱尺关节
尺骨冠突
桡骨
尺骨
桡尺远侧关节
尺骨茎突

肩胛骨肩峰
盂肱关节
肱骨

肱骨髁上嵴
肱骨外上髁
尺骨鹰嘴
桡骨头

盂肱关节
肱骨内上髁
肱骨外上髁
骨间膜

肩胛骨喙突
肱骨
桡骨粗隆
桡骨
尺骨

示意图5-1　手臂的骨骼特征

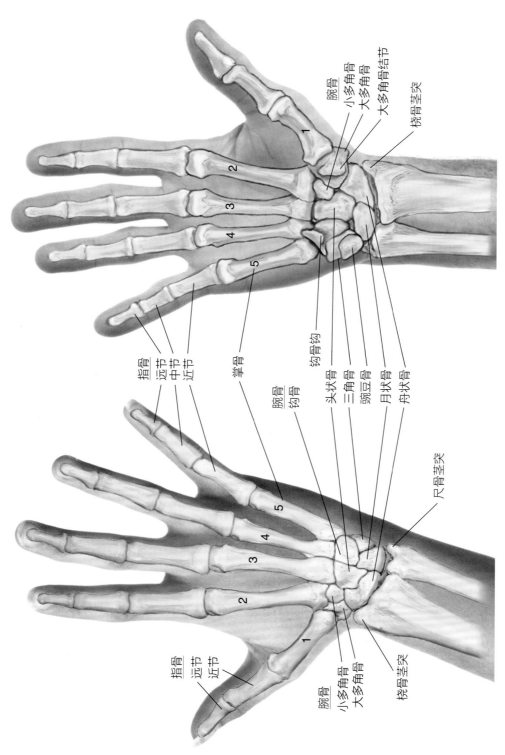

示意图5-2 手和腕部骨骼特征

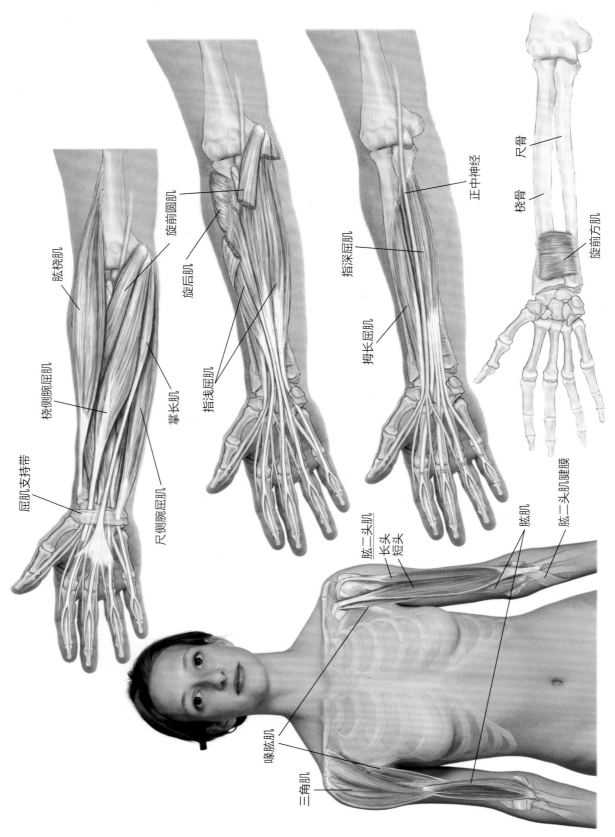

肱桡肌

旋前圆肌

正中神经

尺骨

桡骨

旋后肌

指深屈肌

旋前方肌

桡侧腕屈肌

掌长肌

指浅屈肌

拇长屈肌

屈肌支持带

尺侧腕屈肌

肱二头肌
长头
短头

肱肌

肱二头肌腱膜

喙肱肌

三角肌

示意图5-3 手臂前面与前臂的肌肉

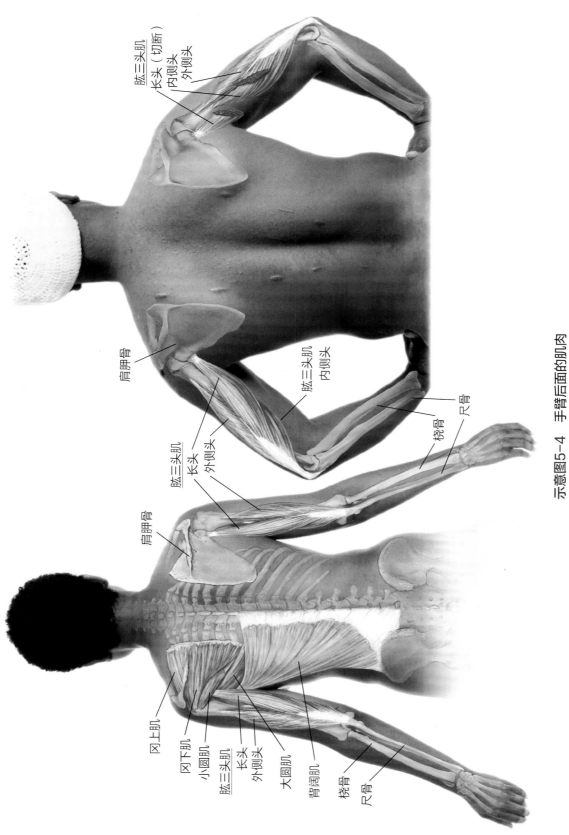

肱三头肌
长头（切断）
内侧头
外侧头

肩胛骨

肱三头肌
内侧头

尺骨

桡骨

肩胛骨

肱三头肌
长头
外侧头

冈上肌
冈下肌
小圆肌
肱三头肌
长头
外侧头
大圆肌
背阔肌
桡骨
尺骨

示意图5-4 手臂后面的肌肉

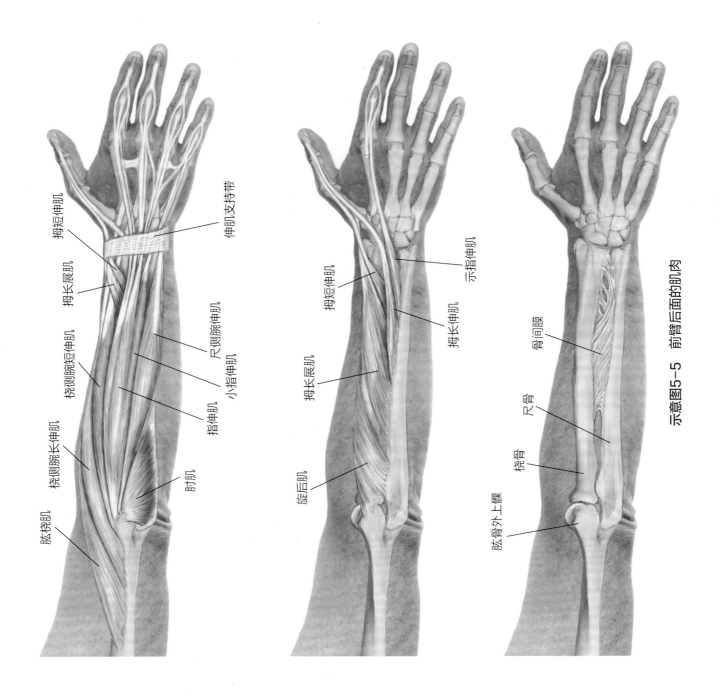

拇短伸肌

拇长展肌

桡侧腕短伸肌

桡侧腕长伸肌

肱桡肌

伸肌支持带

尺侧腕伸肌

小指伸肌

指伸肌

肘肌

拇短伸肌

拇长展肌

旋后肌

示指伸肌

拇长伸肌

骨间膜

尺骨

桡骨

肱骨外上髁

示意图5-5　前臂后面的肌肉

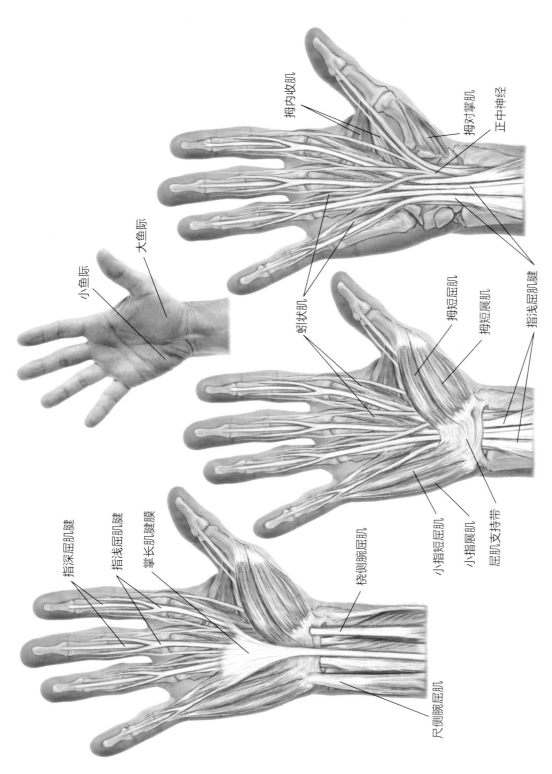

拇内收肌

拇对掌肌

正中神经

小鱼际

大鱼际

蚓状肌

拇短屈肌

拇短展肌

指浅屈肌腱

桡侧腕屈肌

小指短屈肌

小指展肌

屈肌支持带

指深屈肌腱

指浅屈肌腱

掌长肌腱膜

尺侧腕屈肌

示意图5-6 手掌（前面）浅部肌肉

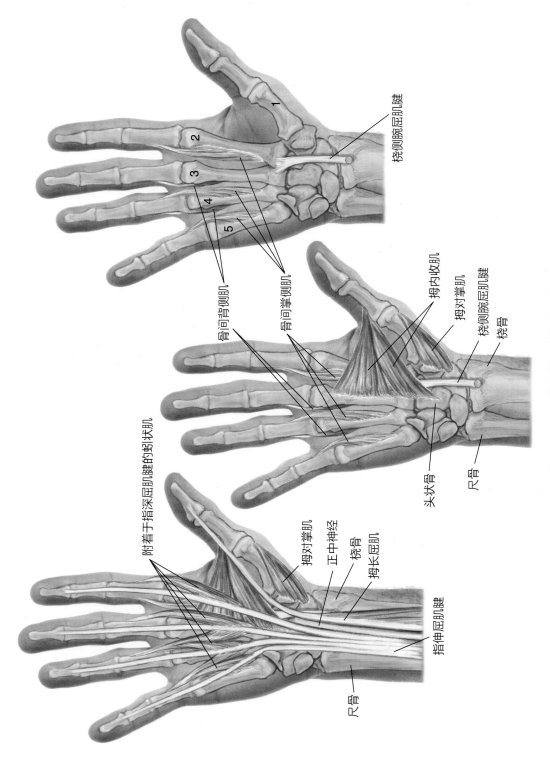

示意图5-7 手掌（前面）深部肌肉

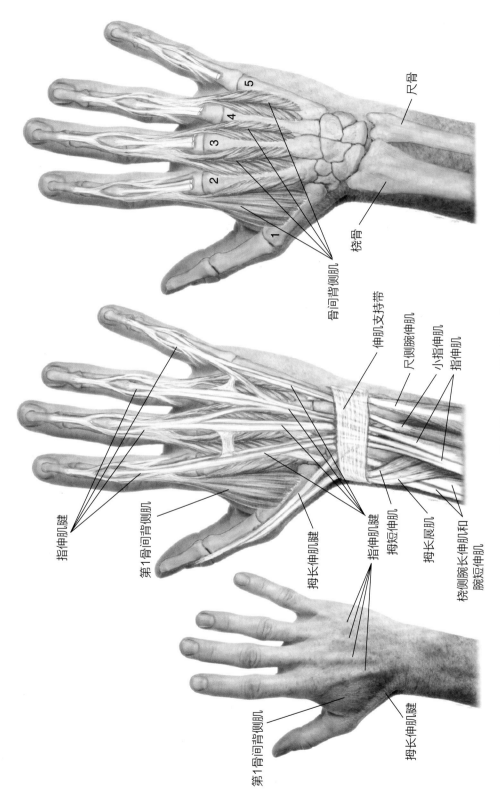

尺骨

桡骨

骨间背侧肌

指伸肌腱

第1骨间背侧肌

拇长伸肌腱

指伸肌腱
拇短伸肌

拇长展肌

桡侧腕长伸肌和
腕短伸肌

伸肌支持带

尺侧腕伸肌

小指伸肌

指伸肌

第1骨间背侧肌

拇长伸肌腱

示意图5-8 手背（后面）肌肉

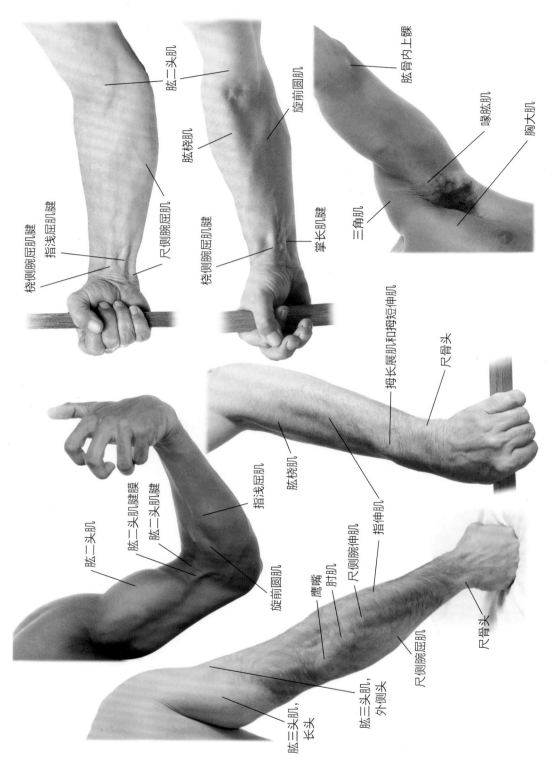

示意图5-9　手臂与前臂表面解剖

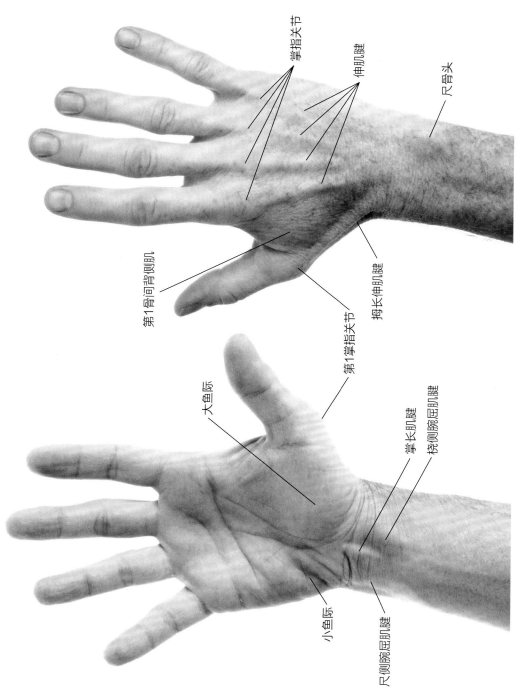

掌指关节

伸肌腱

尺骨头

第1骨间背侧肌

第1掌指关节

拇长伸肌腱

大鱼际

掌长肌腱

桡侧腕屈肌腱

小鱼际

尺侧腕屈肌腱

示意图5-10　手部表面解剖

区域概况（示意图5-1~5-10）

手臂及手部的疼痛因其可起源于许多不同的地方而给临床带来了挑战性。神经在颈根部、胸腔出口、胸小肌与喙突附着点受压，或在手臂（包括腕部），都可能是造成手臂及手部疼痛的原因。手臂及手部疼痛也可由颈部、肩部、上臂部、前臂部肌肉中的触发点引起。手臂或手部疼痛评估必须包括所有这些可能性。

在解剖学中，"臂"一词（拉丁语中的肱骨）指通常意义的"上臂"。术语"前臂"常用来表示下臂。上臂由肱骨这一通过盂肱关节与肩胛骨相关联的单骨组成。我们已经在第4章了解了从肩胛骨穿过盂肱关节的肌肉。位于肱骨上并穿过盂肱关节的肌肉如下。

- 肱二头肌。
- 肱三头肌。
- 喙肱肌。

肘部由2个关节组成：肱桡关节和肱尺关节。通过这对关节的重要肌肉如下。

- 肱二头肌。
- 肱三头肌。
- 肱肌。
- 肘肌。
- 肱桡肌。

上臂及前臂关节远端到盂肱关节允许几个不同的运动，组合起来便有相当大的的运动范围。肘关节局限于弯曲与伸展，而近端及远端桡尺关节允许桡骨绕尺骨旋转，称为旋后（"掌心向上"，旋外或向上旋转）和旋前（"掌心向下"，旋内或向下旋转）。近端（或上端）桡尺关节与肘关节共用关节囊，但在肘部不起作用。桡尺骨旋转主要依靠肱二头肌、旋后肌、旋前方肌和旋前圆肌完成。

在远端，桡骨和尺骨与腕部的腕骨连接，并在远端桡尺关节彼此相连。

有一种腕关节结构值得特别注意——腕管。它由腕骨底部和各个面以及屈肌韧带表面组成。这条通道允许屈肌肌腱和通往手部的正中神经通过（图5-33）。当这些肌腱发炎并肿胀时，它们会压迫正中神经，在被压迫神经分布区域产生疼痛及麻木感，被称为"腕管综合征"。麻木和四肢的刺痛也可以提示其他病症，包括常伴发于糖尿病的周围神经病变、多发性硬化、脑卒中、短暂性脑缺血发作（TIA，或微型中风）、甲状腺功能不全或雷诺征。

穿过手腕的肌肉是手掌及手指的屈肌和伸肌，这将会在本章中详细讨论。

注意：本章中使用的方向术语包括"掌侧（volar）"指在解剖位置时前臂的前面和"掌面（palmar）"指手的前面。这两个术语的反义词是背侧或后面。

你会注意到在手法治疗指南中推荐治疗师采用站立位。许多按摩治疗师坐在桌旁进行手臂治疗时，于臀部高度水平左右对上臂进行操作，于大腿中部高度水平对前臂及手部进行操作时感觉更舒服。当用深层加压进行筋膜松解时，站立位可以给你更多杠杆力。如果在坐位进行手臂操作感觉更舒服，也可依个人习惯操作，方法因人而异。

词源

- 拉丁语*vola*，手掌或足底。
- 拉丁语*palma*，手掌。
- 拉丁语*dorsum*，背部、背侧。

上臂的肌肉

肱二头肌

概述

肱二头肌（图5-1）跨过3个关节：盂肱关节、肘关节以及桡尺关节。它位于肱骨却不附着于肱骨上。虽然我们将肱二头肌视为肘部屈肌，但它也是

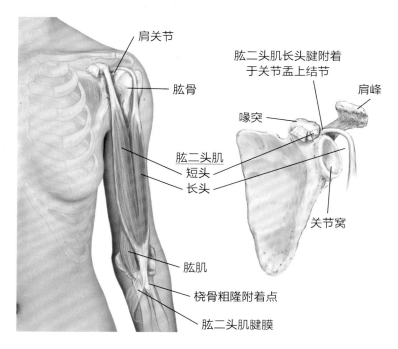

图5-1 肱二头肌解剖

肩关节

肱骨

肱二头肌
短头
长头

肱肌

桡骨粗隆附着点

肱二头肌腱膜

肱二头肌长头腱附着
于关节盂上结节

喙突

肩峰

关节窝

最有力的前臂旋后肌并且辅助盂肱运动。

 附着点

- 起点：长头起自肩胛骨盂上结节，短头起自肩胛骨喙突。
- 止点：桡骨粗隆和由肱二头肌的腱膜组成的前臂筋膜。

 触诊

起点

- 肱二头肌的结构是平行的，肌纤维大部分平行于肱骨。
- 长头：随肌肉到肱骨结节间沟，在远端从肩峰下穿过并且不可触及。
- 短头：随肌肉进入腋窝至喙突。

 功能

屈肘，前臂旋后，辅助盂肱关节屈曲、内收及外展。

 牵涉区

肱二头肌上方区域，肘内侧面，三角肌中束区域，接近冈上肌区域。

 其他肌肉检查

- 肱肌。
- 旋后肌。
- 肱桡肌。
- 三角肌中束。
- 肩袖肌群。

 手法治疗

剥离

- 患者仰卧。
- 治疗师站在患者髋旁。
- 将指关节置于肘部的肌肉上。
- 用力按压组织，沿肌肉由近肘部向肱骨头滑动指关节（图5-2）。
- 从同一位置开始，重复此过程，沿短头中部推至腋窝。

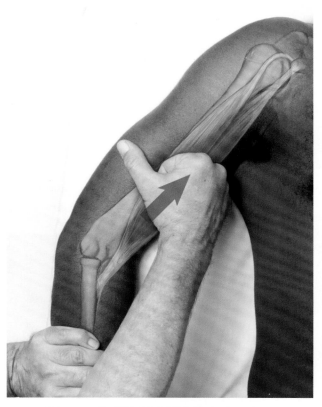

图5-2　运用指关节剥离按摩肱二头肌

肱肌

概述

　　肱肌（图5-3）是肘部主要屈肌。它通过与尺骨的连接平衡肱二头肌对桡骨的牵拉。治疗肱肌时肱二头肌必须被移位。

 附着点

- 起点：肱骨前面下半部并与肌间膜相连。
- 止点：尺骨粗隆和冠突。

 触诊

　　肱肌可在上臂中线的远侧半、肱二头肌与肱骨之间触及。肌肉在这里是可辨识的，其结构是平行的，肌纤维平行于肱骨。

 功能

　　屈肘。

 牵涉区

　　上臂前面至肩峰，肘部前面，拇指根部的外侧及后面。

 其他肌肉检查

- 肱二头肌。
- 旋后肌。
- 肱桡肌。
- 拇对掌肌。
- 拇内收肌。

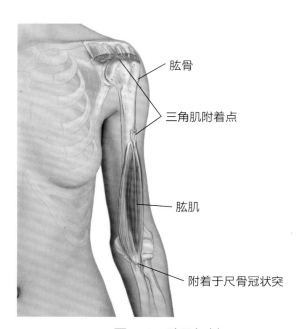

图5-3　肱肌解剖

手法治疗

剥离

- 患者仰卧。

- 治疗师站在患者髋旁。

- 将拇指置于肱肌远端侧面近肘部，力道均匀地将肱二头肌推开。

- 用力按压组织，沿肱肌（图5-4）滑动拇指至三角肌中束附着点远端的肱肌肱骨附着点。

- 重复按压肌肉中间面（图5-5），持续至肱骨上半部。

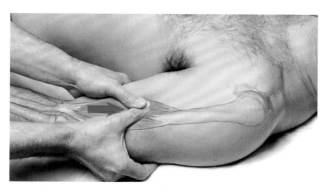

图5-4 辅助拇指（从外侧）剥离按摩肱肌

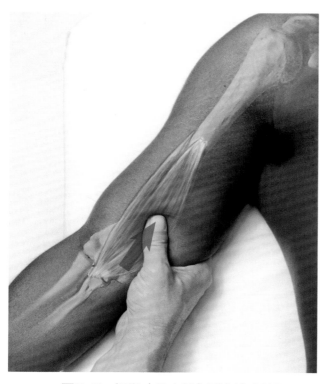

图5-5 拇指（从内侧）剥离按摩肱肌

肱三头肌

概述

肱三头肌3个头中的2个头仅跨越肘关节（图5-6），而长头既跨越肘关节又跨越肩关节。肱三头肌与肱二头肌及肱肌拮抗。它的触发点可导致从颈部至手指范围的疼痛。

 附着点

起点

- 长头或肩胛骨头：起自肩胛骨外侧缘下关节窝的肩胛骨盂下结节。

- 外侧头：肱骨大结节下的肱骨的外侧及后侧表面。

- 内侧头：肱骨后侧面远端。

止点（全部3个头）

- 尺骨鹰嘴。

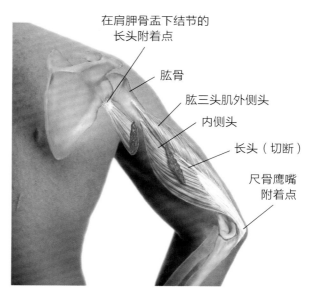

在肩胛骨盂下结节的
长头附着点

肱骨

肱三头肌外侧头

内侧头

长头（切断）

尺骨鹰嘴
附着点

图5-6 肱三头肌解剖

触诊

触诊开始于鹰嘴突，止于：①长头，肩胛骨外缘及上缘；②内侧头，肱骨上部后侧面；③外侧头，肱骨后外侧面。它整体的结构是双羽状的，并且它的主体肌纤维与肱骨平行。

 功能

伸展肘部；长头协助盂肱关节的伸展和内收。

 牵涉区

手臂背侧面近背上肩部，至手背部远端入第4、第5指；前臂掌侧面上方近肘部。

 其他肌肉检查

- 全部大臂及前臂部肌肉。
- 肩袖肌群。
- 胸小肌。
- 胸大肌。

 手法治疗

剥离

- 患者俯卧。
- 治疗师站在患者腰旁。
- 将拇指、指关节或指尖置于鹰嘴近端肌肉上。
- 将拇指、指关节或指尖用力按压组织（图5-7，5-8），沿肌肉滑动至三角肌后束附着点。
- 患者仰卧。
- 治疗师站在患者头部位置。

- 将患者的手置于同侧肩膀下（图5-9A）。
- 将掌根置于近鹰嘴处。
- 用力按入组织，沿肱三头肌滑动掌根至肩胛骨附着点（图5-9B）。

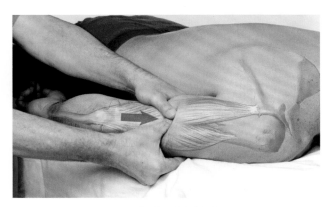

图5-7　双手拇指剥离按摩肱三头肌

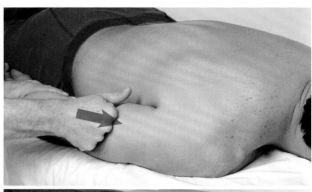

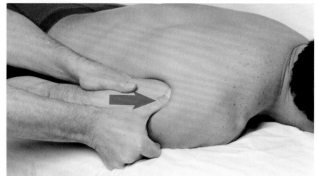

图5-8　拇指及指关节剥离按摩肱三头肌

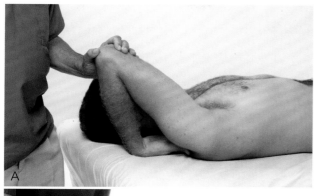

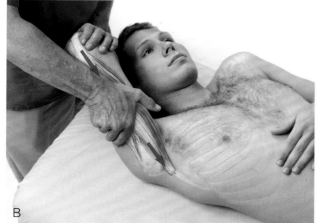

图5-9 仰卧位时用掌根剥离按摩肱三头肌：患者取治疗姿势（A）；剥离治疗（B）

肘肌

概述

肘肌（图5-10）是一块辅助肱三头肌伸展肘部的小肌肉。其疼痛只涉及局部区域。

 附着点

- 起点：肱骨外上髁后面。
- 止点：鹰嘴及尺骨后表面。

 触诊

肱骨外上髁及尺骨鹰嘴外侧远端可以触及。它的结构是融合的，肌纤维斜对前臂。

 功能

伸肘。

 牵涉区

肱骨外上髁区域。

 其他肌肉检查

- 肱三头肌。
- 斜角肌。
- 冈上肌。
- 上后锯肌。

 手法治疗

剥离

- 患者在便于操作肘关节背面的任意位置均可。

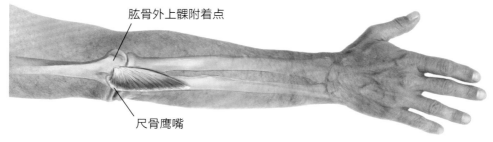

肱骨外上髁附着点

尺骨鹰嘴

图5-10 肘肌解剖，背侧观

- 将拇指置于近尺骨近端背侧正对鹰嘴远端。
- 将拇指用力按入组织，并沿肌肉（图5-11）斜对肱骨外上髁附着点滑动（一段很短的距离）。

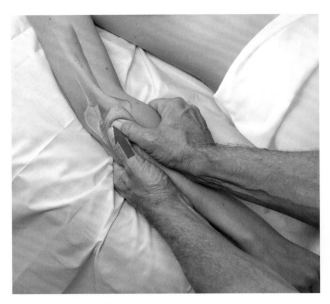

图5-11　剥离按摩肘肌

 触诊

在肱骨内侧上半部至肩胛骨喙突处可触及。它的结构是平行的，肌纤维斜行。

 功能

- 内收及屈曲盂肱关节。
- 阻抗肩关节向下脱位。

 牵涉区

上臂上部背侧面、前臂、手部以及三角肌前中束区域。

 其他肌肉检查

- 所有前臂及上臂肌肉。
- 肩袖肌群。
- 三角肌。

喙肱肌

概述

喙肱肌（图5-12）是附着于肩胛骨喙突，支持手臂、肩胛骨及胸（胸腔）复杂的三方联动的3块肌肉之一。其余两块肌肉是肱二头肌和胸小肌。

 附着点

- 起点：肩胛骨喙突。
- 止点：肱骨中部内侧。

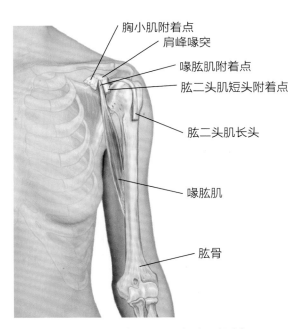

图5-12　喙肱肌解剖

手法治疗

剥离及按压

- 患者俯卧。治疗师站在患者身侧，面对患者头部。治疗师以辅助手托住患者受治疗上臂的肘部。
- 施术手（注：最靠近患者的手）以拇指适于沿肱骨内侧伸展的方式抓住上臂上部内侧。
- 拇指按压在肱二头肌下至肱骨内侧上半部，循按至喙肱肌远端附着点。
- 沿肌肉向近端滑动手指，在感到疼痛处按压至放松（图5-13）。
- 拇指最终会沿肌肉深入腋窝至喙突上方附着点。

> ⚠ **警告：** 在腋窝部的操作需注意保持与肌肉的接触，避开从喙突下进入手臂的神经及血管。

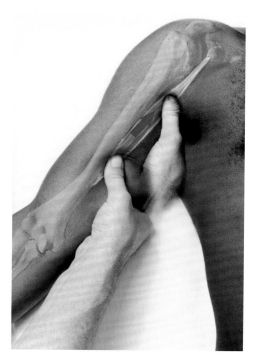

图5-13　拇指剥离及按压喙肱肌

前臂及手部肌肉

旋后肌

概述

旋后肌（图5-14）辅助肱二头肌的旋后功能。旋后肌位置较深，但可以通过按压浅表肌肉进行治疗。

 附着点

- 起点：肱骨外上髁桡侧副韧带、环状韧带以及旋后肌尺骨嵴。
- 止点：桡骨前面及外侧面。

 触诊

将患者的肘部置于伸展且旋前的位置。通过向下的桡侧头识别桡骨。通过向下的鹰嘴识别尺骨。旋后肌在尺骨与桡骨以及肘与前臂中段之间。要求患者前臂旋后并对抗这种尝试，可以感觉到肌肉收缩。

 功能

前臂（尺桡关节）旋后。

 牵涉区

肘部掌侧、外上髁上方，以及手背部拇、示指根部。

 其他肌肉检查

- 冈下肌。
- 锁骨下肌。

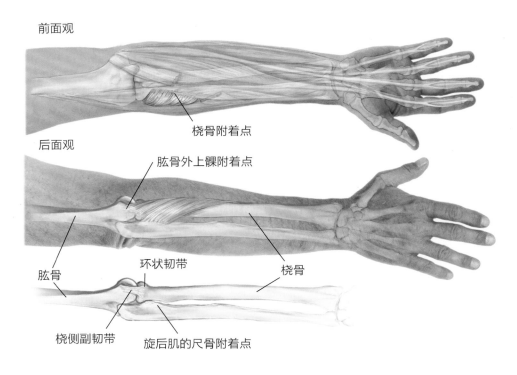

前面观

桡骨附着点

后面观

肱骨外上髁附着点

肱骨　　环状韧带　　桡骨

桡侧副韧带　　旋后肌的尺骨附着点

图5-14　旋后肌解剖

- 斜角肌。
- 肱肌。
- 肘肌。
- 肱桡肌。
- 掌伸肌群。

 手法治疗

按压

- 患者仰卧。
- 治疗师站在患者身侧臀部位置。
- 握住患者前臂使其处于旋前位，将另一只手的拇指置于肘部远端大伸肌束尺侧。
- 将伸肌束推至一边按压骨间隙。
- 用力按入组织，寻找疼痛点。保持按压直至放松（图5-15）。

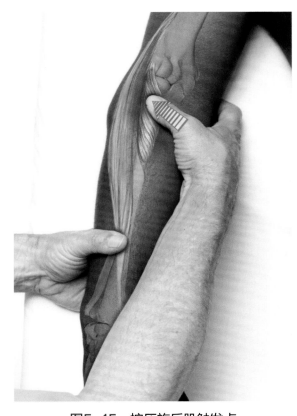

图5-15　按压旋后肌触发点

旋前圆肌

概述

旋前圆肌（图5-16）与旋后肌大小相当但功能相反。如旋后肌一样，旋前圆肌位置较深但可以通过按压浅表肌肉得到治疗。

 附着点

- 起点：浅侧头（肱骨部）起自肱骨内上髁屈肌总起点，深侧头（尺骨部）起自尺骨内侧尺骨冠突处。
- 止点：桡骨外侧面中部。

 触诊

前臂、旋前对抗阻力时可被触及。它的结构是平行的。

 功能

- 旋前前臂（桡尺关节）。

- 辅助屈肘。

 牵涉区

前臂掌侧桡侧缘上，特别是腕部，并进入拇指根部。

 其他肌肉检查

- 斜角肌。
- 冈下肌。
- 锁骨下肌。

 手法治疗

剥离

- 患者仰卧。
- 治疗师站在患者髋部旁边。
- 握住患者手臂使掌面向上，将拇指置于前臂中央肘横纹远端（图5-17）。
- 用力按入组织，沿尺骨方向过肘横纹向近端滑动拇指至其肱骨内上髁附着点。

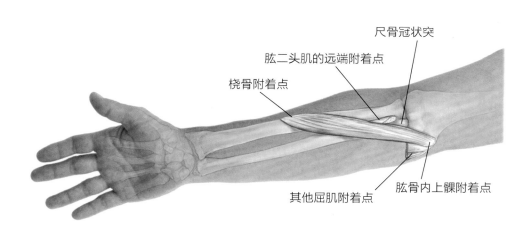

图5-16 旋前圆肌解剖，掌面（前面）观

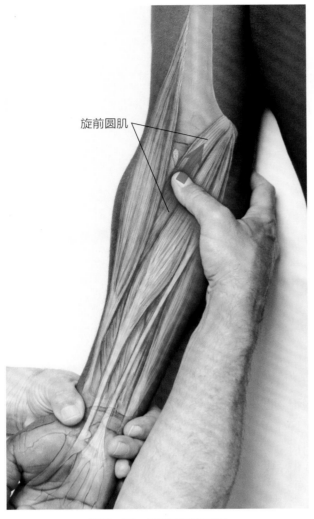

图5-17 剥离旋前圆肌

关节之间的上缘肌肉牵涉区产生一个触发点（图5-18）。

附着点

- 起点：尺骨前面远端1/4处。
- 止点：桡骨前面远端1/4处。

触诊

嘱患者完全收缩前臂，对抗旋前，你可以检查肌肉力量并感受到肌肉收缩。

功能

旋前前臂（桡尺关节）。

牵涉区

在拇指和腕部肌肉上缘。

其他肌肉检查

- 旋前圆肌。

手法治疗

治疗旋前肌和旋后肌。

拉伸和活动

- 患者仰卧。
- 治疗师立于患者身旁。
- 用远离患者的手握住患者前臂手腕部附近。
- 用靠近患者的手，像握手一样握住患者的手。
- 将手旋后再旋前。
- 换另一只手握住前臂中部，向外拉。
- 换另一只手握住肘远端，向外拉（图5-19）。

旋前方肌

概述

任何高强度的重复性旋前动作，如打网球或者在工厂工作都会使旋前肌过劳，并且在拇指到腕

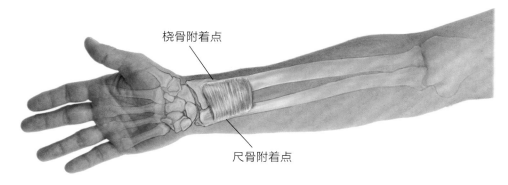

图5-18　旋前方肌解剖，掌面（前面）观

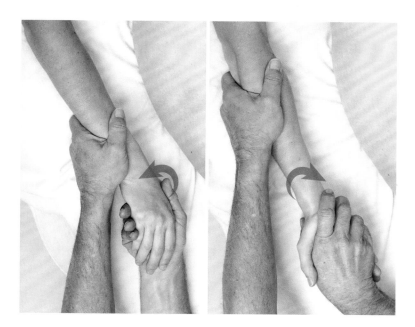

图5-19　拉伸旋前肌和旋后肌

肱桡肌

概述

肱桡肌（图5-20）是肘部的屈肌，主要作用是肱肌或肱二头肌在半旋前时肘或前臂的部分收缩。可辅助旋前旋后。由于肱桡肌的附着点离肘部支点较远，肱桡肌不能像肱二头肌或肱肌一样形成可扭转的关节。

附着点

- 起点：肱骨外上髁。
- 止点：桡骨茎突。

触诊

抗阻力收缩前臂时可以在肘和桡骨之间触及。结构是平行的，肌纤维平行于肌肉。

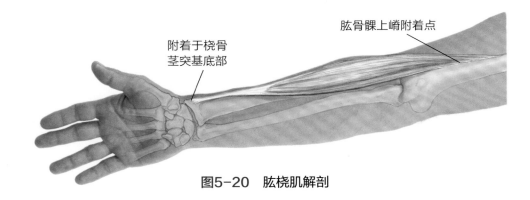

图5-20　肱桡肌解剖

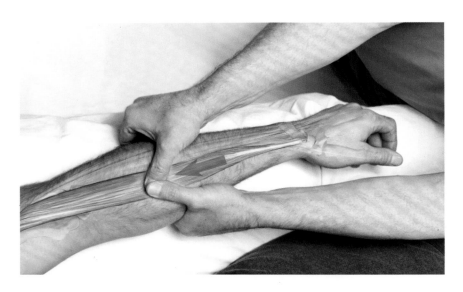

图5-21　用拇指剥离肱桡肌

功能

屈肘，并使前臂从旋后或旋前位回到中立位。

牵涉区

肘部表面，拇指和示指之间手背的表面，前臂的表面。

其他肌肉检查

- 冈下肌。
- 冈上肌。
- 斜角肌。

- 锁骨下肌。

手法治疗

剥离

- 患者仰卧。
- 治疗师立于患者身旁。
- 用拇指找到桡骨远端深部肱桡肌附着点。
- 按压内部组织，拇指（图5-21）沿肌肉跨肘推行至肱骨上附着点。

腕部和手指伸肌的概述

伸腕掌关节的和指间关节的肌肉覆盖在前臂

外侧，有前臂掌面屈肌支撑，手活动时可保持腕部稳定。它们可以接受一组深部按摩。因此，对它们的徒手治疗将放在所有单独的肌肉都操作完毕之后进行。

桡侧腕短伸肌

 附着点

- 起点：肱骨外上髁（图5-22）。
- 止点：第3掌骨底。

 触诊

腕部过伸时可以触及一束伸肌。呈单羽状结构，肌纤维与力生成轴呈一定角度，都位于肌腱的同一侧。

 功能

伸腕并使手腕向桡侧外展。

 牵涉区

手背表面。

 其他肌肉检查

- 冈上肌。
- 冈下肌。
- 喙肱肌。
- 肱肌。

 手法治疗

参考下面伸肌的手法治疗。

桡侧腕长伸肌

 附着点

- 起点：肱骨外上髁（图5-23）。
- 止点：第2掌骨底。

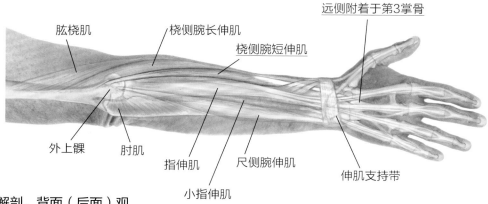

图5-22 桡侧腕短伸肌解剖，背面（后面）观

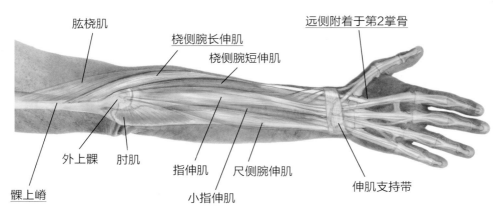

图5-23　桡侧腕长伸肌解剖，背面（后面）观

肱桡肌

桡侧腕长伸肌

桡侧腕短伸肌

远侧附着于第2掌骨

外上髁　肘肌

指伸肌　尺侧腕伸肌

小指伸肌

伸肌支持带

髁上嵴

触诊

　　过伸腕部时可触及一束伸肌。呈单羽状结构，肌纤维与力生成轴呈一定角度，位于肌腱的同一侧。

功能

　　伸腕并使腕部向桡侧外展。

牵涉区

　　肘部表面、手背桡侧和前臂背面。

其他肌肉检查

- 桡侧腕短伸肌。
- 旋后肌。
- 示指伸肌。
- 肱肌。
- 冈下肌。
- 上后锯肌。
- 斜角肌 。

手法治疗

　　参考下面伸肌的手法治疗。

尺侧腕伸肌

附着点

- 起点：肱骨外上髁和尺骨后缘（图5-24）。
- 止点：第5掌骨底。

触诊

　　过伸腕部可触及伸肌，呈羽状结构，肌纤维位于肌腱的同一侧。

功能

　　伸腕并使腕部向尺侧内收。

牵涉区

　　腕部尺侧表面。

其他肌肉检查

- 冈下肌。
- 上后锯肌。

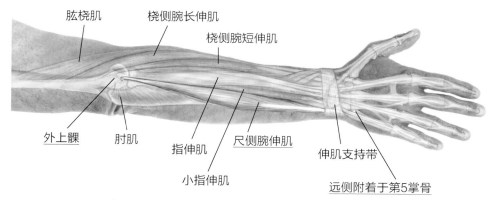

图5-24　尺侧腕伸肌解剖，背面（后面）观

 手法治疗

参考下面伸肌的手法治疗。

小指伸肌

 附着点

- 起点：肱骨外上髁（图5-25）。
- 止点：小指近端、中间和远端指骨的背侧面。

 触诊

对抗屈指时伸肌可被触及。结构为半羽状，纤维与力生成轴呈一定角度，位于肌腱的同一侧。

 功能

伸第5掌指关节和指间关节。

 牵涉区

无可述及。

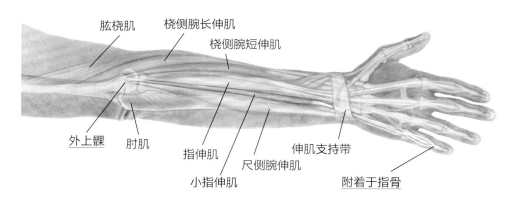

图5-25　小指伸肌解剖，背面（后面）观

手法治疗

参考下面伸肌的手法治疗。

 牵涉区

无可述及。

 手法治疗

参考下面伸肌的手法治疗。

指伸肌

 附着点

- 起点：肱骨外上髁（图5-26）。
- 止点：通过4条肌腱至第2~5指近端指骨基底部，中间指骨和远端指骨基底部。

 触诊

对抗指屈肌可触及伸肌。结构呈半羽状，纤维与力轴呈一定角度，均位于肌腱同一侧。

 功能

伸第2~5掌指关节及指间关节。

示指伸肌

 附着点

- 起点：前臂骨间膜及尺侧后表面（图5-27）。
- 止点：示指腱膜后表面。

 触诊

嘱患者伸示指，固定手背远端肌腱，嘱患者交替放松收缩肌肉，仔细触摸。

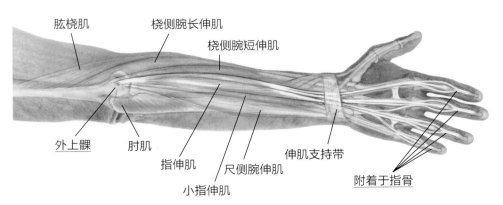

肱桡肌　　桡侧腕长伸肌　　桡侧腕短伸肌

外上髁　　肘肌　　指伸肌　　尺侧腕伸肌　　伸肌支持带　　附着于指骨

小指伸肌

图5-26　指伸肌解剖，背面（后面）观

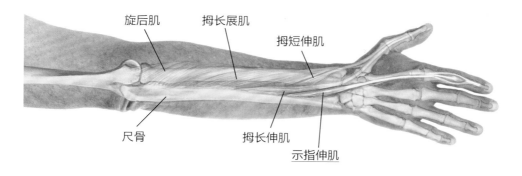

旋后肌　　拇长展肌　　拇短伸肌

尺骨　　拇长伸肌

示指伸肌

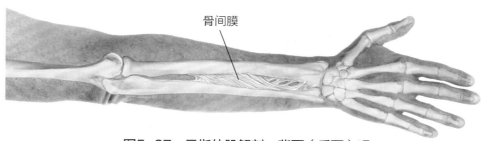

骨间膜

图5-27　示指伸肌解剖，背面（后面）观

 功能

伸第2掌指关节及指间关节。

 牵涉区

手背及示指背侧。

 其他肌肉检查

- 喙肱肌。
- 锁骨下肌。

 手法治疗

参见下面伸肌的手法治疗。

拇短伸肌

 附着点

- 起点：桡骨后面远端1/3及骨间膜（图5-28）。
- 止点：拇指近节指骨。

 触诊

拇指伸肌背侧可触及肌腱。结构是汇聚的，肌纤维与肌肉平行。

 功能

屈伸拇指。

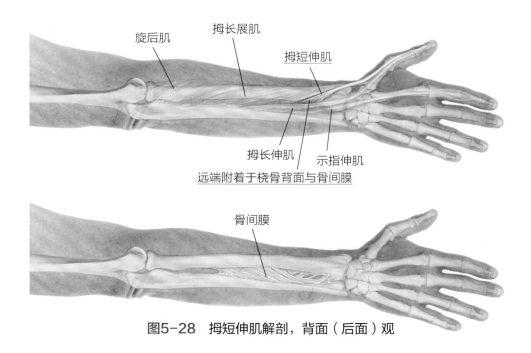

图5-28　拇短伸肌解剖，背面（后面）观

 牵涉区

无可述及。

 其他肌肉检查

无。

 手法治疗

参见下面伸肌的手法治疗。

拇长伸肌

 附着点

• 起点：尺骨的后表面与骨间膜的中1/3（图

5-29）。

• 止点：拇指远端指间关节基底部。

 触诊

伸拇指时，手背部距拇短伸肌腱约2.5cm处可以触及。结构是收敛的，纤维平行于肌肉。

 功能

伸拇指指间关节及掌指关节。

 牵涉区

无可述及。

 其他肌肉检查

无。

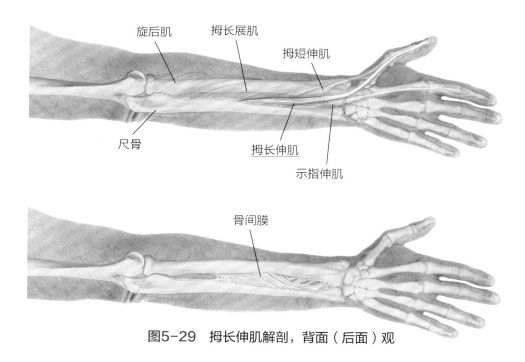

旋后肌　拇长展肌
拇短伸肌
尺骨
拇长伸肌
示指伸肌

骨间膜

图5-29 拇长伸肌解剖，背面（后面）观

拇长展肌

 附着点

- 起点：桡骨、尺骨的背面中1/3和前臂骨间膜（图5-30）。
- 止点：第1掌骨底部外侧。

 触诊

　　可在第1掌骨触及其肌腱。结构是收敛的，纤维与肌肉平行排列。

 功能

　　外展拇指。

 牵涉区

　　无可述及。

 其他肌肉检查

　　无。

 手法治疗

　　参见下文伸肌的手法治疗。

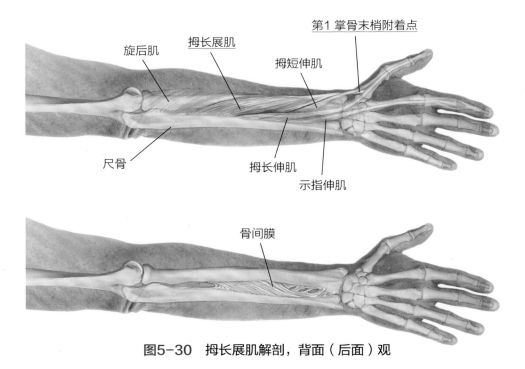

图5-30 拇长展肌解剖，背面（后面）观

腕部和手指伸肌的手法治疗

单个伸肌的剥离按摩

- 患者仰卧，前臂和手掌旋前，肘部微屈。
- 治疗师立于患者髋旁。
- 一手握住患者的手以固定其手臂和手腕。
- 并将拇指紧靠患者尺骨头。
- 用另一手拇指紧按局部组织，并向肱骨外上髁推动（图5-31）。
- 将拇指稍向尺侧移动，重复此操作，要求其运动轨迹平行于上一动作。
- 沿平行方向重复相同操作，直至覆盖整个前臂（背侧）的伸肌。

伸肌群的剥离按摩

- 患者仰卧。
- 治疗师立于患者髋旁。
- 将指关节或掌根放置在患者手腕背面。
- 紧贴组织，缓慢沿肘部肌群向肱骨远端滑动指关节（图5-32）或掌根。

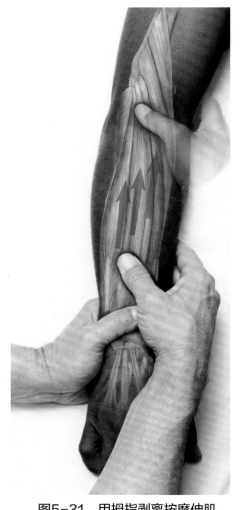

图5-31 用拇指剥离按摩伸肌

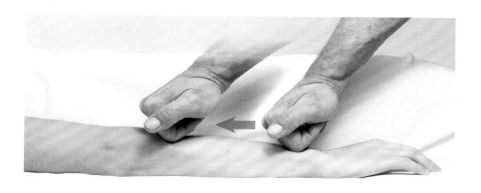

图5-32 用指关节剥离按摩伸肌

腕部和手指屈肌的概述

大多数手腕和手指的屈肌肌腱穿过腕管，即由腕骨和屈肌支持带形成的通道（图5-33）。当这些肌腱肿胀时，它们可以刺激正中神经，引发腕管综合征。放松前臂屈肌可防止这种情况的发生。屈肌也和伸肌一样，可成组进行深部按摩。手法治疗将在单独介绍每个肌肉后统一陈述。

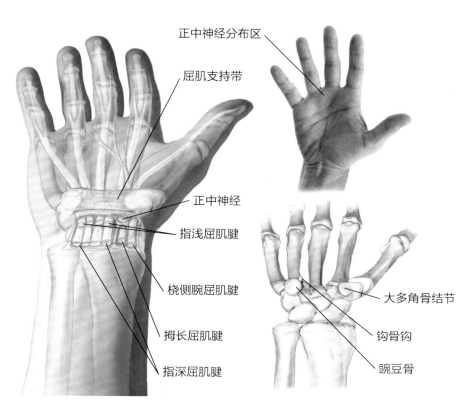

图5-33 腕管和屈肌支持带，掌面（前面）观

屈肌支持带（腕横韧带）

触诊

尺侧在钩骨钩和豌豆骨之间可触及；桡侧在大多角骨的结节处可触及。

功能

束缚其下的指屈肌腱、桡侧腕屈肌腱和正中神经，并形成腕管。

牵涉区

无可述及。

手法治疗

横向纤维深部按摩

- 患者仰卧，前臂掌侧向上。
- 将拇指放置于掌侧腕远端2.5cm处。
- 由远端向近端做一系列的平行滑动（图5-34），从掌腕一侧到另一侧，以伸展韧带。

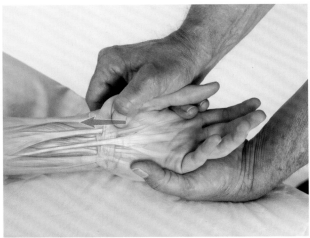

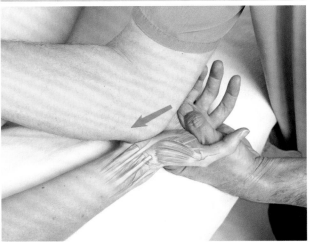

图5-34　用拇指和肘部拉伸屈肌支持带

掌长肌

概述

掌长肌（图5-35）是唯一位于屈肌支持带表面的手部屈肌。屈腕时显露明显。一些人可能会一侧或两侧缺失。由于屈腕动作是由其他肌肉协同完成，因此它并不是一个"必要"的肌肉，甚至外科医生有时会将其用于修复其他位置。

附着点

- 起点：肱骨内上髁。
- 止点：手腕、掌腱膜和屈肌支持带。

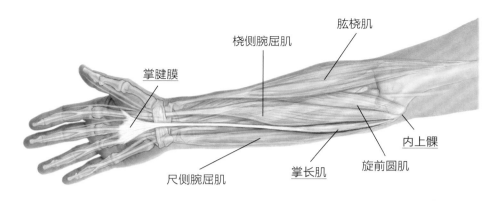

图5-35 掌长肌解剖，掌侧（前面）观

触诊

屈腕时可触及其肌腱。为平行结构，纤维平行于肌肉排列。

功能

- 紧张掌腱膜。
- 屈掌。

牵涉区

刺痛感沿着前臂掌侧面传递并集中在手掌。

其他肌肉检查

- 所有前臂屈肌。
- 旋前圆肌。
- 前锯肌。
- 胸大肌和胸小肌。

手法治疗

参见下文屈肌的手法治疗。

桡侧腕屈肌

附着点

- 起点：肱骨内上髁的屈肌共同起点（图5-36）。
- 止点：第2、3掌骨基底部的前面。

触诊

屈腕和手指抵抗时可被触及。呈羽状结构，肌纤维与中心腱呈一定角度排列。

功能

屈腕，使腕关节向桡侧外展。

牵涉区

从掌侧腕中央到桡侧。

其他肌肉检查

旋前圆肌。

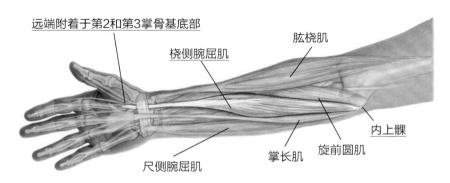

远端附着于第2和第3掌骨基底部

桡侧腕屈肌

肱桡肌

内上髁

尺侧腕屈肌

掌长肌

旋前圆肌

图5-36　桡侧腕屈肌解剖，掌侧（前面）观

 手法治疗

参见下文屈肌的手法治疗。

尺侧腕屈肌

 附着点

- 起点：肌肉的肱骨头至肱骨内上髁，肌肉的尺骨头至尺骨鹰嘴和尺骨后缘上3/5处（图5-37）。
- 止点：豌豆骨，掌骨间韧带，第5掌骨基底部。

 触诊

屈腕和手指抵抗时可被触及。为平行结构，肌

纤维呈单羽状排列。

 功能

屈腕，使腕关节向尺侧内收。

 牵涉区

手腕尺侧和掌侧。

 其他肌肉检查

- 胸小肌。
- 上后锯肌。

 手法治疗

参见下文屈肌的手法治疗。

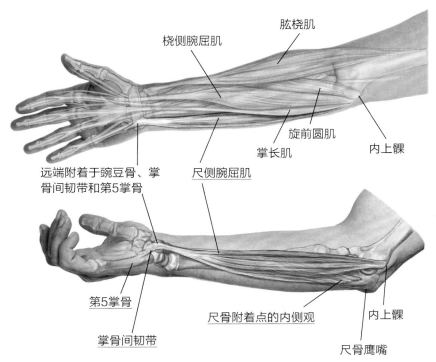

图5-37 尺侧腕屈肌解剖，掌侧（前面）观和尺侧（内侧）观

指深屈肌

附着点

- 起点：尺骨上3/4及骨间膜（图5-38）。
- 止点：除拇指外其余四指远节指骨底。

触诊

屈腕和手指抵抗时可被触及。为平行结构，肌纤维呈羽状排列。

功能

屈第2~5指间关节末端，协助近端指间关节、掌指关节和腕关节屈曲。

牵涉区

无可述及。

其他肌肉检查

无。

手法治疗

参见下文屈肌的手法治疗。

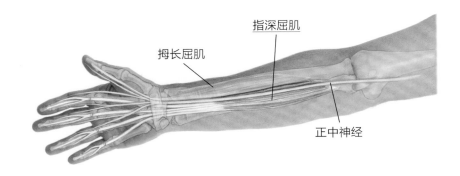

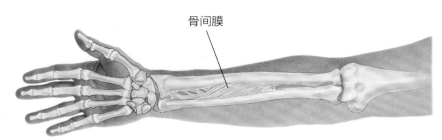

图5-38 指深屈肌解剖，掌侧（前面）观

指浅屈肌

附着点

- 起点：肱尺头起于肱骨内上髁、尺骨冠状突内侧缘和腱弓之间；桡骨头起于前斜线与桡骨外侧缘中1/3处（图5-39）。
- 止点：4个分支肌腱，从深肌腱的两侧穿过，止于第2~5指中节指骨两侧。

触诊

屈腕和手指抵抗时可被触及。为平行结构，肌纤维呈单羽状排列。

功能

屈曲第2~5指近端指间关节；协助屈曲掌指关节和腕关节。

牵涉区

无可述及。

其他肌肉检查

无。

手法治疗

参见下文屈肌的手法治疗。

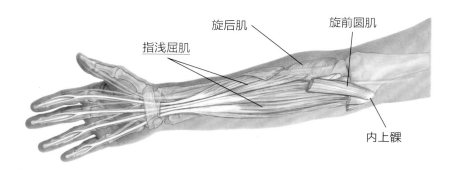

图5-39 指浅屈肌解剖，掌侧（前面）观

拇长屈肌

 附着点

- 起点：桡骨中1/3前表面和骨间膜（图5-40）。
- 止点：拇指末节指骨。

 触诊

屈腕和手指抵抗时可被触及。为单羽状结构，肌纤维平行排列。

 功能

屈拇指末节指间关节。

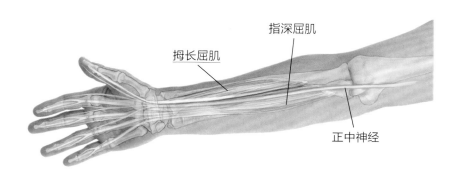

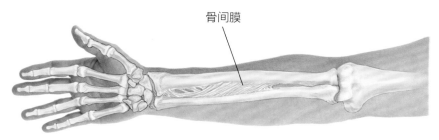

图5-40 拇长屈肌解剖，掌侧（前面）观

牵涉区

穿过拇指掌侧直达指端。

 其他肌肉检查

- 斜角肌。
- 锁骨下肌。

 手法治疗

参见下文屈肌的手法治疗。

手、腕部和手指屈肌的手法治疗

屈肌群的剥离按摩

- 患者仰卧。
- 治疗师立于患者身髋旁。
- 一手握持患者的手，并稳定其手臂。
- 将（另一手的）指关节或掌根置于患者腕部掌侧面上。
- 紧按局部组织，并沿肌群向肘部方向推动指关节或掌根至肱二头肌远端（图5-41）。

单个伸肌的剥离按摩

- 患者仰卧。
- 治疗师立于患者髋旁。
- 一手握持患者的手，并稳定其手臂将（另一手的）拇指、指关节或指尖置于患者腕部尺侧面接近桡骨远端的部位。
- 紧按局部组织并（将拇指、指关节或指尖）（图5-42）沿桡骨推动至肱骨外上髁掌侧。
- 从稍微靠近手腕中心点开始，平行于上一次的运动轨迹，重复此动作，止于肱二头肌基底部。
- 重复相同动作，沿着平行路径，直至覆盖整个前臂的（掌）屈肌（最后运动轨迹应沿着尺骨）。

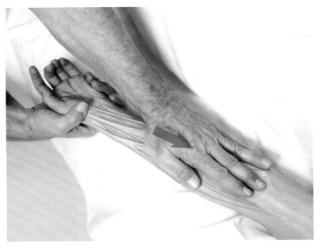

图5-41 移动按压屈肌

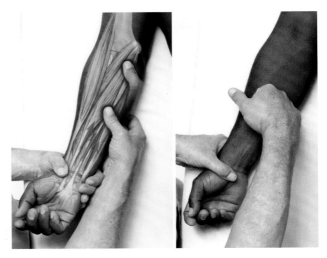

图5-42 用拇指或指关节剥离按摩屈肌

手部的肌肉

拇指肌

人类区别于其他动物最显著的特征之一，是拥有与其他手指相对的拇指，并且我们会频繁地用到它。这一点每个按摩治疗师都清楚地知道。由于过度使用而造成拇指肌肉的疼痛、压痛点和触发点是很常见的。拇指区的疼痛也可能是腕管综合征的症状，因此仔细检查和彻底治疗拇指肌肉和前臂肌肉是非常重要的。

　　拇指的主要肌肉（拇展肌和拇对掌肌）在腕远端拇指基底部形成一个厚的肌肉束，这些肌肉组成了鱼际（示意图5-6，5-10），通常又被称为拇指球。

拇收肌

附着点

由两个头组成

起点
- 横头起自第3掌骨体（图5-43）。
- 斜头起自第2、3掌骨基底部前面。

止点
- 两头均止于拇指近端指骨内侧及掌指关节内侧籽骨。

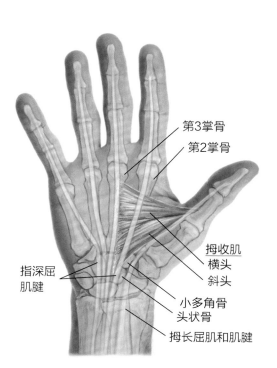

第3掌骨
第2掌骨

拇收肌
横头
斜头

指深屈
肌腱

小多角骨
头状骨

拇长屈肌和肌腱

图5-43 拇收肌解剖

触诊

　　远端可触及大鱼际；结构稍微收敛，肌纤维平行于肌肉排列。

功能

　　向腕掌关节内收拇指，协助掌指关节屈曲。

牵涉区

　　拇指基底部掌侧和背侧。

其他肌肉检查

- 拇对掌肌。
- 旋后肌。
- 肱桡肌。
- 肱肌。
- 冈下肌。
- 锁骨下肌。
- 斜角肌。

手法治疗

　　参见下文拇指掌侧肌肉的手法治疗。

拇短屈肌

附着点

- 起点：浅层起自大多角骨和屈肌支持带，深层起自小多角骨和头状骨（图5-44）。
- 止点：拇指近端指骨基底部。

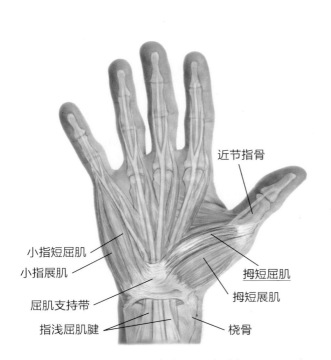

图5-44　拇短屈肌解剖

小指短屈肌
小指展肌
屈肌支持带
指浅屈肌腱

近节指骨
拇短屈肌
拇短展肌
桡骨

其他肌肉检查

无。

手法治疗

参见下面掌侧拇指肌肉的手法治疗。

拇短展肌

附着点

- 起点：大多角骨、舟骨结节和屈肌支持带（图5-45）。
- 止点：拇指近端指骨外侧基底部。

触诊

可在大鱼际中央被触及。呈收敛型结构，肌纤维平行于肌肉排列。

功能

外展拇指腕掌关节。

牵涉区

无可述及。

其他肌肉检查

无。

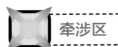

触诊

可在大鱼际最远侧被触及。为平行结构，肌纤维平行于肌肉排列。

功能

屈拇指掌指关节。

牵涉区

无可述及。

手法治疗

参见下文拇指掌侧肌肉的手法治疗。

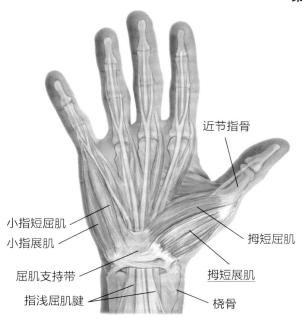

近节指骨

小指短屈肌

小指展肌

屈肌支持带

指浅屈肌腱

拇短屈肌

拇短展肌

桡骨

图5-45　拇短展肌解剖

拇对掌肌

附着点

- 起点：大多角骨嵴和屈肌支持带（图5-46）。
- 止点：第1掌骨体外侧。

触诊

　　可在大鱼际最近侧被触及。呈收敛型结构，肌纤维平行于肌肉排列。

功能

　　将拇指基底部向腕掌关节掌侧伸展，使拇指与其他四指呈对掌位。

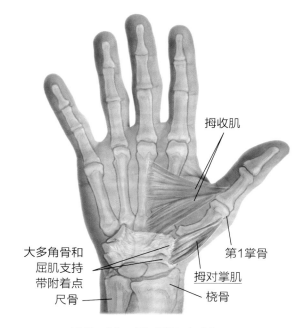

拇收肌

大多角骨和
屈肌支持
带附着点

尺骨

第1掌骨

拇对掌肌

桡骨

图5-46　拇对掌肌解剖

牵涉区

　　拇指外侧表面与邻近桡骨头的腕部。

其他肌肉检查

- 拇收肌。

- 冈下肌。
- 肱肌。
- 肩胛下肌。
- 锁骨下肌。
- 斜角肌。
- 上后锯肌。

拇指掌侧肌肉的手法治疗

按压触发点

- 治疗师一手握住患者的手，并使其掌心向上，用另一手拇指寻找患者大鱼际的触发点（图5-47）。
- 拇指按压局部，持续按压直至放松。

剥离

- 患者可采用一切便于操作的体位。
- 紧握患者的手，使患者掌心朝向治疗师，把拇指放于大鱼际底部（图5-48）。
- 用力按压局部，并向第1掌指关节径向滑动。
- 向远端沿平行方向重复此操作（图5-49）。
- 持续上述操作，直至覆盖整个大鱼际。

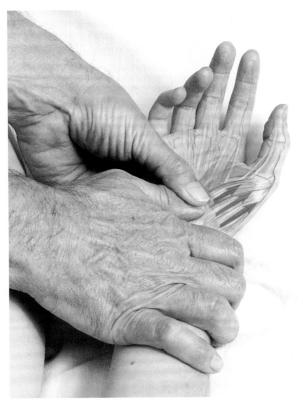

图5-48　（用辅助拇指）从拇对掌肌开始剥离按摩大鱼际

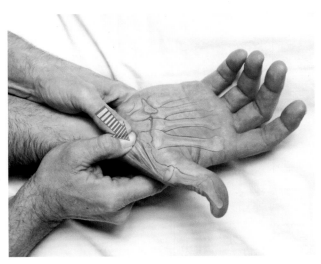

图5-47　按压拇对掌肌触发点

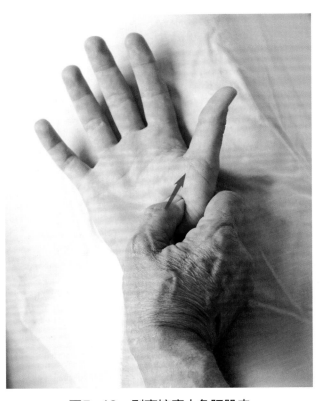

图5-49　剥离按摩大鱼际肌肉

手部骨间肌

概述

骨间掌侧肌收缩时可使第2、4、5指向手中线内收；骨间背侧肌能以中指中线为中心外展第2、3、4指。

 附着点

骨间背侧肌（4个）（图5-50）
- 起点：相邻掌骨两侧。
- 止点：近端指骨基底部及指背腱膜，第1骨间背侧肌止于第2指骨桡侧，第2骨间背侧肌止于第3指骨桡侧，第3骨间背侧肌止于第3指骨尺侧，第4骨间背侧肌止于第4指骨尺侧。

骨间掌侧肌（3个）（图5-51）
- 起点：第2、4、5掌骨掌侧面。
- 止点：第1骨间掌侧肌止于第2指骨尺侧基底部，第2、第3骨间掌侧肌分别止于第4、5指骨桡侧。

 触诊

在手掌部或背部的掌骨间皆可触及。结构由单羽状（全部位于肌腱同侧）向羽状结构［纤维与力生成轴呈一定角度（羽状角），最后嵌入中心腱］变化。

 功能

背侧肌：以手中线（第3指或第3、4指并拢后的中轴线）为中心外展第2~4指；注意第2、3骨间肌能够使第3指向两个方向外展，但仅限于单独运动时。

掌侧肌：使第2、4、5指向手中线（第3指中线）内收。

 牵涉区

对应手指的边缘。

 其他肌肉检查

- 冈下肌。
- 斜角肌。
- 锁骨下肌。
- 胸大肌。
- 胸小肌。

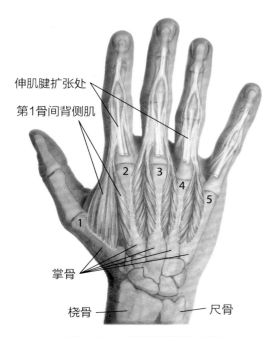

图5-50 骨间背侧肌解剖

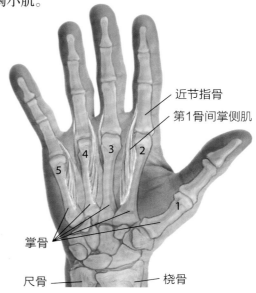

图5-51 骨间掌侧肌解剖

- 喙肱肌。
- 前锯肌。

 手法治疗

手部骨间掌侧肌

剥离

- 患者仰卧（也可以取坐位，或便于对掌部施术的任何体位）。
- 治疗师立于患者旁，靠近其肩部。
- 治疗师将拇指放在患者手掌第1、2掌指关节之间。
- 按压局部组织，并沿第1、2掌骨向大鱼际推动。
- 向尺侧移动拇指，在每一对掌骨间重复此过程（图5-52），直至处理完整个手掌。

手部骨间背侧肌

剥离

- 患者仰卧（也可以取坐位，或便于对手背部施术的任何体位）。
- 治疗师立于患者旁，靠近患者髋部。
- 治疗师用手握住并固定患者的手。
- 另一手将拇指放在患者手背部第1、2掌骨之间（即拇指和示指之间），邻近掌指关节。
- 按压局部组织，并沿拇、示指之间（图5-53）向组织末端滑动。
- 在每一对掌骨间重复此过程，直至处理完整个手背（图5-54）。

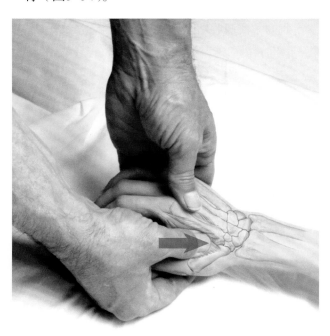

图5-53　剥离按摩第1骨间背侧肌

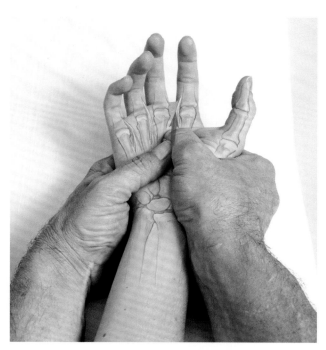

图5-52　在第2与第3掌骨间剥离按摩骨间掌侧肌

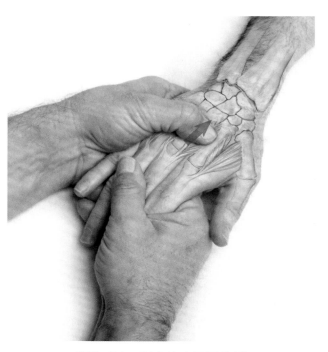

图5-54　剥离按摩骨间背侧肌

手蚓状肌（图5-55）

手蚓状肌与骨间肌共同作用使手指的功能更加精细，它们的特异之处在于只连接到肌腱而非骨上。

 附着点

- 起点：外侧两条起自指屈肌腱桡侧；内侧两条起自指深屈肌腱2、3和3、4腱相邻的两侧。
- 止点：第2~5指近侧指骨背侧伸肌腱的桡侧。

 功能

屈曲掌指关节，伸展指间关节。

小指短屈肌

 附着点

- 起点：钩骨钩（图5-56）。
- 止点：第5近节指骨外侧缘。

 触诊

在手掌钩骨与第5指基底部之间可触及。为平行结构，肌纤维平行于肌肉。

 功能

屈曲第5指掌指关节。

 牵涉区

该肌肉未记载触发点。

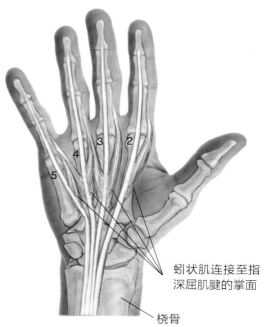

蚓状肌连接至指深屈肌腱的掌面

桡骨

蚓状肌在背侧伸肌腱扩张处的附着点

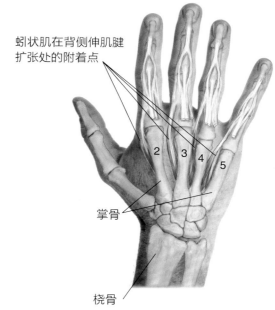

掌骨

桡骨

图5-55　手蚓状肌解剖

 其他肌肉检查

无。

 手法治疗

无。

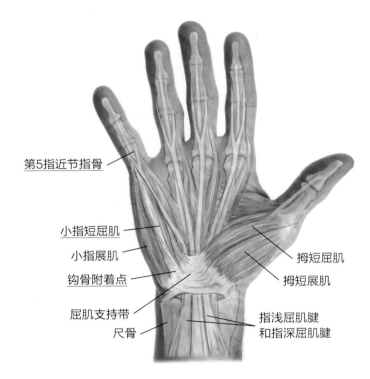

图5-56 小指短屈肌解剖

小指展肌

概述

如果有第6指的话，小指展肌（图5-57）会成为它的半个骨间背侧肌。它典型的触发点位于肌腹部中央，可在背侧触及。

 附着点

- 起点：豌豆骨及豌豆骨钩骨韧带。
- 止点：第5近节指骨基底部尺侧。

 牵涉区

小指外侧及背侧面。

 其他肌肉检查

- 胸小肌。
- 上后锯肌。
- 背阔肌。
- 肱三头肌。
- 指屈肌。

 手法治疗

钳压

- 患者可采取便于治疗手部尺侧的任意体位。
- 以辅助手握持并稳定患者的手。
- 以拇、示指循按小指展肌背侧以找到触发点（图5-58）。
- 持续按压直至放松。

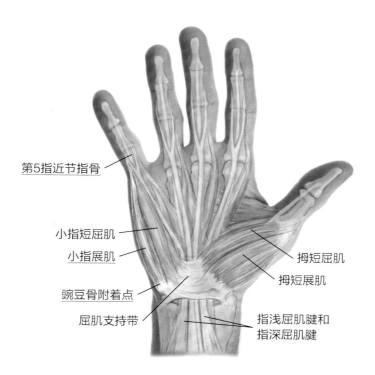

第5指近节指骨

小指短屈肌

小指展肌

豌豆骨附着点

屈肌支持带

拇短屈肌

拇短展肌

指浅屈肌腱和
指深屈肌腱

图5-57 小指展肌解剖

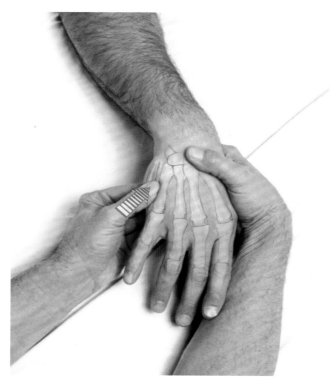

图5-58 钳压小指展肌触发点

章节回顾

病案学习

S.H.，30岁，女性，电子厂包装工。她在过去6年每天进行8小时的重复性劳动。她正在为从手臂放射至手部的疼痛求按摩治疗。她的腕部有时会感受到刺痛及麻木，并自述有时握拳困难，她认为自己患有腕管综合征，但还没就医确诊。她的同事向她推荐按摩治疗，但她之前没有接受过按摩治疗。她在第一疗程接受了针对头、颈、肩以及上肢的瑞典式按摩来放松以及适应按摩疗法。在开始上臂及手部的剥离疗法之前，先对上背及肩部肌肉的深层组织进行15分钟的治疗。其右侧肱肌在肱桡肌起点下触痛明显，并且疼痛波及肘部，沿上臂向下放射。在她的疼痛耐受限度下进行重按及剥离疗法，在疗程结束后疼痛得到缓解。她谈到就医的问题，并坚持从事现有工作，她同意在下次到访前就医，并于两周前预约。医生建议她可以同时采用冷敷止痛。由于经过上个疗程疼痛得到缓解，她已经同意在不久的将来接受每月两次的治疗方案。

M.O.,LMBT

问题回顾

1. ____部位的神经卡压可能引起大臂及手部疼痛。

    A. 颈根   B. 胸廓出口

    C. 喙突胸小肌附着点   D. 以上都是

2. ____肌肉的触发点可能会引起大臂和(或)手部的相关疼痛。

    A. 颈部   B. 腰椎部

    C. 股四头肌   D. 髂后上棘

3. 以下哪块肌肉附着于肩胛骨喙突？

    A. 锁骨下肌   B. 胸大肌

    C. 胸小肌   D. 前锯肌

4. 手掌是前臂____面的反射区。

    A. 前侧   B. 后侧

    C. 上侧   D. 下侧

5. ____是有力并有效的肘屈肌之一。

    A. 锁骨下肌   B. 大圆肌

    C. 股二头肌   D. 肱肌

6. 下列____症状导致肌腱发炎及水肿会压迫正中神经。

    A. 中耳炎   B. 胸廓出口综合征

    C. 腕管综合征   D. 静脉炎

7. 以下＿＿＿显著特征将人类与其他物种区别开。

    A. 对指运动   B. 乳腺

    C. 羽状肌   D. 筋膜

8. 鱼际隆起定位在＿＿＿。

    A. 拇指基底部   B. 指尖

    C. 小指第1关节   D. 手掌中侧

9. 手部蚓状肌附着于＿＿＿＿。

    A. 掌指关节   B. 近肌腱部

    C. 喙突   D. 第1及第2指

10. ＿＿＿＿时伸肌可被触及并呈团状。

    A. 关节断裂   B. 收缩肱三头肌

    C. 腕关节过伸   D. 腕关节过屈

第6章

脊椎

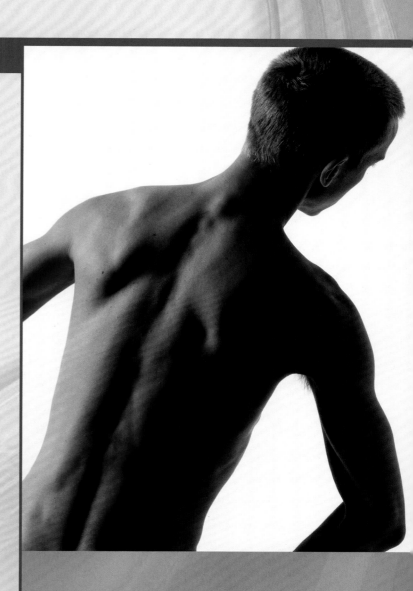

学习目标

通过本章的学习，应掌握以下内容。

■ 熟悉脊柱肌肉的解剖名称。

■ 触诊脊柱的肌肉。

■ 确定脊柱肌肉的起点和止点。

■ 解释肌肉的动作。

■ 描述患者的疼痛区。

■ 回顾脊柱肌肉相关联的协同肌和拮抗肌。

■ 认识脊柱的危险区域、禁忌证和按摩治疗的伦理注意事项。

■ 熟练掌握脊柱肌肉的手法治疗技术。

区域概况在示意图6-1～6-3之后，第213页开始。

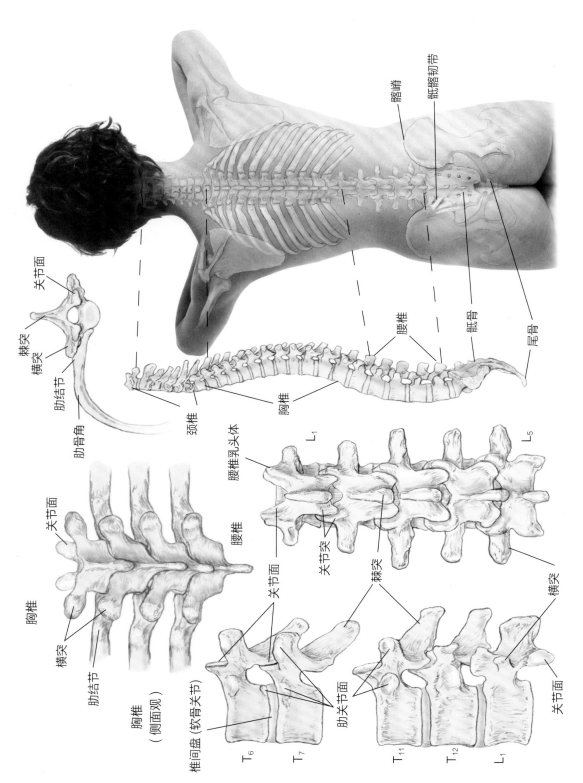

关节面

棘突

横突

肋结节

肋骨角

颈椎

胸椎

腰椎

腰椎乳头体

髂嵴

骶髂韧带

骶骨

尾骨

L₁

L₅

关节面

胸椎

横突

肋结节

胸椎
（侧面观）

椎间盘（软骨关节）

T₆

T₇

关节面

关节突

棘突

肋关节面

T₁₁

T₁₂

L₁

横突

关节面

腰椎

示意图6-1　背部骨骼特征

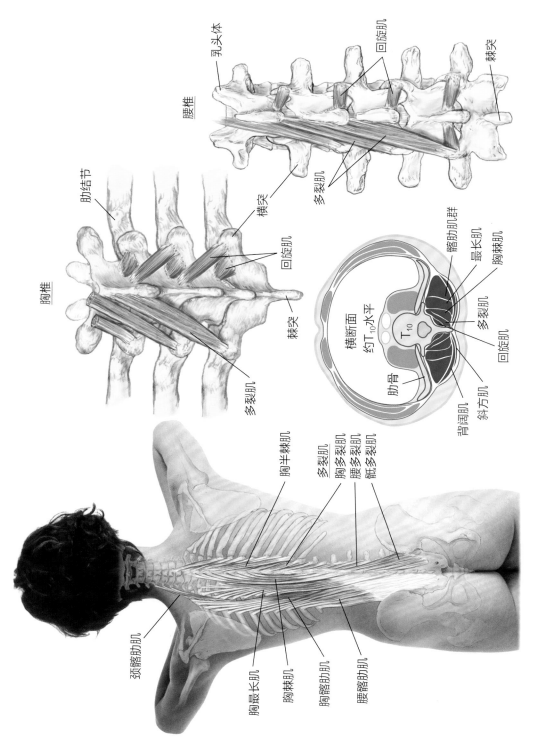

乳头体　回旋肌　棘突

腰椎

肋结节

横突　回旋肌

胸椎　棘突

多裂肌

多裂肌

髂肋肌肌群
最长肌
胸棘肌

横断面
约T₁₀水平

T₁₀

多裂肌

回旋肌

肋骨

背阔肌

斜方肌

胸半棘肌

多裂肌
胸多裂肌
腰多裂肌
骶多裂肌

颈髂肋肌

胸最长肌

胸棘肌

胸髂肋肌

腰髂肋肌

示意图6-2　背部肌肉

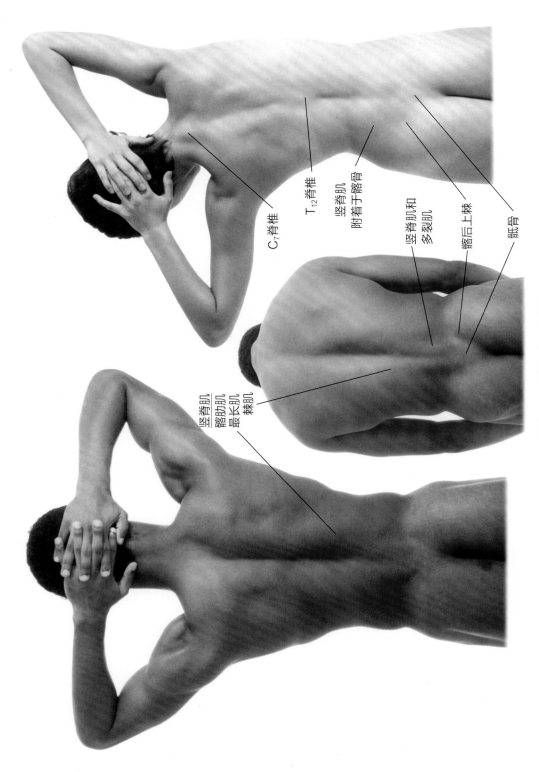

示意图6-3　背部表面解剖

区域概况（示意图6-1～6-3）

脊柱（脊椎）分为5个区域。

- 颈椎，有7块椎骨（$C_1 \sim C_7$）
- 胸椎，有12块脊椎和连接的肋骨（$T_1 \sim T_{12}$）
- 腰椎，有5块椎骨（$L_1 \sim L_5$）
- 骶骨，5块融合椎体。
- 尾骨，通常由4块椎骨构成。

虽然基本结构和功能相似，但椎体在不同区域的大小和形状差别很大，其中颈椎最小，腰椎最大。

刚刚出生时，新生儿的脊柱一般都呈现"C"字形的向后弯曲的屈曲状态。当小儿逐渐可以抬头、坐直、行走后，脊柱的曲度就会继续变化发展。成人脊柱大致分为5个部分，因此，形成了4个生理弯曲。颈椎及腰椎的生理曲度变为向前弯曲，同时胸椎、骶椎、尾椎保持了最初的向后弯曲的原貌。如果脊柱过度弯曲或变平（如驼背、脊柱前凸），或者有其他畸形如脊柱侧凸，经常会威胁到人体姿势的完整性、良好姿态的修复和保持——这恰恰是一些姿势相关性形体训练的目的。然而，应时刻牢记，我们只是推拿治疗师，不是奇迹创造者。我们并不能"手到病除"所有脊柱姿态变异产生的问题；不仅如此，也并不是每一个脊柱姿态异常的人都有相关的疼痛——反倒是那些确实有病痛的人，很可能并没有任何脊柱的姿态异常。在一些病例中，我们发现儿童时期进行姿势矫正往往具有最佳的疗效。真正做到骨骼正畸是超出我们治疗范围的，我们可以通过按摩和推拿来缓解肌肉紧张和增加机体活动度。一旦患者的骨质接近成人，骨骼停止生长，在矫正骨骼姿态异常方面，我们能做的将非常有限。虽说可以缓解疼痛，但使每一位前来求治的骨骼姿态异常的患者都能得到改善，这并不现实。

脊柱的大部分椎间关节有两种类型。

- 相邻椎体之间的软骨关节被称为椎间盘。它们是由纤维软骨周围的凝胶填充椎间盘，以支持大部分的重量。

- 邻近椎体的关节突关节可以主导各种运动。

相邻的椎体，通过上方和下方的关节突关节来连接。此外，胸椎在左右两侧还通过关节突关节与肋骨相连。

不同脊柱区域椎骨间关节的形状和方向的变化决定了脊柱的类型和运动范围。

这些运动如下。

- 弯曲。
- 扩展（和过伸）。
- 横向屈曲（左、右，有时称为横向弯曲）。
- 旋转（向左和向右）。

颈椎区是唯一一个能进行全方位脊柱运动的区域。其他区域的椎体运动限制在一个或多个方向。在胸椎棘突呈大幅向下方向，可以防止该区域过伸。腰部关节面在矢状面几乎是垂直的，"锁定"于骶骨从而限制旋转。18～30岁由于骶骨和尾骨在椎骨融合，那些区域无法运动，虽然它们相对于相邻的区域有移动。例如，尾骨通过韧带与骶骨相连，并且可以根据压力来调整其运动幅度。

腰背部是最经常受伤的，它比脊柱的其余部分承受更多的重量。然而，颈椎是最微妙的，移动性最好的，并包围复杂的解剖结构（第3章）。它们也很容易受伤。

在脊柱按摩的禁忌证与身体其他部位的一般禁忌证相同（在骨折区域禁止按摩，当有传染病或正在发热禁止按摩，有出血禁止按摩，等等）。避免对患有骨质疏松症或其他可能导致骨质脆弱的患者进行深度按摩。小心驶得万年船。

注：在本章中使用术语"头部"（对应头侧）和"近尾侧"（对应尾部，即尾骨）。

词源：希腊语*kephal*（头），拉丁文*cauda*（尾）。

为了刺激局部血流量和放松浅表肌肉，治疗前在特定区域做一些辅助工作可以帮助治疗。这些操作可包括轻抚法、揉捏法、揉捏、敲击，但不要过度使用润滑油，因为它会妨碍之后特定区域的治疗。肌筋膜伸展是准备治疗背部时有帮助的一个手法。

手法治疗

背部肌筋膜拉伸

* 患者俯卧。
* 治疗师站在患者身旁。
* 将最靠近患者头部的手放在腰椎外侧的椎骨上，手指位于髂嵴外侧，与骶骨相对应。
* 另一只手交叉越过第一只手，平放在胸区第3或第4肋的底部。
* 让你的手陷进组织直到感觉与浅筋膜组织接触。
* 在相反的方向用足够的力度按压来拉伸浅筋膜组织（图6-1）。
* 保持，直到感觉组织明显松解。
* 双手移动到旁边一掌的距离重复手法。
* 双手向头侧移位，使下端的手停留在下3~4肋，头部的手停留在第3~6肋，双手都放在脊椎的外侧。
* 重复手法。
* 重复手法，横向移动手。
* 在对侧重复整个过程。

浅部的竖脊肌

在观察整个身体的脊柱结构时，我们需要记住两个事实。

* 身体的重心在骨盆区域，脊柱的前方。
* 正如我们在第4章指出的，整条手臂和肩膀的结构附着在脊柱前方的胸锁关节。
* 大部分的头骨、肋骨和胸腔内容物的重量也压在脊椎前方。

其含义是，脊柱以及附着其上的肌肉组织，必须能通过完整性来对抗前方的拉力。因为我们的眼睛位置在身体的正面，以及肩部和手臂的位置的关系，决定了我们做任何动作都需要用到转动头部、移动胳膊，向前、下和内旋方向旋转，才能配合完成。这是脊柱外浅表肌群的任务（包括后腰部的肌肉也有参与），来维持我们在各种工作中的稳态。不良的姿势，比如说，矢状位上头部过度前伸，和（或）肩关节水平位的旋转，和（或）前锯肌和腹肌的日常薄弱——这些情况都使脊柱的浅表肌群和颈部肌群的局部张力很高，进而引发触发点的加剧和疼痛（图6-2）。同时，根据David G.Simons 博士（2001年9月25日）的研究，"并没有确凿的科学数据可以表明，面部肌肉触发点是何时以及如何潜伏于人体的，"我们只知道"通过按摩手法整复姿势问题，这种面部触发点常常可以消除或变得可被治疗。"

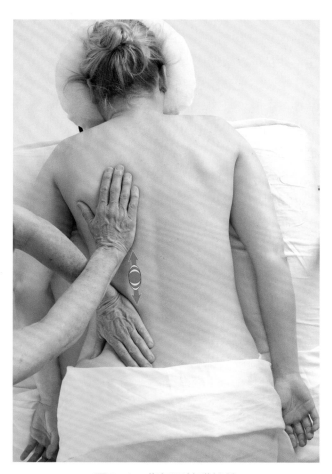

图6-1 背部肌筋膜拉伸

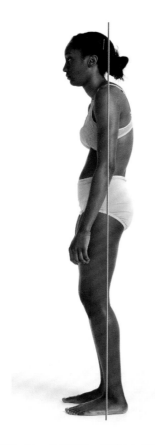

图6-2 头向前、肩部内旋的姿势

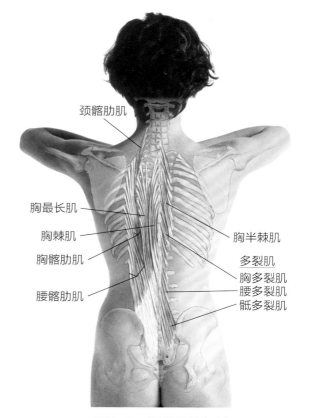

图6-3 竖脊肌的解剖

竖脊肌

概述

竖脊肌（图6-3）是一个肌群，伸展和维护脊柱和肋骨的平衡。在咳嗽和大便时强烈收缩。

这些肌肉起自骶骨、髂骨等。被分为3组：髂肋肌、最长肌和脊肌。它们的分支附着在椎骨和肋骨上。

 功能

整条竖脊肌的动作基本一致，根据相应部位有所不同。

双侧

- 伸展位和过伸位（在可以做出该动作的适当的部位）。
- 维持脊柱的抗重力的直立状态（帮助记忆：我喜欢站立）。
- 与腹肌形成拮抗力，在躯干侧弯时维持脊柱偏心性的稳定。

单侧

- 同侧侧弯。
- 辅助复杂旋转动作；多数为同侧动作。
- 对侧肌肉维持侧弯时的偏心性的稳定性。

髂肋肌肌群的概述

髂肋肌群在竖脊肌最外侧柱。它包括3个部分：腰髂肋肌、胸髂肋肌、颈髂肋肌。

腰髂肋肌

伦理问题

推拿腰部通常需要包括臀部肌肉。要始终正确地为患者遮盖，并且告知患者你在做什么。如果患者不知道需要在这些部位推拿，治疗师突然触碰患者的骶部或臀部会令人误解。在美国许多州行医，为了治疗可以暂时移开遮盖物，但是患者不能完全裸露，如果你在一处推拿，要保证其他部位是被遮盖的。

附着点

- 起点：骶骨、髂嵴。
- 止点：第6～12肋骨角下缘（图6-4）。

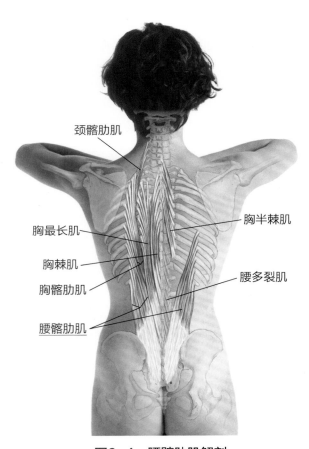

图6-4　腰髂肋肌解剖

触诊

在病理情况下，过度收缩时，可通过横向纤维按摩触及。组织结构是平行的，纤维平行于肌肉走形。

功能

伸展和横向弯曲胸椎腰椎；旋转胸椎。

牵涉区

超过腰区进入臀中心。

其他肌肉检查

- 胸髂肋肌。
- 最长肌。
- 腰方肌。
- 臀肌。
- 梨状肌和其他臀外侧回旋肌。

手法治疗

剥离

- 患者俯卧
- 治疗师站在患者的躯干旁。
- 将手掌根放在患者腰部的肌肉上，腰椎外侧。
- 深深压入组织，手掌根滑到骶骨底（图6-5）。
- 在对侧重复操作。

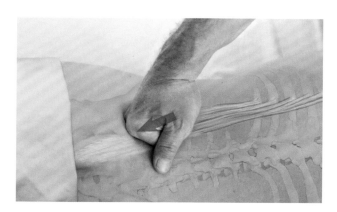

图6-5 剥离腰髂肋肌起点

胸髂肋肌

概述

由于我们需要用双手和手臂进行大量的日常活动，且经常需要低头看着双手正在做的事情，但是由于大多数人都有着不良的姿态，胸髂肋肌（图6-6）常常会出现触发点，牵涉部位引发的疼痛可能放射到肩胛骨内。肩胛骨下缘和内侧缘常为最为常见的触发点治疗区。此处的疼痛常常伴随肩部肌肉的疼痛。

 附着点

- 起点：第6～12肋上缘。
- 止点：上6肋的下缘，有时是第7颈椎横突。

 触诊

在病理情况下，过度收缩时，可通过横向纤维按摩触及。组织结构是平行的，纤维平行于肌肉走形。

 功能

伸展，横向弯曲，转动胸椎。

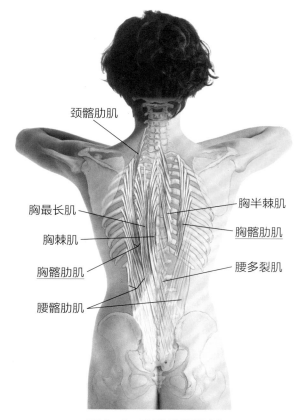

图6-6 胸髂肋肌解剖

图中标注：颈髂肋肌、胸最长肌、胸棘肌、胸髂肋肌、腰髂肋肌、胸半棘肌、胸髂肋肌、腰多裂肌

 牵涉区

- 肩胛下角，肩胛内侧缘至上角；胸骨前角和肋弓前胸部。
- 超过腰部区域，进入外侧下胸椎区，横跨肩胛骨；腹下部同侧象限。

 其他肌肉检查

- 斜方肌、肩袖肌、大圆肌、菱形肌。
- 胸大肌、肋间肌。
- 下后锯肌、腰方肌、腰髂肋肌。
- 腹斜肌、髂腰肌。

手法治疗

剥离

- 患者俯卧。
- 治疗师站在患者的头旁。
- 触诊去寻找是否有一条比较明显的肌肉束，位于肩胛骨内下方的表面的侧方。在肩胛骨内侧寻找是否存在结节。
- 将辅助拇指置于结节处，然后深压组织。
- 使用拇指循着竖脊肌的肌肉循按（图6-7）。
- 在同一点开始，重复此过程2或3次。

横向纤维按摩

- 患者俯卧。
- 治疗师站在患者的头旁。
- 将手（图6-8A）或指关节（图6-8B）置于肩胛内缘的上角。
- 治疗师将手掌根或手指关节牢牢地压入组织中，顺着肩胛骨的内侧边缘沿下角滑动手。
- 在同一点开始，重复此过程2或3次。

横向纤维摩擦

- 患者俯卧。
- 治疗师站在患者的头旁。
- 把指尖或指关节放在肩胛骨下方的肌肉带边界。
- 以大约每秒2次的速度来回移动指尖或指关节。
- 持续手法直到感觉组织放松。

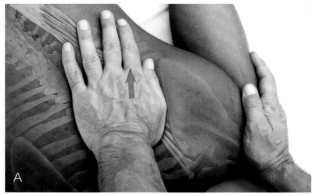

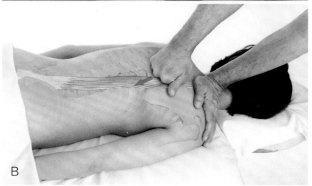

图6-8　用手掌根（A）或指关节（B）横向纤维按摩胸髂肋肌

颈髂肋肌

 附着点

- 起点：上6肋的肋骨角上缘（图6-9）。
- 插入：$C_4 \sim C_6$横突。

 触诊

　　在病理情况下，过度收缩时，可通过横向纤维按摩触及。组织结构是平行的，肌纤维平行于肌肉走行。

 功能

伸展，横向弯曲，转动颈椎。

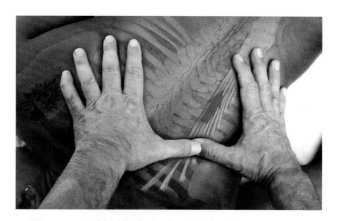

图6-7　用辅助拇指在肩胛骨处对髂肋肌施拨法

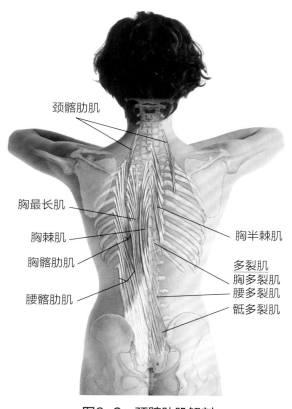

图6-9　颈髂肋肌解剖

 触诊

如果患处肌肉过度收缩，可通过横向纤维按摩触及。组织结构是平行的，肌纤维平行于肌肉走行。

 功能

伸展脊柱。

 牵涉区

超过腰部区域进入臀部的上方；在臀部的下方。

 其他肌肉检查

- 下后锯肌。
- 腰方肌。
- 颈部及腰部髂肋肌。
- 臀大肌。

 牵涉区

文献中尚未有记载过有触发点；为了完整性在此记录。

胸最长肌

 附着点

- 起点：起于骶棘，腰椎横突（图6-10）。
- 止点：至所有的胸椎横突尖端和最后9或10根肋骨的结节和角之间。

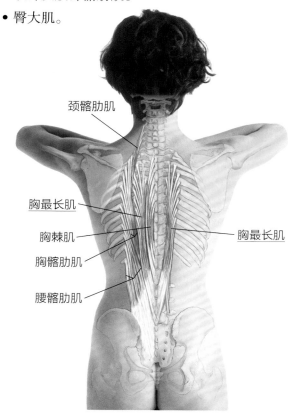

图6-10　胸最长肌解剖

- 梨状肌及其他臀外侧回旋肌。
- 腘绳肌。

 手法治疗

见下文竖脊肌手法治疗。

胸棘

 附着点

- 起点：T_{11}、T_{12}、L_1、L_2棘突（图6-11）。
- 止点：T_1 ~ T_8棘突。

 触诊

如果患处过度收缩，可通过横向纤维按摩触及。组织结构是平行的，肌纤维平行于肌肉走行。

 功能

伸展脊柱。

 牵涉区

无可述及。

 其他肌肉检查

无。

 手法治疗

见下文竖脊肌手法治疗。

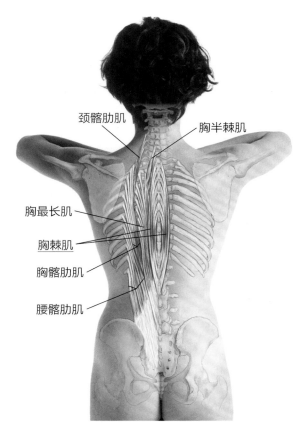

图6-11　胸棘肌解剖

胸半棘肌

 附着点

- 起点：T_5 ~ T_{10}横突（图6-12）。
- 止点：C_7 ~ T_4棘突。

 触诊

如果患处过度收缩，可通过横向纤维按摩触及。组织结构是平行的，肌纤维平行于肌肉走行。

 功能

伸展脊柱。

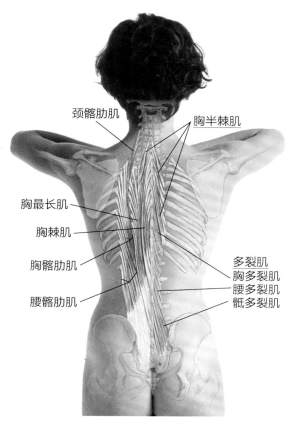

颈髂肋肌
胸半棘肌
胸最长肌
胸棘肌
胸髂肋肌
腰髂肋肌
多裂肌
胸多裂肌
腰多裂肌
骶多裂肌

图6-12 胸半棘肌解剖

 牵涉区

无可述及。

 其他肌肉检查

无。

 竖脊肌的手法治疗

因为竖脊肌是成束发挥作用，因此常常被作为一个肌肉群一起治疗。可使用面向头部或尾部的拨法。在不同的治疗方向，均可触及不同的触发点，因此，两个方向均可以做治疗。可以使用手、拇指、指关节、指尖或者肘部操作。

剥离

• 患者俯卧。

• 治疗师站在患者头或肩部（在尾部方向）或臀部（朝向头侧）位置。

• 将掌根（图6-13）、指尖（图6-14）、拇指（图6-15）、指关节（图6-16）或肘（图6-17）置于C_7的肌束（在尾侧按摩）或在骶骨（在头侧按摩）。

• 缓缓地深压组织，在竖脊肌的全长度，利用你的肢体部位，滑动治疗整块竖脊肌。

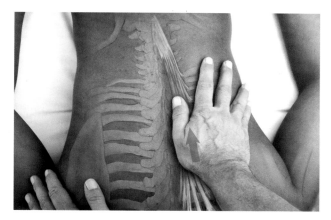

图6-13 掌根剥离竖脊肌束（显示最长肌）

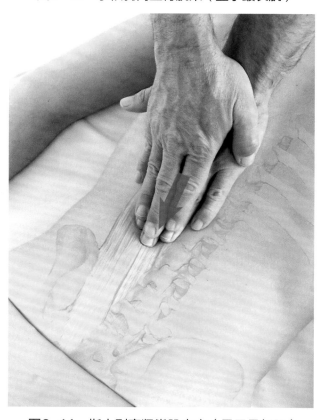

图6-14 指尖剥离竖脊肌束支（显示最长肌）

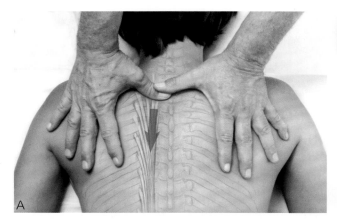 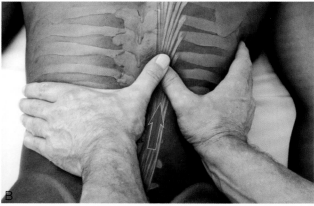

图6-15　用拇指循着竖脊肌，向头的方向和向尾骨方向，使用拨法，图中示意背最长肌。A图所示为向尾骨方向的起始手法，B图所示为向头方向的中途手法

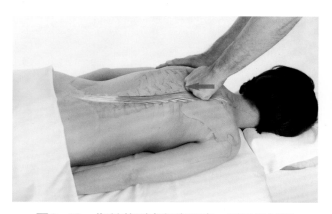

图6-16　指关节剥离竖脊肌束，显示最长肌

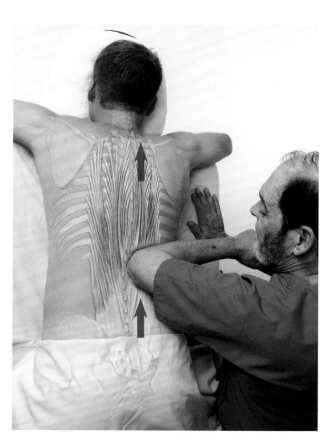

图6-17　用肘部剥离竖脊肌束，显示最长肌

脊柱深部肌肉

多裂肌

概述

这组肌群（图6-18）覆盖全脊柱，从颈椎到脊椎周围。从骶骨到腰椎的多裂肌下部肌肉尤其强韧，相当于支撑帆船桅杆的支索帆。实际上，多裂肌恰恰是全身最为结实的肌肉。在腰部疼痛患者的骶骨附近经常可以触摸到结节。

 附着点

起点

- 颈部：下颈椎关节突。
- 胸部：所有胸椎的横突。
- 腰部：骶后部，髂后上棘，竖脊肌和腰部脊椎的深部结节和凸起。

止点

- 从L$_5$ ~ C$_2$延伸的所有椎骨棘突（跨越2 ~ 4块椎体）

 触诊

可于横突之间触及，在骶骨上最易触及。组织结构是平行的，肌纤维平行于肌肉走行。

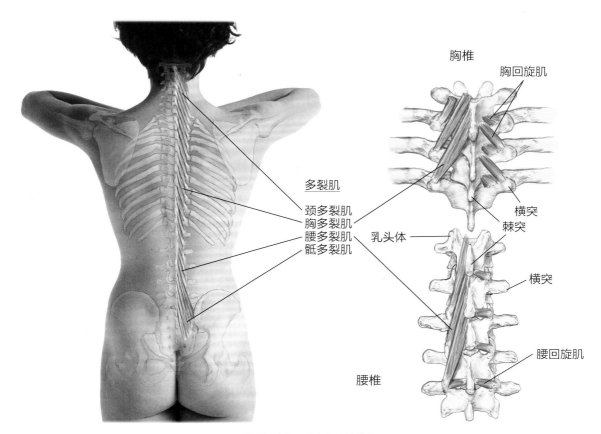

图6-18 多裂肌解剖

功能

伸展、旋转和稳定脊柱。

 牵涉区

- 脊柱与肩胛骨内侧缘之间。
- T_{12}、L_1外侧，在腹部的外上象限。
- 在骶骨上方，沿臀裂进入臀部，进入臀部以下的大腿后面；下腹外侧象限。
- 在尾骨。

 其他肌肉检查

- 胸髂肋肌、菱形肌。
- 腰方肌、下后锯肌、胸髂肋肌和腰髂肋肌。

- 腹直肌、髂腰肌。
- 臀肌、腘绳肌。
- 腹斜肌、髂腰肌。
- 肛提肌。

 手法治疗

剥离

- 患者俯卧。
- 治疗师站在患者一侧胸部位置，面对尾侧。
- 将示指尖（图6-19A）或拇指（图6-19B），有无辅助手指皆可，放在骶骨的后侧面，指向尾部。
- 紧贴组织，指尖滑动至骶骨下方。
- 在另一侧重复该操作。

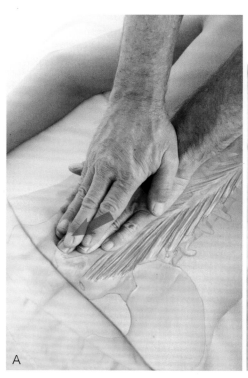
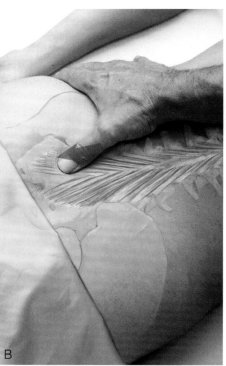

图6-19　用指尖（A）和拇指（B）循着多裂肌下部使用循按拨法

回旋肌

概述

回旋肌（图6-20）属于横突棘肌三层中的最深一层，主要起源于胸椎。由于此部分的肌肉密度极高，可能与反馈重要的运动感觉（本体觉）有关。此部分肌肉的作用更多地表现在调节脊柱精细运动方面而不是总体运动方面。

 附着点

- 起点：大多数颈椎关节突，每个胸椎横突和每个腰椎横突。
- 止点：上方椎骨棘突的根。

 触诊

在椎骨的横突之间可辨。结构是平行的，肌纤维平行于肌肉走行。

 功能

- 双侧，伸展脊柱。
- 单侧，在胸部区域旋转。
- 本体感觉（见概述）。

 牵涉区

沿脊柱中线。

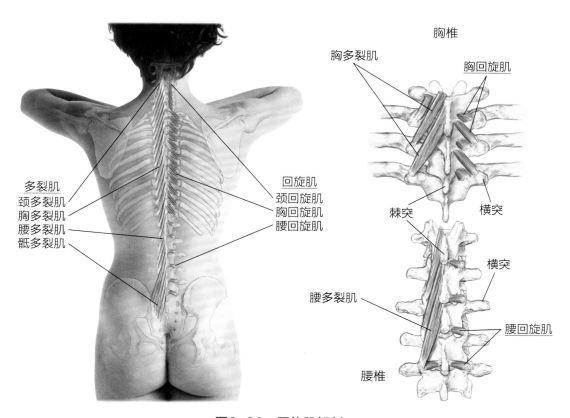

图6-20 回旋肌解剖

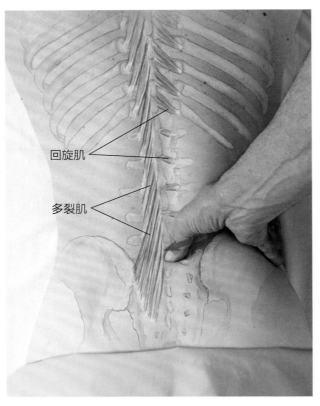

图6-21　在腰部用手指交叉按摩回旋肌

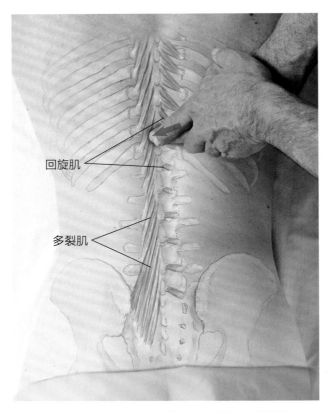

图6-22　在胸部用指尖交叉按摩回旋肌

其他肌肉检查

其他浅表和深部肌肉。

多裂肌和回旋肌的手法治疗

横向纤维按摩

- 患者俯卧。
- 治疗师站在患者的一侧，从腰部开始。
- 把拇指或其他手指（支持或不支持）对L_5的棘突和骶骨之间的空间（图6-21）。
- 按横向（远离自己）和斜向，通过推浅层肌肉的方式来深入内在肌。
- 如果患者反馈轻柔，拿住，直至放松。
- 移向头侧，在$T_{12} \sim L_1$各棘突之间重复此操作。

- 从T_{11}和T_{12}之间开始，在肋间隙滑动拇指采用相同的手法。
- 重复该操作（图6-22）到C_7。
- 从C_7到颅底，使用不支持的拇指。
- 该手法禁用于确诊或怀疑有脊髓疾病的患者。
- 当使用这个手法的时候，要经常与患者交流，收听反馈，看是否有局部的疼痛或其他异常感觉。

注意： ⚠️ 在颈部使用这种手法要高度注意，并且只有在使用第3章描述的其他手法那样去松解更多浅表后颈部肌肉后才可以进行操作。

章节回顾

案例研究

　　G.Q.是一位63岁的退伍军人。平时他是身体挺棒，也很喜欢活动的健身达人，一周打几次高尔夫，还每天健身。据他本人讲，他以往很少出现后背疼痛，只是前几天抱外孙时好像把后背抻了一下。他说他知道弯腰时要注意弯曲膝盖，但是当他抱小外孙时，小男孩出乎意料地跳到了他的怀里，他当时就感觉下腰部抻着了。通过姿势和步态评估后，显示结果尚可；触诊发现他的腰部髂肋肌附近有触发点，放射到臀大肌。深度肌肉放松先将肌肉放松并预热，接下来做腰部的竖脊肌拨法，再做髂肋肌和腰方肌的筋膜放松，然后以臀大肌的深部压法作为结束手法，以达到一个整体的极大放松。

　　G.Q.说他从来没做过推拿治疗，最初是由他的邻居推荐的，邻居以前是名患者。他做完一次治疗后感觉浑身轻松，并决定开始一段时间的治疗，每隔一周就来一次。他会被告知，做完治疗后一两天，可能因为治疗深度较深而在局部产生酸痛的感觉。如果后背还有残留的疼痛，就及时打电话来做治疗，而不是等到两周之后的预约时间。两周后，在他第二次预约治疗时，他讲到他回家后感到酸痛，但是程度较轻，大约一天就消散了，之后的几天也觉得很舒服。他说做完治疗后太舒服了，他向他的所有高尔夫球友和健身伙伴都推荐了我们的治疗诊所，还索要了一沓子名片用来发放给他的朋友们。

J.M., LMT

复习题

1. _____部位是唯一可以做到各种姿态的脊柱运动的区域，包括向前向后弯曲，伸展和旋转。

　　A. 腰椎　　　　　　　　　　　　B. 骶骨

　　C. 颈椎　　　　　　　　　　　　D. 胸椎

2. 正常成人人体有_____个生理曲度。

　　A. 5　　　　　　　　　　　　　　B. 4

　　C. 3　　　　　　　　　　　　　　D. 2

3. 脊椎的竖脊肌包括哪三组？

　　A. 喙肱肌、背阔肌、竖脊肌　　　B. 髂肋肌、腰方肌、腰肌

　　C. 多裂肌、背最长肌、胸椎肌肉　D. 髂肋肌、背最长肌、竖脊肌

4. 横突棘肌三层中最深的一层肌肉是_____。

　　A. 回旋肌　　　　　　　　　　　B. 菱形肌

　　C. 多裂肌　　　　　　　　　　　D. 肋间肌

5. 哪块肌肉起始于横突，终止于上方的椎体？

　　A. 冠状突　　　　　　　　　　　B. 肩胛下肌

　　C. 回旋肌　　　　　　　　　　　D. 锯肌

6. 哪块肌肉的命名释义是"分裂为多块部分"？

  A. 小圆肌和大圆肌   B. 冈下肌

  C. 梨状肌   D. 多裂肌

7. 可以导致臀部经常疼痛，常伴随触发点的肌肉是？

  A. 颈部髂肋肌   B. 胸部髂肋肌

  C. 胸椎竖脊肌   D. 腰部髂肋肌

8. 人体的重心一般是在_____部位。

  A. 胸椎   B. 颈椎

  C. 盆腔   D. 腰椎

9. 哪块肌肉可以约束和平衡椎体和肋骨？

  A. 回旋肌   B. 竖脊肌

  C. 腰方肌   D. 多裂肌

10.脊柱中两种可以移动的关节分别是？

  A. 软骨和滑液   B. 软骨和双关节

  C. 双关节和同关节   D. 滑液和纤维

第7章

腰部及腹部

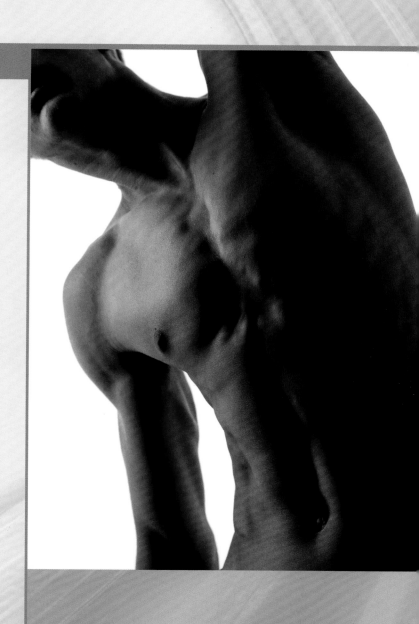

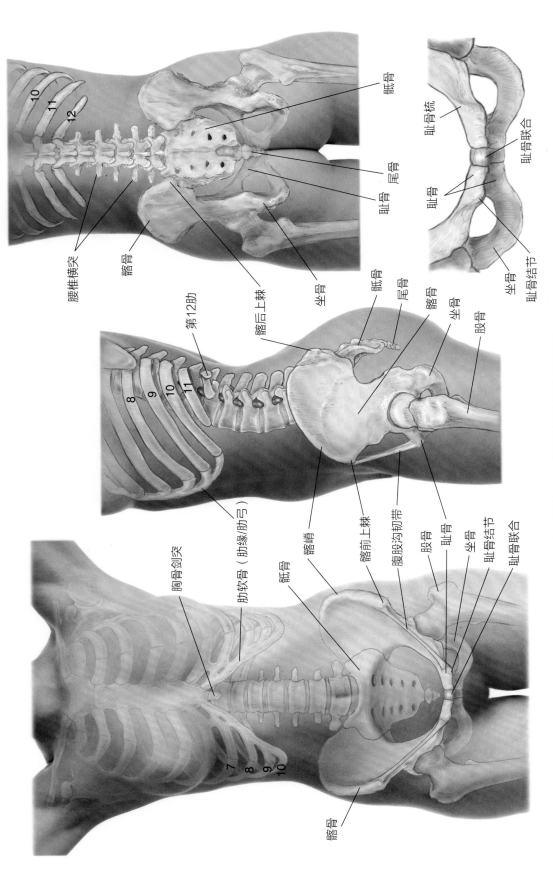

示意图 7-1　腹部及腰部的骨骼特征

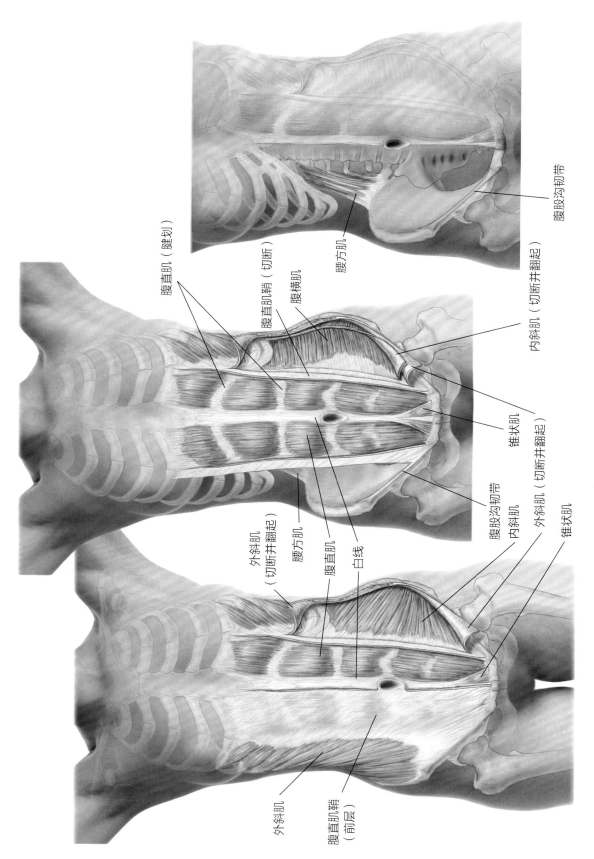

腹直肌（腱划）

腹直肌鞘（切断）

腹横肌

内斜肌（切断并翻起）

腹股沟韧带

腰方肌

腹股沟韧带

锥状肌

外斜肌（切断并翻起）

外斜肌
（切断并翻起）

腰方肌

内斜肌

腹直肌

白线

锥状肌

外斜肌

腹直肌鞘
（前层）

示意图7-2 前腹部的肌肉

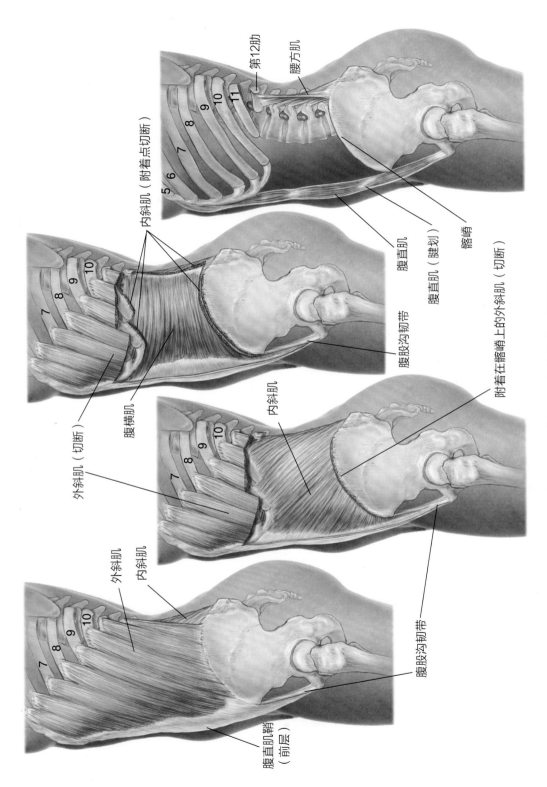

示意图7-3 腹部及腰部的肌肉，侧面观

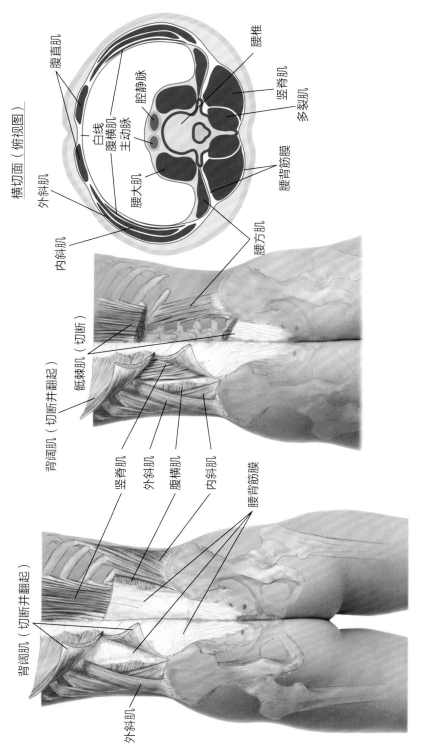

横切面（俯视图）

腹直肌
腹横肌
腰椎
腔静脉
白线
主动脉
竖脊肌
多裂肌
腰大肌
腰背筋膜
外斜肌
内斜肌
腰方肌

骶棘肌（切断）
背阔肌（切断并翻起）
竖脊肌
外斜肌
腹横肌
内斜肌
腰背筋膜
背阔肌（切断并翻起）
外斜肌

示意图7-4 腰部的肌肉

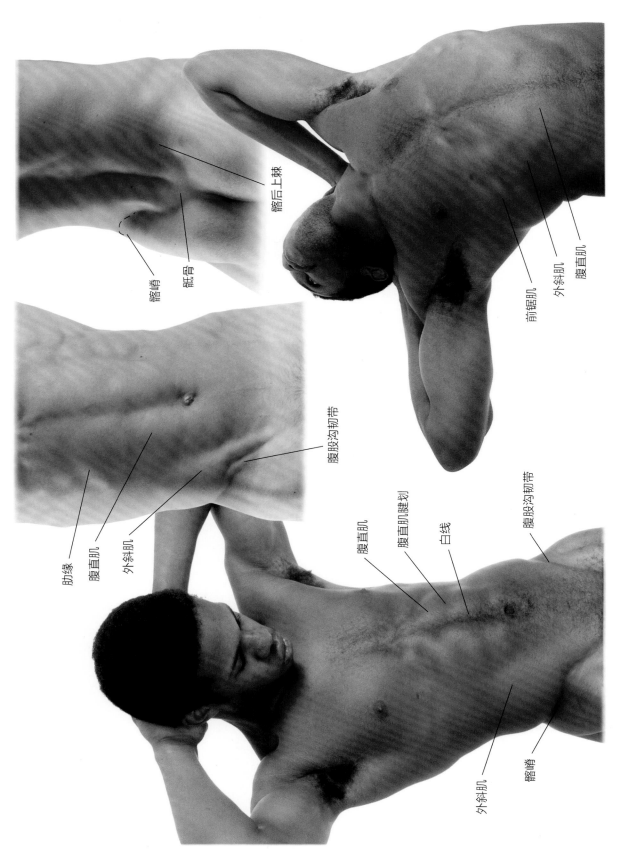

示意图7-5　腹部及腰部的表面解剖

区域概况（示意图7-1～7-5）

包括腰部（腰部区域）和中腹部的腰部是一个非常脆弱的区域，因为它缺乏骨骼的保护和支撑。其上方，躯干和脊柱保持稳定，内部器官有肋骨保护。其下方，有身体的重心——骨盆提供稳定和保护。然而，在这两者之间，我们对灵活性和移动性的需求则需要一个很少支持或保护的空间。因此，这个部位的肌肉运用频繁，易紧张或受伤。它们的主要作用是上身相对于下身或下身相对于上身的运动：前屈、侧屈和躯干的旋转。这些肌肉中的触发点涉及广泛的领域：向上进入胸背部；向内进入内脏；向下进入臀部、下腹部、腹股沟、生殖器和腿部。

腰部的特征是厚度较大，拥有强韧的腱膜和筋膜组织，包括胸腰肌筋膜和腱鞘部分的伸肌和背阔肌。这些结缔组织本身可能变得紧密、充血和柔软，它们应该与肌肉一同治疗。腰部/腹部肌肉构成主要涉及腰痛（最常见的背部疼痛）的肌群，是由于它们的工作负荷造成的。其他臀部肌肉、盆底肌肉和髂腰肌，都将在下一章中讨论。

腹部肌肉的概述

形成腹壁的肌肉包括腹直肌、腹横肌，以及内、外斜肌。除了各种主要功能之外，这些肌肉通过压迫腹腔来辅助呼气。它们在临床上是非常重要的，因为这些肌肉的触发点可以引起内脏牵涉痛，甚至引起内脏问题，例如躯体运动障碍，当夹带的神经往返于内部器官时会导致疼痛和（或）功能障碍。同样，内脏问题也可能导致腹部肌肉组织的疼痛，甚至即使在病症得到解决后也可以持续。疼痛也会累及腰部。

在对特定肌肉进行更深层次的治疗之前，先对腹部做一些准备工作，以刺激局部血液流动，放松浅表肌肉组织。这项工作可能包括一般的按摩，如轻抚法和更深层的肌筋膜按摩。记得不要在腹部逆时针方向按摩。通过沿顺时针方向进行

腹部按摩可能对便秘患者有帮助。确保在腹部进行按压时慢而平缓，并且要注意患有内脏痛的人可能并未进行病理诊断。内脏痛患者应转诊给专科医生进行正确诊断。

伦理问题

有些人对腹部按摩很敏感。在进行之前，务必征得患者的许可，并进行适当的覆盖。当然，要小心避免暴露或触摸乳房、阴毛和生殖器。

手法治疗

腹部肌筋膜拉伸

- 患者仰卧。
- 治疗师站在患者髋旁。
- 将一只手平放在患者近侧的上腹部，手指靠在肋骨下方。
- 将另一只手与第一支手交叉，并将它放在患者远端的下腹部，手指放在髂前上棘处。（图7-1）。
- 将手下压到组织中，直到接触到腹部的浅层肌筋膜组织。

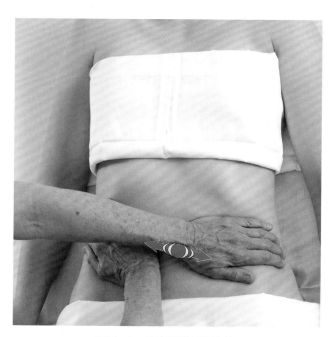

图7-1 腹部肌筋膜拉伸

- 双手分开，不要让双手在皮肤上滑动。保持至缓解。
- 在另一侧重复以上操作。

腹直肌

概述

　　腹直肌（图7-2）由一系列肌腱交织组成，由筋膜鞘（腹直肌鞘）覆盖，并被中央的白线分隔（拉丁语*linea+alba*，线+白）。该肌肉将前胸（肋骨）与前骨盆（耻骨）连接起来，作用是弯曲脊柱，抵抗脊柱伸展。这是在前腹部唯一的肌肉。其侧面的腹部肌肉分层排列。

 附着点

- 起点：耻骨嵴及耻骨联合。
- 止点：剑突和第5～7肋软骨。

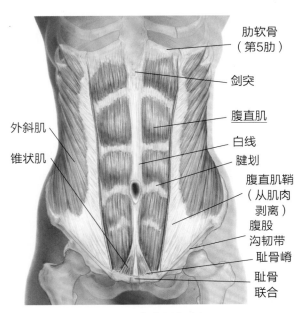

图7-2　腹直肌解剖

图中标注：
- 肋软骨（第5肋）
- 剑突
- 腹直肌
- 白线
- 腱划
- 腹直肌鞘（从肌肉剥离）
- 腹股沟韧带
- 耻骨嵴
- 耻骨联合
- 外斜肌
- 锥状肌

 触诊

　　可触及明显的耻骨；虽然在肥胖的患者中难以区分，但可用指尖辨别从耻骨到肋骨的边缘，其结构是平行的，纤维呈上下走行。

 功能

- 弯曲胸椎及腰椎。
- 将胸部向下拉向耻骨或将耻骨拉向胸部。

 牵涉区

- 腹部：从剑突到耻骨。
- 背部：肩胛骨以下；剑突周围（上腹部、心前区）。
- 臀部顶部（髂嵴）及骶骨。
- 腹部外侧。
- 中腹部脐之上。
- 腹胀、痛经。

 其他肌肉检查

- 锥状肌。
- 下后锯肌。
- 髂腰肌。
- 腹斜肌。
- 腹横肌。
- 臀肌。
- 腰方肌。

 手法治疗

剥离（1）
- 患者仰卧。
- 治疗师站在患者髋旁。
- 将一只手平放在患者的一侧腹直肌上。
- 深深地按压组织，指尖沿着肌肉滑动到肋骨上的

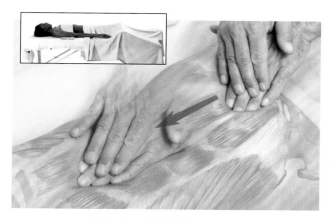

图7-3 剥离腹直肌

附着处（图7-3）。

- 在另一侧重复此操作。

剥离（2）

- 患者仰卧。
- 治疗师站在患者腰旁。
- 将指尖放在耻骨上方腹直肌的外侧边缘。深深地压入组织，指尖沿着肌肉的边缘做圆周运动（图7-4）。
- 在最初的点上方开始，重复此过程直到胸腔。
- 在另一侧重复此操作。

剥离（3）

- 患者仰卧。
- 治疗师站在患者髋旁。
  - 将指尖（图7-5A）或者拇指重叠放在耻骨上方腹直肌的外侧边缘。
  - 深深地按压组织，指尖或拇指沿着肌肉滑动到

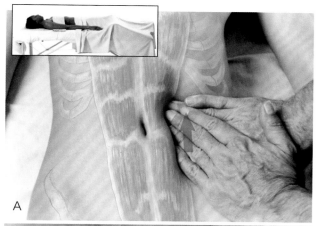

A

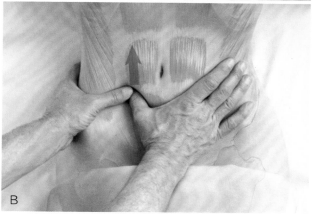

B

图7-5 用指尖（A）或支持拇指（B）剥离腹直肌外侧缘

  肋骨附着处。

- 在另一侧重复此操作。

按压

- 患者仰卧。
- 治疗师站在患者胸旁。
- 将拇指重叠放在靠近你一侧的耻骨上。
- 用力按压肌肉至骨，找寻痛点。
- 在另一侧重复，保持至缓解。
  - 将手向内侧移动到下一个点，重复操作，直到中间的腹白线（图7-6）。
- 在另一侧重复此操作。

横向纤维按摩

- 患者仰卧。
- 治疗师站在患者腰旁。
- 将拇指尖放到腹白线（中间的线），在耻骨联合上方，四指放在腹外侧。

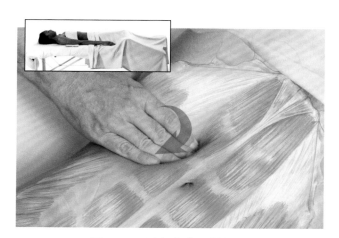

图7-4 剥离腹直肌外侧缘

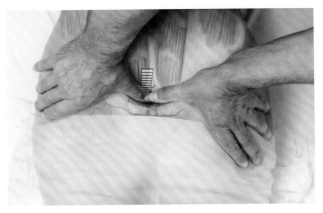

图7-6   按压腹直肌直到耻骨

- 深深地按压组织，拇指尖横向滑向四指。
- 在最初点之上开始，重复此过程。
- 重复相同的过程（图7-7），沿着腹直肌，直到胸腔。
- 在另一侧重复此操作。

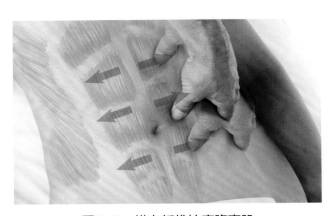

图7-7   横向纤维按摩腹直肌

锥状肌

概述

　　锥状肌（图7-8）常见于一侧，一些人可能缺如。它是前腹（腹直肌后）唯一的肌肉，并且可能在耻骨附着处具有触发点。

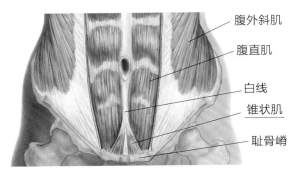

图7-8   锥状肌解剖

腹外斜肌
腹直肌
白线
锥状肌
耻骨嵴

 附着点

- 起点：腹直肌起点前方的耻骨嵴。
- 止点：白线较低的部分。

 触诊

通常不与腹直肌区分。

 功能

拉紧腹白线。

 牵涉区

- 耻骨附着处。
- 沿着脐中线。

 其他肌肉检查

- 腹直肌。
- 髂腰肌。
- 腹斜肌。

 手法治疗

按压
- 患者仰卧。

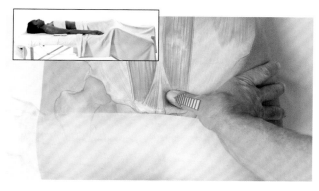

图7-9　按压锥状肌

- 治疗师站在患者髋旁。
- 将拇指放在锥状肌上，即耻骨联合上方一侧（图7-9）。
- 深深地按压组织，检查肌肉紧张程度。保持至缓解。
- 在另一侧重复此操作。

腹斜肌

概述

　　腹外斜肌和腹内斜肌（图7-10，7-11）成对位于腹壁的两侧，并在腹直肌两侧形成3个肌层中的前两个。它们的纤维各自沿着肋间外肌和肋间内肌走行。有一个好方法可以记住其走行，是将一只手放在腹部的对侧，手指向下倾斜，然后将另一只手垂直放在手上面。上面的手代表外，下面的手代表内（图7-12）。

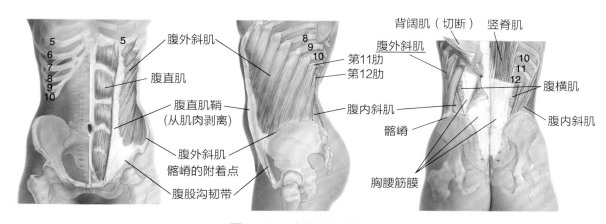

图7-10　腹外斜肌解剖

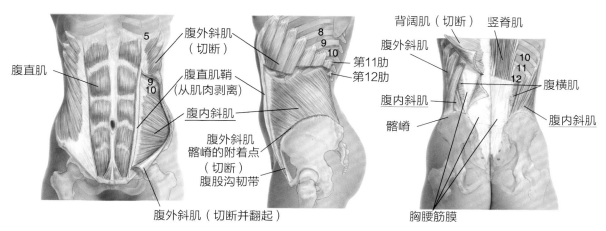

图7-11　腹内斜肌解剖

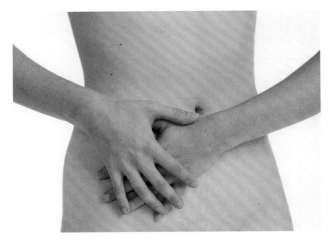

图7-12　帮助记忆腹内、腹外斜肌方向的位置

（上方，腹外斜肌；下方，腹内斜肌）

 附着点

腹外斜肌

- 起点：第5～12肋的外表面和下缘。
- 止点：髂嵴外侧唇前缘，腹股沟韧带和腹直肌鞘前层（腹直肌外侧）。

腹内斜肌

- 起点：腹股沟筋膜深部到腹股沟韧带的外侧部分，到髂骨顶部的前半部分，到腰筋膜。
- 止点：肋骨底部（第10～12肋），腹直肌鞘到腹外斜肌。

 触诊

　　只有当患者仰卧，一侧肩膀向身体对侧抬起时才可辨别。肌肉结构和肌纤维的走行都是平行的，并斜向两个不同的方向（图7-12）。

 功能

- 双侧：增加腹内压力以辅助呼气，并弯曲脊柱。
- 单侧：由对侧的腹外斜肌和同侧的腹内斜肌帮助胸椎侧屈和旋转。

 牵涉区

- 上腹部（在剑突下肋弓之间），下胸部，肋弓斜下方。
- 腹部下外侧，腹股沟和睾丸，腹部上方到耻骨、肚脐和肋弓。

 其他肌肉检查

- 腹直肌。
- 髂腰肌。
- 腰方肌。

 手法治疗

剥离

- 患者俯卧。
- 治疗师站在患者胸旁。
  - 将手置于患者腹部与治疗床之间（图7-13A），手掌在腹部，指尖刚好放在腹股沟韧带在耻骨的附着点之上。
  - 深深地向上按压组织，指尖沿肌肉滑动到胸腔上（图7-13B）。（注意：图中患者处于站立位是为了方便对操作步骤进行解释）
  - 从同一点开始，增加倾斜的角度重复此过程，直到整个腹部得到治疗。
- 在另一侧重复此操作。

腹横肌

概述

　　腹横肌（图7-14）位于腹直肌外侧的其他腹肌深

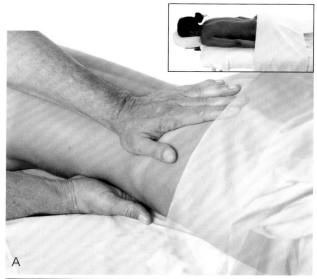

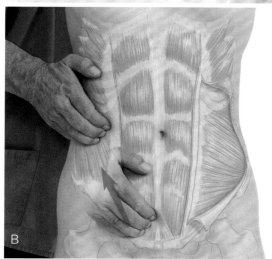

处。它是一种重要的呼吸肌，因为它在强迫呼气时可以压缩腹部。

在本书中，没有单独针对腹横肌的手法治疗。

 附着点

- 起点：沿胸腔内底（第7～12肋和肋软骨，与膈肌的纤维相互交错），腰筋膜，髂嵴和腹股沟韧带。
- 止点：前后腹直肌鞘的腱膜与耻骨嵴和耻骨肌线结合部。

 触诊

无触诊。

 功能

压迫腹部，在强迫呼气中起重要作用。

 牵涉区

沿前后肋缘。

图7-13 患者俯卧位（A），用指尖剥离腹斜肌，站立位（B）以方便进行示范

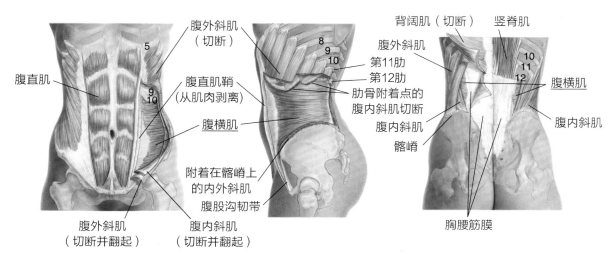

图7-14 腹横肌解剖

其他肌肉检查

- 腹直肌。
- 腹斜肌。

 手法治疗

不适用。

腰部肌肉的概述

在第4章介绍了腰背部的肩部肌肉，如背阔肌。第6章主要介绍腰背部的脊柱肌肉。

腰方肌

概述

当摄影师必须用摄像机拍移动中的场景时，无论是在某人的背部还是在一辆卡车上，他们都会使用一种名为Steadicam™的设备来防止机器在传输工具上移动。在奔跑或骑马时，我们的双眼与双手进行复杂的动作，或者用手臂表演动作时，同时保持腿和脚稳定，需要上肢和下肢协调动作。除了侧向弯曲的功能之外，腰方肌还可以起到这种稳定作用。

因此，您会经常发现骑马者、皮划艇运动员、高尔夫球手以及其他活动涉及上下肢运动分离的人都会出现腰方肌的问题。

腰方肌（图7-15，另见示意图7-4）不是容易触及的肌肉，因为它位于腰椎旁脊肌（竖脊肌）、腰部厚筋膜和腱膜组织的深部。可以用肘部倾斜地靠近腰椎旁肌肉或用拇指或其余手指横向接近。

 附着点

- 起点：髂嵴后1/3和髂腰韧带。
- 止点：$L_1 \sim L_4$ 的横突和第12肋的下缘。

 触诊

可以用拇指或指尖从脊旁肌一侧的下面和最后肋骨与髂嵴之间的腰椎腱膜触到。纤维是斜行的，上部的纤维从外侧到中部，下部的纤维中部到外侧，并且结构是平行的。

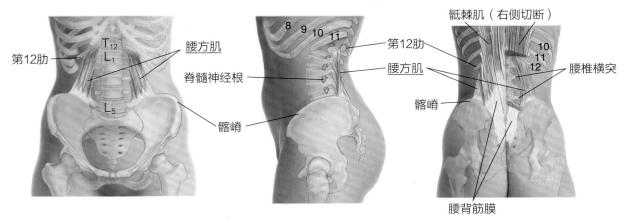

图7-15　腰方肌解剖

功能

- 脊柱的侧屈（单侧）。
- 帮助脊柱伸展（双侧）。
- 其他运动中腰椎的稳定。
- 呼吸期间固定第12肋。

 牵涉区

- 臀部内侧。
- 臀部。
- 腿部后面。
- 髂嵴。
- 进入腹股沟，有时到睾丸。
- 进入下腹部。

 其他肌肉检查

- 髂腰肌。
- 腰椎旁肌肉。
- 臀肌。
- 梨状肌和深侧回旋肌。
- 腹直肌和锥状肌。

注意： ⚠️ 在腰方肌上操作时，不要在最后一根肋骨上过度施加压力。因为此肋骨只与T$_{12}$相连，并覆盖肾脏，受压会导致损伤。

 手法治疗

肌筋膜拉伸
- 患者俯卧。
- 治疗师站在患者腰旁。
- 将手放在靠近患者头部的平面上，位于椎骨外侧的腰椎区域，手指在髂嵴顶部位于骶骨的外侧。

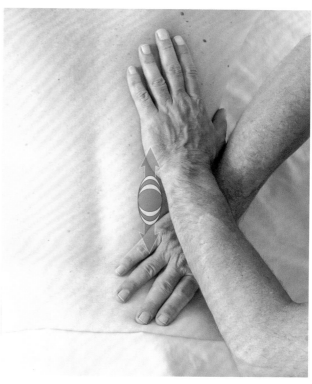

图7-16　腰部肌筋膜拉伸

- 将另一只手交叉放在第一只手上面或下面，将其平放于胸部区域，并覆盖最低的3根或4根肋骨。
- 让你的手下压到组织中，直到你感到与浅层肌筋膜组织接触。
  - 双手向相反的方向按压，保证足够向下的压力来与组织贴合并拉伸浅表组织（图7-16）。
- 保持，直到感觉肌筋膜组织得到明显放松。
- 横向移动双手（朝向自己），以一手宽度为度，重复该操作。

按压（1）
- 患者仰卧或俯卧。
- 治疗师站在患者腰旁。
  - 从侧向握住患者的腰部，拇指（图7-17，7-18A）或指尖（图7-18B）按压竖脊肌压向斜方肌。
  - 深深地按压组织，寻找痛点，其可能范围从髂骨附着点到最后肋骨附着点。保持直至放松。

按压（2）
- 患者俯卧。

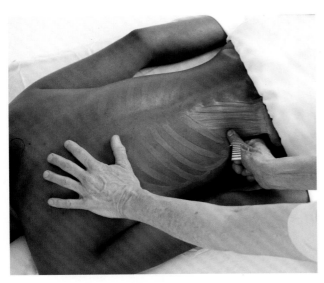

图7-17　患者俯卧位时拇指按压腰方肌

- 治疗师站在患者腰旁。
- 将肘部放在竖脊肌的外侧。
- 沿着斜向深层和内侧方向用力按压组织，保持直至放松。
  - 重复此过程，首先向上按压最下面一根肋骨附着的肌肉（图7-19A），然后向下按压髂骨附着的肌肉（图7-19B）。

拉伸

- 患者俯卧。
- 治疗师站在患者腰旁。
  - 将掌根放置在患者身体对侧，髂骨和最下面一根肋骨之间的竖脊肌的侧面。

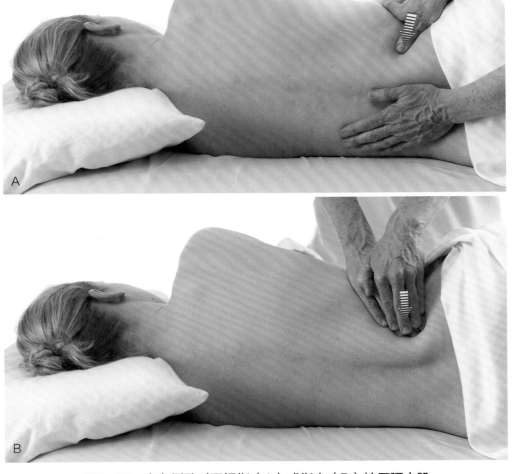

图7-18　患者侧卧时用拇指（A）或指尖（B）按压腰方肌

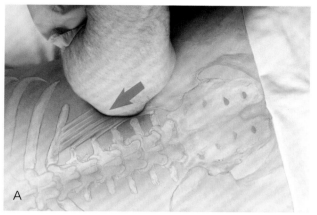

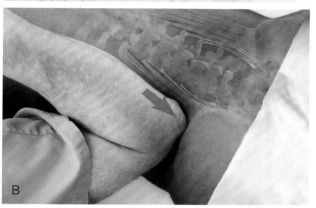

* 深深地按压，慢慢向远离你的方向滑动掌根（图7-20），按压所有骨盆到最下面一根肋骨的肌肉，并将手拖到患者这一侧。

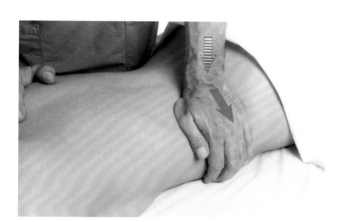

图7-19 用肘部向上（A）、向下（B）按压腰方肌

图7-20 用手拉伸腰方肌

章节回顾

R.G.是一名50岁的高尔夫球手，拥有当地的练习场。他正在寻求按摩治疗，之前他已经尝试过很多方法，是居住在另一个州的表弟推荐他进行按摩治疗。R.G.说他的下腹部疼痛已持续大约一年。他的身体状态非常好，并且显得比他的实际年龄更年轻。他回忆说他痛苦的开始就是他正在做壶铃训练时腹部很不适。以为是肌肉紧张，他就停止锻炼了几天，但仍感不适，于是去看了医生。触诊和MRI检查显示无异常。几个月过去了，他仍然经受着同样的痛苦，他寻求第二个意见。医生说"肌肉紧张"，并建议他放松几周，虽然他受伤后已经这样做了。R.G.为自己带了一个弹性支撑，不是为了他的背部，而是支持腹部肌肉，过了一年，仍然每天穿它。他不再做壶铃训练，并表示他以前一直将仰卧起坐作为他锻炼习惯的一部分，但现在他也不再这样做了。他每天打高尔夫球和走路，依然保持身材和发达的肌肉。他觉得腹部疼痛呈"横线样"。姿势和步态似乎正常。触诊没有显示任何"结"或任何异常的东西。我以非常轻的力道开始，非常缓慢、谨慎地进行了按摩。我对他的腹直肌进行了按压，侧面肌肉进行剥离。我的直觉是在进行第二次治疗时要对腹直肌（即实际疼痛的区域）施以更深入的剥离。

R.G.一周后复诊，并表示他感到有些"放松"，尽管他还在继续佩戴护具，但他注意到疼痛缓解了。第二个疗程像第一次一样进行，但最后我让他仰卧，而我在腹直肌上进行深层肌肉剥离，最终有了明显的缓解。他表示在诊疗结束时感觉有巨大的改变。我建议在下周的另一次诊疗时将腹部治疗纳入全身按摩，虽然他的姿势似乎没有受到病情的影响，但他一直处于"紧张状态"。他对我的建议表示同意。

在第三次诊疗时他反馈已脱离护具。他表示，虽然他仍然有一些"酸痛"感觉，但比第一次诊疗之前好多了。他接受了90分钟深度瑞典按摩和肌筋膜放松治疗，包括腹直肌腹膜剥离术。他实际上没有其他重要的身体问题或疼痛……没有活动的触发点、紧张带或疼痛点，除了残留的腹痛，他说已经好了一大半。我们将在一周内再治疗一次。

在第四次治疗结束时，他说如果知道按摩有这样的效果，那就会早些寻求按摩治疗。此外，他身体状况很好，但他决定不再进行壶铃锻炼，因为他认为这是导致疼痛的原因，也不再想做仰卧起坐了，因为他好像真的没有理由再做。他说他现在坚定信任按摩，并预约一个月。他打算让定期按摩成为他健康计划的一部分。

J.M., LMT

复习题

1. 腹部肌肉通过腹腔的_____辅助强制呼气。

    A. 吸气   B. 拉伸

    C. 减压   D. 压缩

2. 慢性便秘可能是_____疾病症状之一。

    A. 阿斯伯格综合征   B. 躯体内脏疾病

    C. 白喉   D. 脊髓灰质炎

3. 腹白线分隔_____。

    A. 腰方肌   B. 隔开腹内斜肌和腹外斜肌

    C. 腹直肌   D. 分开膈肌与其他器官

4. 最后一根肋骨只与_____相连。

    A. T_1 B. T_6

    C. T_{12} D. L_1

5. 许多人缺少的肌肉是_____。

    A. 锥状肌   B. 腹内斜肌

    C. 肋间肌   D. 腹白线

6. 当对耻骨附着的肌肉进行操作时，重要的是_____。

    A. 确保患者是裸露的   B. 只使用压法

    C. 远离ASIS   D. 避免接触阴毛

7. 可以通过让患者向身体的另一侧抬起一个肩膀来触诊_____。
    A. 锯肌
    B. 髂腰肌
    C. 膈肌
    D. 腹斜肌

8. 横向弯曲和稳定腰部的重要运动肌肉是_____。
    A. 腰方肌
    B. 腹直肌
    C. 锥状肌
    D. 前锯肌

9. _____的问题在马术骑手、皮划艇运动员和任何活动涉及上下身体分离的人都很常见。
    A. 腰方肌
    B. 膈肌
    C. 剑突
    D. 腹直肌

10. 你应该避免对_____施加深层压力。
    A. 棘旁肌
    B. 最后一根肋骨
    C. 骶骨
    D. 髂肌

第8章

骨盆

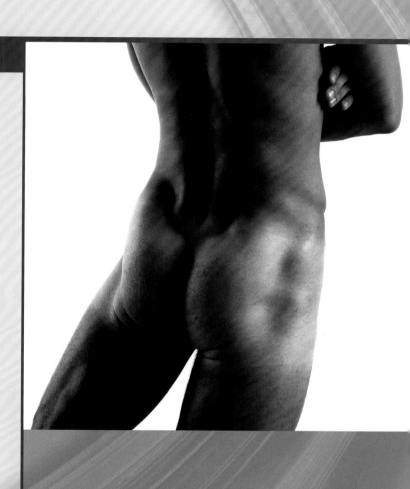

学习目标

通过本章的学习，应掌握以下内容。

- 正确识别骨盆相关肌肉的解剖名称。

- 触诊骨盆肌肉。

- 识别骨盆相关附着的起点与止点。

- 阐述肌肉的运动功能。

- 描述疼痛的牵涉区。

- 记忆相关肌肉群。

- 按摩时认识要害部位，注意伦理问题。

- 熟练掌握在骨盆肌肉治疗中的手法治疗技术。

区域概况在示意图8-1～8-7之后，从第257页开始。

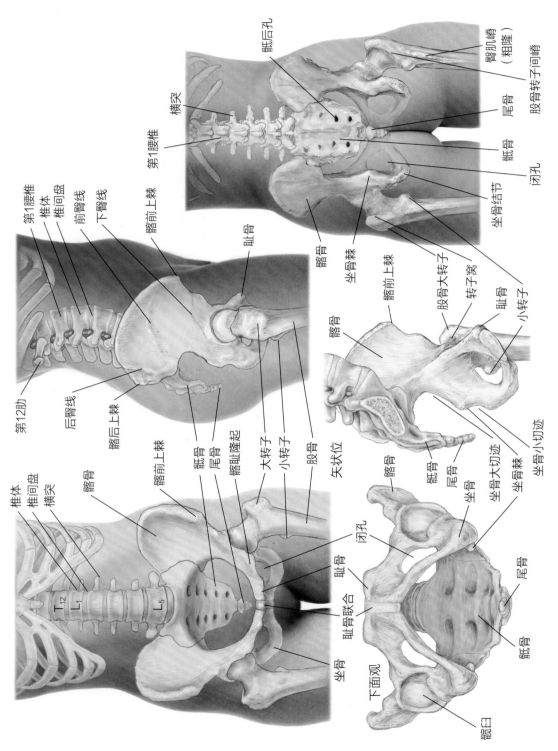

示意图8-1 骨盆区骨骼特征

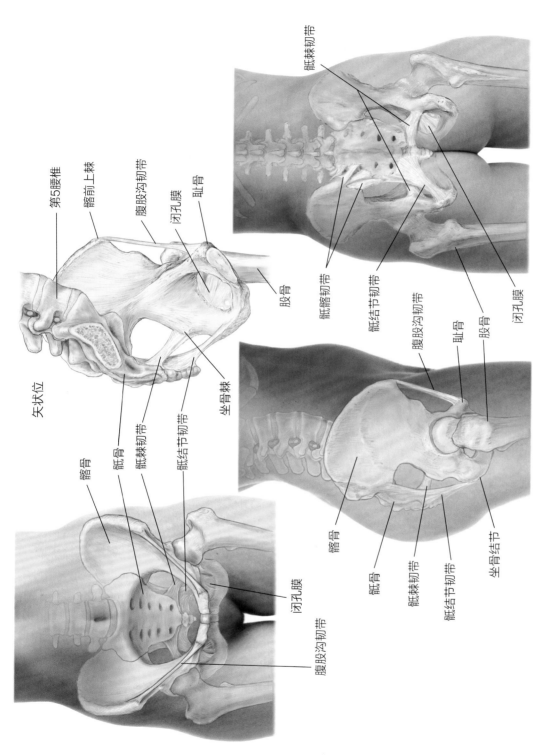

示意图8-2　骨盆区韧带

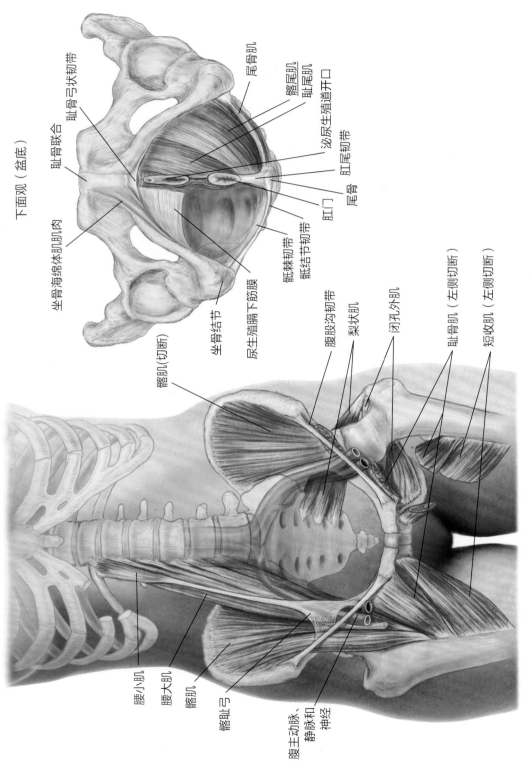

下面观（盆底）

耻骨弓状韧带
尾骨肌
骶尾肌
耻尾肌
泌尿生殖道开口
耻骨联合
肛尾韧带
肛门
尾骨
骶棘韧带
骶结节韧带
尿生殖膈下筋膜
坐骨结节
髂肌（切断）
坐骨海绵体肌肌肉

髂肌
腹股沟韧带
梨状肌
闭孔外肌
耻骨肌（左侧切断）
短收肌（左侧切断）

腰小肌
腰大肌
髂肌
髂耻弓
腹主动脉、静脉和神经

示意图8-3　骨盆前区及盆底肌肉

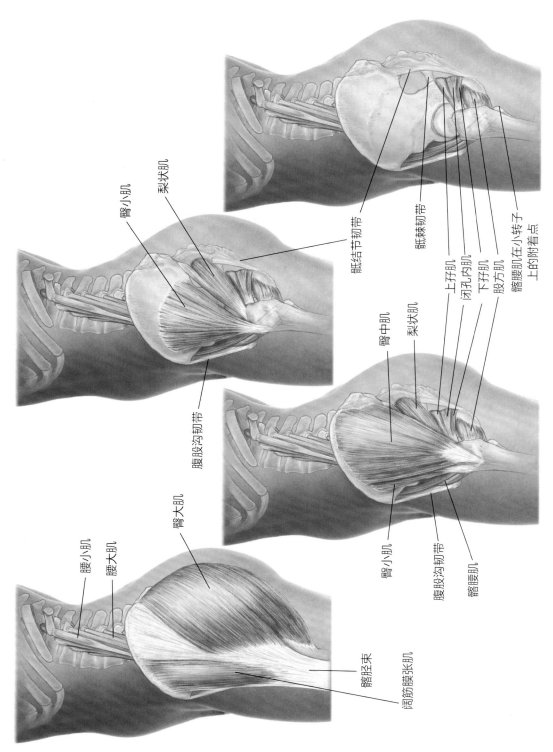

腰小肌
腰大肌
臀大肌
髂胫束
阔筋膜张肌

臀小肌
梨状肌
臀中肌
腹股沟韧带
髂腰肌

臀小肌
梨状肌
骶结节韧带
腹股沟韧带

骶棘韧带
上孖肌
闭孔内肌
下孖肌
股方肌
髂腰肌在小转子上的附着点

示意图8-4 骨盆肌肉，侧面观

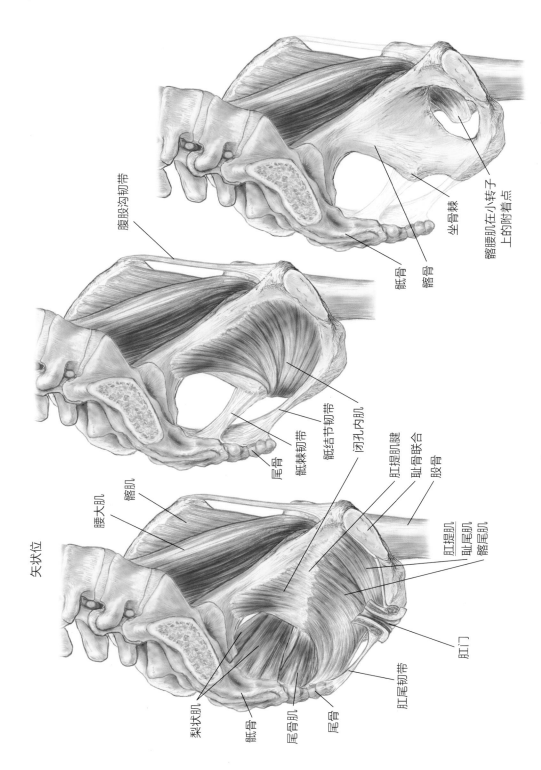

腹股沟韧带

骶骨
髂骨
坐骨棘
髂腰肌在小转子
上的附着点

尾骨
骶棘韧带
骶结节韧带
闭孔内肌
肛提肌腱
耻骨联合
股骨

矢状位
腰大肌
髂肌
肛提肌
肛尾肌
髂尾肌
肛门
肛尾韧带

梨状肌
骶骨
尾骨肌
尾骨

示意图8-5　骨盆肌肉，矢状位

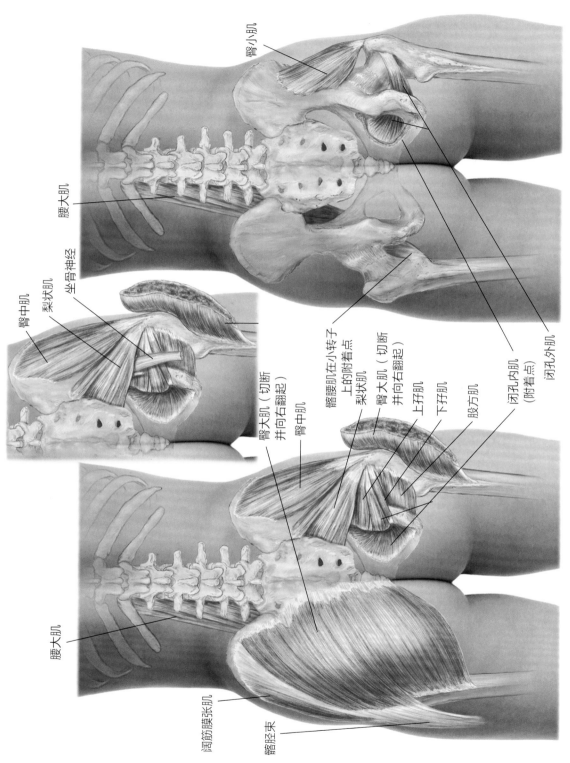

臀小肌

腰大肌

坐骨神经

梨状肌

臀中肌

臀大肌（切断并向右翻起）

臀中肌

髂腰肌在小转子上的附着点

梨状肌

臀大肌（切断并向右翻起）

上孖肌

下孖肌

股方肌

闭孔内肌（附着点）

闭孔外肌

腰大肌

阔筋膜张肌

髂胫束

示意图8-6 骨盆肌肉，后面观

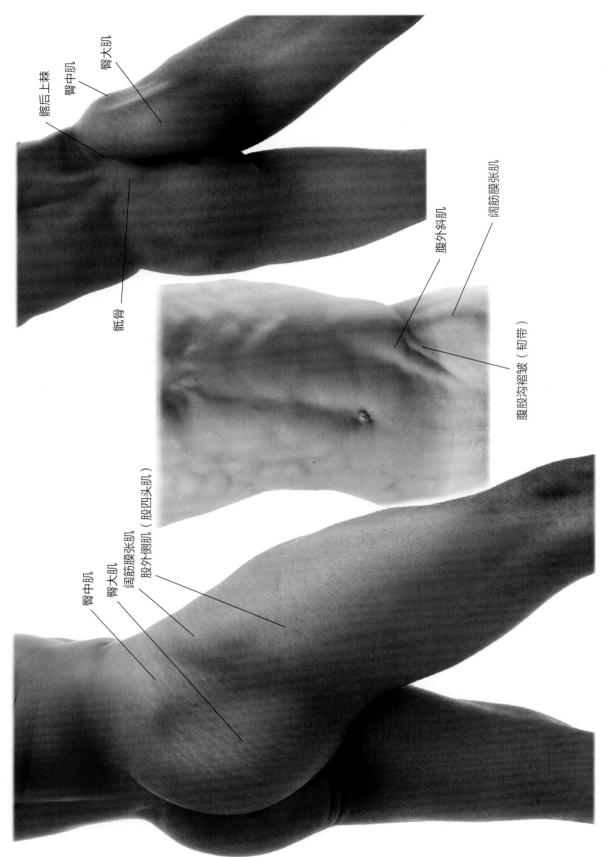

髂后上棘

臀中肌

臀大肌

骶骨

腹外斜肌

阔筋膜张肌

腹股沟褶皱（韧带）

臀中肌

臀大肌

阔筋膜张肌

股外侧肌（股四头肌）

示意图8-7　骨盆区表面解剖

区域概况（示意图8-1~8-7）

骨盆区从结构上、功能上以及伦理上，对人体的重要性不言而喻。骨盆区平衡躯干及其内脏与下肢。它起到了容纳、支持并且保护腹腔及盆腔脏器的作用，尤其是生殖器官和排泄器官。因此，该区域也极为私密。该区域的姿态与运动的自如程度，决定了人体的直立与步态。

尽管我们通常认为骨盆是一个整体，但实际上骨盆由两部分组成，即左右骨盆，整个骨盆借由后方的骶髂关节和前方的耻骨联合围成。骨盆可以整体做前倾、后仰、侧屈的动作。左半骨盆，可相对右半骨盆进行较大幅度或较小幅度的矢状位的前后活动，即所谓的"扭转骨盆"。因为每侧骨盆骨都通过髋臼容纳着股骨头，因此，骨盆骨的姿态可以影响髋关节的形态及下肢运动。骨盆整体的前倾及后仰运动亦可影响脊柱姿态，进而影响整个上身的承重。

我们经常会看到，由于两侧髂后上棘在姿势上的不对称，所造成的一些骨盆侧向倾斜，其最终将会导致下肢力量不平衡，甚至造成脊柱、肋骨和周围软组织的代偿性移位。一般来说，各种倾斜和旋转动作都会造成双侧骨盆的力矩不平衡，会造成姿势性的无法对准，最终导致一系列下肢远端肢体、上肢肌肉及筋膜的不适。不仅如此，骨盆肌肉的紧张感和僵硬感会进一步影响生殖功能，且可能引发内脏痛。

在每次接诊和查体中都应充分重视检查骨盆肌肉。同时由于骨盆区比较私密，检查时应尽量温柔操作并顾及患者感受。检查应充分征得患者同意，注意保护患者隐私和安全，并注意覆盖治疗巾。

伦理问题

请记住患者有随时拒绝某项检查的权利，即使检查前已征得他们的同意。

如果患者在任何时候有不适感，他们可以随时取消随后的检查。要注意观察患者的肢体语言和表情，以防有些患者已经感到不舒适但犹豫而未说。

腰大肌（髂腰肌）

概述

腰大肌（图8-1）是人体运动系统中最重要的肌肉之一，它在腹股沟处连接髂肌并形成髂腰肌，是构成髋部屈肌群的主要肌肉，在维持人体姿势中非常重要，也极具临床意义。

在四足行走的家养动物中，髂腰肌本身并无维持姿势的功能，只负责在行走中前后摆动下肢。因此，髂腰肌在动物身上通常只是相对"嫩"的肌肉，比如我们常说的"菲力牛排"。在人体上，则完全不同了，鉴于人类的直立行走方式，髂腰肌负责屈髋和抗重力运动（比如抬腿）。另外值得一提的是，腰大肌在平衡骨盆和腰部姿态方面互相协调。

在胚胎时期，胎儿的髋关节几乎一直处于屈曲状态。如果观察婴儿，你会发现他们也不是平卧的——他们的髋关节似乎总是处于半屈曲状态。实际上，直到开始学习走路，婴儿才会逐渐打开屈曲的髋关节。可见这种髋关节完全打开的状态，是我们能放松自如行走的关键。儿童大部分时间是坐着的，无论是在学校课堂上，还是在家里学习或者看电视，成人亦是如此，看电脑或者看电视，坐姿应用只会更频繁。如此一来，髂腰肌几乎一直是短缩的状态，而没有时间拉伸开来。

腰大肌连接腰椎，向前下方延伸，穿过腹腔至腹股沟，继而联合髂肌经过髂骨的前缘，斜向内后方向连接股骨小转子。这样就借助髂骨前缘作为滑

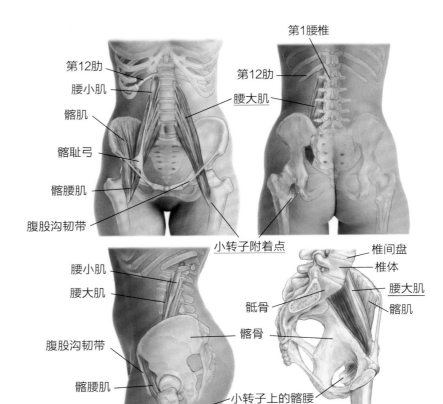

图8-1 腰大肌解剖

矢状位

车产生前向和后向的反作用力。因此，通过髂腰肌向前拉动腰椎，并顺着髂骨的前上方向，进行向后向下的屈曲运动，就会造成骨盆前倾和腰椎前凸（图8-2）。这种现象在少年儿童中十分常见，而且多为显著前凸，随着年龄增长，成人的前凸现象会略有改善，但依然存在。骨盆前倾的一个显著结果是将腹腔脏器的重量前移了，从而引发腹部前凸。更有甚者，这种前倾使得髋关节后移，进而引发控制膝部和足踝的肌肉劳损。极端的腰椎前倾将会引发腰椎上方所有身体结构的代偿。

腰大肌的临床意义表现在间接影响和直接影响两个方面：间接影响方面，为上述骨盆前倾的现象；直接影响方面主要是多处疼痛，如腰部、腹部、腹股沟、大腿上部，甚至可以引发内脏牵涉痛。因此，腰大肌相关疾病可有内脏痛的类似表现。

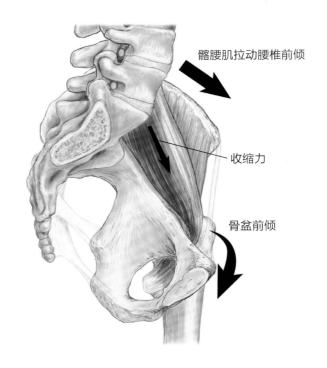

图8-2 腰大肌对骨盆前倾的影响

附着点

- 起点：与T_{12}～L_5椎体椎间盘和腰椎横突相连。
- 止点：与髂肌汇合附着于股骨小转子。

 触诊

　　在腹部，脐旁5～7cm的地方可以触及腰大肌。抬起左腿就可以摸到左侧的髂腰肌起点，右腿亦然。可于腹股沟内的腹股沟韧带下方，靠近髂耻隆起处明显触及腰大肌下部。结构是平行的，纤维横穿而过，除了经过骨盆前缘的部分，与耻骨的上分支融合入髂骨。

 功能

　　屈曲、内收、外旋髋关节，在腰椎的灵活性和向后弯腰的方面起到重要作用，也是主要的维持姿势肌肉。

 牵涉区

- 腰中部区域。
- 从上腹部到腹股沟的腹部区域。
- 大腿前侧从腹股沟到膝盖。

 其他肌肉检查

- 髂肌。
- 腹直肌。
- 腹内斜肌。
- 膈肌。
- 腰方肌。
- 髋内收肌。
- 腰竖脊肌。

 手法治疗

按压

- 患者取仰卧位，髋关节和膝关节蜷起45°。
- 治疗师立于患者一侧，靠近髋部。
- 治疗师指尖位于腹部近肚脐几厘米的位置（图8-3）。
- 用指尖以打圈的方式和缓有力地揉压腹部。
- 当指尖触及腰大肌后，按揉并寻找柔软的部位（图8-4）。按住后逐渐放松。
- 向尾部移动指尖，位于刚才发力点的下侧。
- 重复此手法直至腹股沟。
- 腹股沟处也运用此法，此处不必使用指尖打圈法

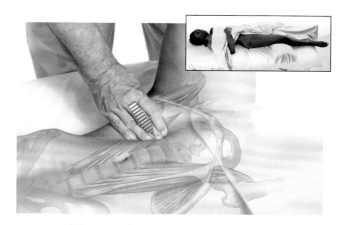

图8-3　治疗腰大肌时的手法姿势

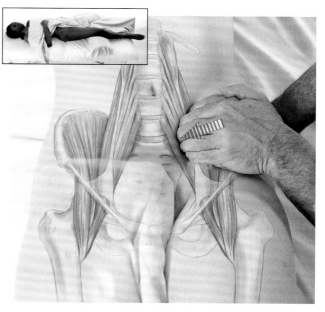

图8-4　按压腰大肌

（图8-5）。

- 这种腰大肌的按揉法，也可在患者采取坐位或上半身屈曲于床上时，从背侧使用（图8-6）。

下部连接部分按压

- 患者仰卧。
- 治疗师立于患者一侧，靠近膝盖位置。

- 将支撑手指置于大腿前侧，腹股沟下约5cm，股直肌内侧。
- 有力地按压组织，寻找股骨小转子上的附着点（图8-7）。如果柔软，按住后逐渐放松。

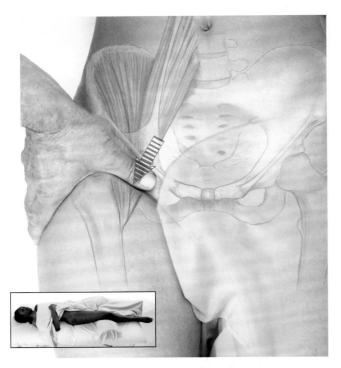

图8-5　按压腹股沟下髂腰肌

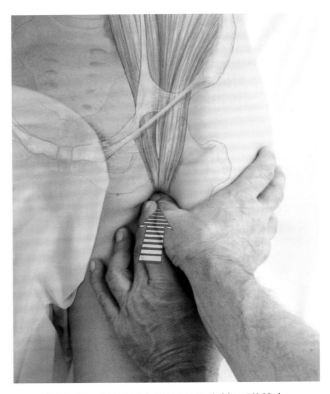

图8-7　按压腰大肌至股骨小转子附着点

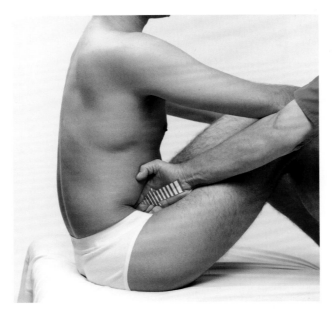

图8-6　患者坐位时腰大肌的按压手法

髂肌

概述

参考腰大肌概述。

 附着点

- 起点：骨盆内侧的髂窝，内侧至髂前下棘（图8-8）。

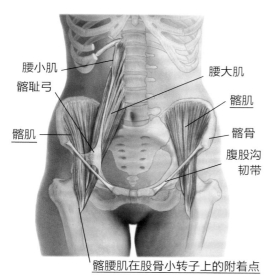

腰小肌
髂耻弓
髂肌

腰大肌
髂肌
髂骨
腹股沟韧带

髂腰肌在股骨小转子上的附着点

图8-8 髂肌的解剖

- 止点：腰大肌肌腱，股骨小转子的前侧面，髋关节关节囊。

 触诊

沿着髂骨缘可触及。结构是收敛的。

 功能

沿着腰大肌进行屈曲、内收、向下屈曲髋关节。

 牵涉区

见腰大肌。

 其他肌肉检查

见腰大肌。

 手法治疗

剥离和横向纤维按摩

- 患者仰卧。

- 治疗师立于患者髋旁。
- 将指尖置于髂骨内侧。
- 用力按压组织，顺着肌肉纹理揉捏肌肉（图8-9A）。
- 此法也可采用支撑拇指来操作（图8-9B），或者使患者取仰卧位，治疗师手置于骨盆之下（图8-9C）。

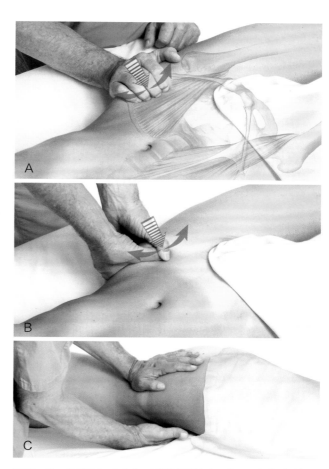

图8-9 用指尖（A）、辅助拇指（B）和患者身体下方的手（C）进行剥离和横向纤维按摩

腰小肌

概述

50%人的中腰小肌（图8-10）是缺如的，在一

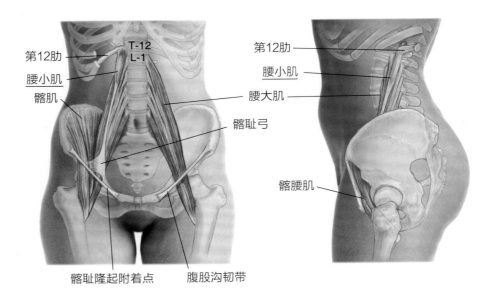

图8-10　腰小肌解剖

部分人身上则只存在于单侧，因此，无值得记录的临床意义。

附着点

- 起点：T_{12}椎体、L_1椎体及其之间的椎间盘。
- 止点：通过髂耻弓汇入髂耻隆起。

触诊

不可触及。

功能

辅助腰椎旋转。

牵涉区

无可述及。

其他肌肉检查

无。

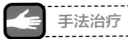

手法治疗

无。

盆底肌群的概述

盆底肌群亦常被称为盆底床肌群，既便于从字面上理解（床可以体现肌肉群的柔软），又体现其功能上的作用。盆底床肌群有很好的支撑作用，保护了盆腔脏器，也保护了后方的尾椎、前方的耻骨、两侧的坐骨结节和中间的连接组织。

肌群底部留有直肠、阴道和尿道的出口，且部分肌肉参与形成管道的括约肌。正常成人可以在控制臀部肌肉的同时控制这些肌肉，但是这种控制有时会带来不适，比如在排便和性交的时候。

大部分相关的检查和治疗均可通过身体外部施术，比如臀肌之间和会阴部位，但是更彻底和有效的治疗，有时要求内外配合，即包括经肛门检查，这已超出本书的知识范畴，这里不做讨论。在美国，仅有很少的州允许这种直肠内治疗。

对于臀肌之间或会阴处的检查，患者通常取仰卧位，在臀部下方用枕头或垫子垫起。

伦理问题

因为涉及生殖器，美国有些州禁止针对会阴处的治疗，而有些州则允许这种医疗行为，但是仅适用于身体检查而非治疗。对于那些确切允许会阴处治疗的机构，应出示隐私告知书并与患者在施术前进行充分沟通。然而，仍然会有患者声称在接受会阴部位治疗时因为十分类似性交而伤到了腹股沟或会阴。因此，有些治疗师会提前要求患者签署知情同意书。也可在治疗时要求第三者在场陪同。

尾骨肌

 附着点

- 起点：坐骨棘和骶棘韧带（图8-11）。
- 止点：骶骨两侧下部及尾骨上部。

 触诊

尾骨肌两侧均可触及其表面的附着物。亦可使

用示指进行肛内尾骨肌肉触诊，触诊时可使尾骨下移，但是美国多个州都不把这种触诊囊括在按摩治疗内。整个结构是收敛的。

 功能

辅助支撑骨盆底，尤其在腹压增高时，如果人类的尾骨可以移动，我们就可以"摇尾巴"了。

 牵涉区

骶骨下缘、尾骨及臀中下部。

 其他肌肉检查

- 臀大肌。
- 闭孔内肌。
- 腰方肌。

 手法治疗

见下文盆底肌群及闭孔内肌的手法治疗。

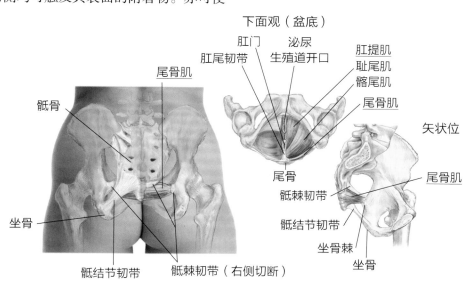

图8-11 尾骨肌的解剖

肛提肌

概述

肛提肌包括耻尾肌、髂尾肌、耻骨直肠肌，形成盆膈（图8-12）。

 附着点

- 起点：耻骨后部，闭孔内肌的肌腱弓，坐骨棘。
- 止点：肛尾韧带，骶骨下部和尾骨。

 触诊

只能从肛内触及，美国大多数州未将其囊括于按摩治疗范围之内。

 功能

防止肛门脱出，排便结束后回缩肛门，辅助支撑盆腔脏器。

 牵涉区

骶骨下部、尾骨和周围臀部肌肉。

 其他肌肉检查

- 臀大肌。
- 闭孔内肌。
- 腰方肌。

 手法治疗

外部无法有效治疗肛提肌。

 盆底肌群和闭孔内肌的手法治疗

按压

- 患者取仰卧位，腰下可用枕头垫高。
- 治疗师立于患者一侧，髋部旁边。
- 戴手套，将手掌置于暴露的臀部上，拇指位于臀沟处，拇指从前侧面探及尾骨前缘，避免碰触肛门括约肌。
- 用力按压尾骨前缘（图8-13），然后揉压尾骨两侧组织，寻找软柔的组织，保持直至放松。

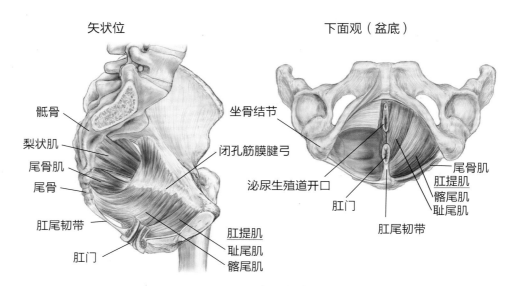

图8-12　肛提肌解剖

- 重复该过程，拇指向前方移动，探查盆底肌群及臀大肌内侧缘（图8-14）。
- 触及闭孔时，按压入闭孔以探查闭孔内肌，视需要保持，直至放松（图8-15）。

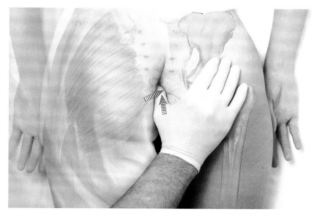

图8-13 尾骨下的外部检查

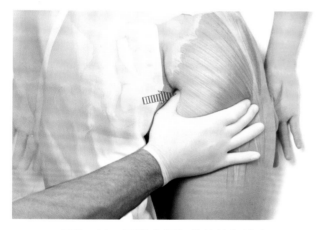

图8-14 两臀中间部位的外部检查

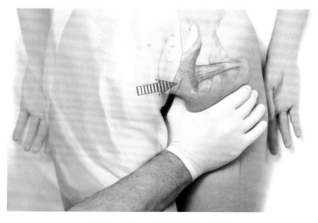

图8-15 按压闭孔内肌

臀部肌肉的概述

臀部肌肉的运动，尤其是后部肌肉的运动，多与臀大肌、臀中肌、臀小肌以及包绕覆盖它们的阔筋膜密切相关。区别只在于运动的范围和强度。因此，臀部各肌肉的放松手法详见不同肌肉的各论部分。

 伦理问题

臀部肌肉虽然不属于外生殖器，但依然涉及患者的隐私部位，应予以同等的私密尊重和舒适关照。在碰触患者臀部肌肉前，应先充分讨论其在患者疼痛中的参与度。必要时铺垫治疗巾。根据美国不同州的法律法规，有些州允许治疗时暂时撤掉治疗巾，有些州则要求全程覆盖治疗巾。即使允许短暂撤掉治疗巾，为了照顾患者隐私，也应当一次治疗只暴露一侧臀部。

臀大肌

概述

臀大肌（图8-16）是伸展髋关节最强有力的肌肉。臀大肌的形态、力量、直立行走和行走姿态，让我们有别于我们的近亲——大猩猩。臀大肌是髂腰肌的拮抗肌，常常参与腰部的疼痛。

 附着点

- 起点：后臀线后的髂骨，骶骨的后侧面，尾骨，至骶结节韧带。
- 止点：髂胫束，阔筋膜（前面3/4的肌肉）至股骨臀肌粗隆（后外侧1/4的肌肉）。

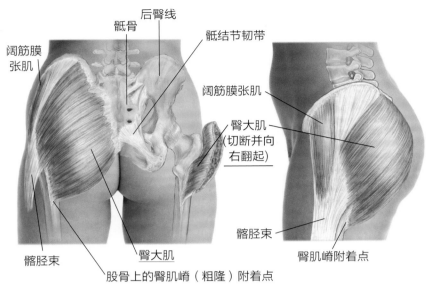

阔筋膜张肌

骶骨

后臀线

骶结节韧带

阔筋膜张肌

臀大肌（切断并向右翻起）

髂胫束

臀肌嵴附着点

髂胫束

臀大肌

股骨上的臀肌嵴（粗隆）附着点

图8-16　臀大肌的解剖

 触诊

臀部可辨认的大部分肌肉为臀大肌，髂胫束发力时可使臀大肌斜向运动。臀大肌的中间分界即为臀沟。整体结构是聚拢的，肌肉纤维束是斜向的。

 功能

伸展、外旋和外展髋关节，尤其是屈曲姿态时，比如爬楼梯时或从坐姿起立时。

 牵涉区

整个臀部及大腿后上部。

 其他肌肉检查

- 其他臀部肌肉。
- 髋关节深部的旋转肌肉。
- 腰方肌。
- 盆底肌。

 手法治疗

见下面的臀肌手法治疗。注意：臀大肌中部臀沟处使用的手法，请参考上面的盆底肌和闭孔内肌的外部操作手法。

臀中肌

概述

臀中肌（图8-17）与臀小肌是髋关节重要的外展肌以及重要的维持姿势（比如行走、跑步以及任何时候单侧下肢支撑的时候）肌肉。也是腰部疼痛的常见参与者之一。

 附着点

- 起点：前后臀线中间的髂骨处。
- 止点：大转子的外表面。

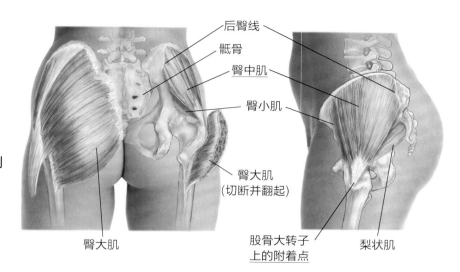

后臀线
骶骨
臀中肌
臀小肌
臀大肌
（切断并翻起）
股骨大转子
上的附着点
梨状肌
臀大肌

图8-17　臀中肌的解剖

 触诊

只能从臀部后上部触及。整体结构是聚拢的，肌肉纤维束是斜向的。

 功能

有助于屈曲、外展，髋关节外旋和内旋。

 牵涉区

- 整个臀部。
- 整个髂骨。
- 中腰部区域。
- 大腿后上部。

 其他肌肉检查

- 腰方肌。
- 腰部竖脊肌。
- 其他臀肌。
- 髋关节深部的旋转肌肉。
- 盆底肌。

 手法治疗

见下面的臀肌手法治疗。

臀小肌

概述

臀小肌（图8-18）与臀中肌一起构成臀部重要的外展肌肉。此部位的疼痛非常接近坐骨神经痛，但是有所区别，比如没有麻木、刺痛感和无力感。臀小肌是髋关节和大腿常见的酸痛部位，有时疼痛可辐射至大腿侧面及后面。

 附着点

- 起点：前下臀线中间的髂骨处。
- 止点：大转子的前表面。

 触诊

在臀部后侧面，臀中肌与阔筋膜张肌之间。整

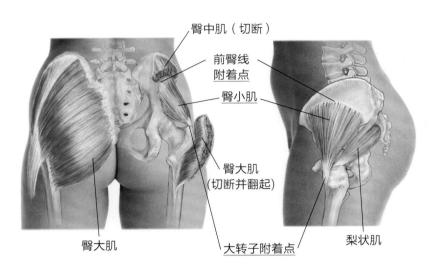

臀中肌（切断）

前臀线
附着点

臀小肌

臀大肌
（切断并翻起）

臀大肌

大转子附着点

梨状肌

图8-18　臀小肌的解剖

体结构是聚拢的。

功能

外展、屈曲、内旋髋关节。

牵涉区

- 整个臀部及髋关节外侧。
- 大腿后部。
- 小腿后部。
- 大腿外侧。
- 小腿外侧到足踝。

其他肌肉检查

- 其他臀部肌肉。
- 髋关节深部旋转肌肉。
- 阔筋膜张肌。
- 髂胫束。
- 股外侧肌。
- 腘绳肌腱。
- 小腿肌肉。

臀部肌肉的手法治疗

肌筋膜拉伸

- 患者俯卧。
- 治疗师立于患者床边，靠近患者腰部，面向患者。
- 将你靠近患者头侧的手掌放在患者靠近你一侧的臀部上方，手指指向下方。
- 另一只手朝相反方向，置于髂嵴之上。
- 掌部用力，朝两个方向深度地分推（图8-19）。
- 保持直至感觉到手下的肌肉组织已放松，再缓缓放开。

剥离

- 患者俯卧。
- 治疗师立于患者旁边，靠近患者胸部的位置。
- 一只手手掌置于臀部髂嵴之上，髂骨之后，拇指指向下方（图8-20A）。
- 掌根用力，深深地压揉组织，使手掌滑行于肌肉至最深处。
- 继上一起始点的外侧重复此操作，直至整个臀部都覆盖到，包括臀大肌至髂胫束的附着点以及髋关节边缘的臀小肌（图8-20B）。
- 可以用指关节（图8-21）、指尖（图8-22）或辅助拇指（图8-23）完成此操作。
- 用力压入组织，来回移动你的拇指，寻找疼痛的区域（图8-24）。保持至放松（图8-25）。

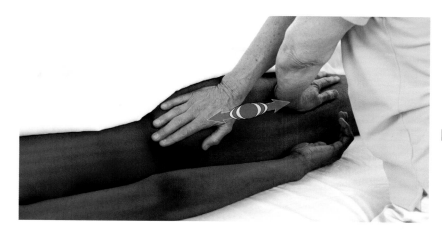

图8-19　臀部肌筋膜放松

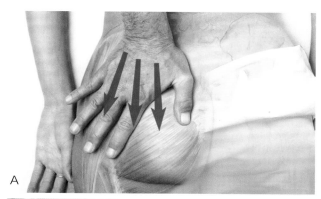

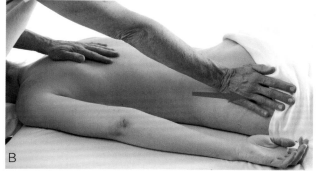

图8-20　用掌根剥离臀大肌：起始姿势（A）；结束
姿势（B）

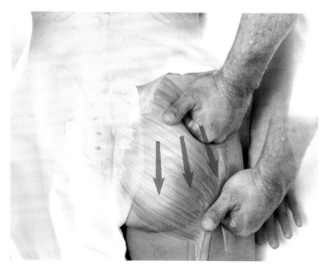

图8-21　用指关节剥离臀部肌肉

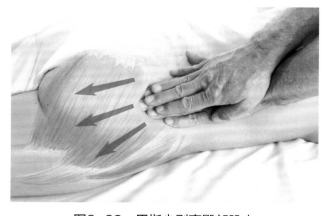

图8-22　用指尖剥离臀部肌肉

- 在整个臀部探查臀部肌肉。

反向旋前髋关节

　　这项放松手法应在放松过影响骨盆旋前的所有肌肉（包括腰方肌、臀肌、背阔肌、髂腰肌、股直肌、髋关节内收肌）后进行。我们应时刻牢记并向患者告知：无论我们多么期待患者康复并尽力地治疗，我们仍然无法改变患者的某些长期错误站立姿态，而这些错误姿态未必是造成疼痛的直接诱因。

俯卧位

- 患者俯卧。
- 治疗师立于患者腰旁。

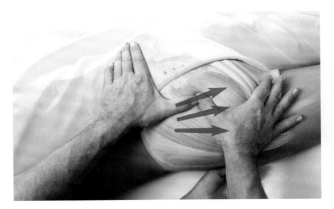

图8-23 用拇指剥离臀部肌肉

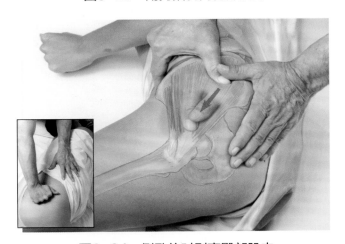

图8-24 侧卧位时剥离臀部肌肉

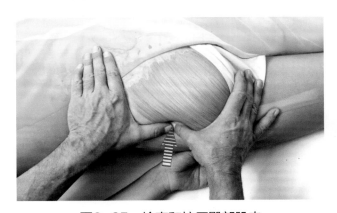

图8-25 检查和按压臀部肌肉

- 治疗师一只手置于患者臀部髂嵴处，指尖指向身体下方。另一只手置于骶骨下方，指尖位于髂前上棘处。
- 一只手向上方持续地牵拉髂前上棘，同时另一只手向下方持续推动髂嵴（图8-26）。

仰卧位

- 患者取仰卧位，屈髋屈膝。

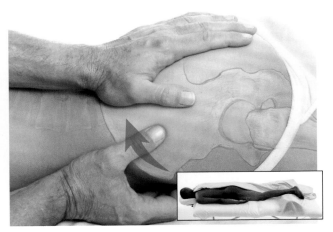

图8-26 俯卧位反向旋前髋关节

- 治疗师立于患者腿旁位置，面朝患者头部。
- 治疗师用胳膊环抱住患者腿部，肩部紧贴患者膝关节，治疗师手腕位于患者髂前上棘。
- 治疗师另一只手置于患者臀部下方，手指位于髂嵴。
- 治疗师将患者腿部压向胸部，同时将腿部向上方压向髂前上棘，最后向下方牵拉臀部和髂嵴，并在此过程中要求患者配合提供20%的反作用力（图8-27）。

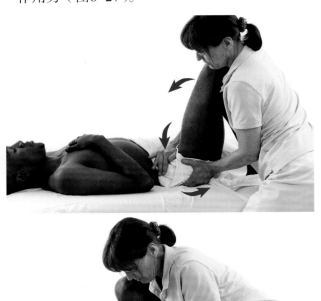

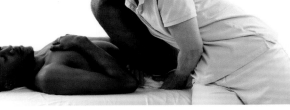

图8-27 仰卧位反向旋前髋关节

髋部深部外旋肌肉

梨状肌

概述

梨状肌（图8-28）是髋关节重要的外旋肌肉，和臀中肌一起作为髋关节重要的维持稳定作用的肌肉，具有重要的临床意义。

坐骨神经可随个体差异，从梨状肌的下方、上方或中间（或局部从中间）穿过。因此，紧张的梨状肌不仅可因自身的紊乱造成坐骨神经痛，也可因为卡压了坐骨神经所致。这种卡压坐骨神经的情况称为梨状肌综合征。这种情况在芭蕾舞演员中最为常见，因为她们总是需要伸出脚（向后旋转髋关节）。在正常成人中，此征也常发，因为梨状肌在维持髋关节稳定中起重要作用，此外，其常见于久坐之人，如办公室上班族或者长途车司机。

 附着点

- 起点：骶前孔边缘，髂骨上的坐骨大切迹，骶髂关节囊，骶结节韧带。
- 止点：大转子的上缘。

 触诊

只在病理性亢进的时候可触及，位于骶骨底与大转子之间穿过臀大肌的连线上。上方的附着点位于骶骨底下面，于肛内可触及，其不属于大多数推拿治疗的范畴之内。整体结构是聚拢的。

 功能

伸展，外展，向后旋髋；稳定髋关节。

 牵涉区

- 覆盖全臀部（尤其是骶骨后缘及臀部下侧部位）。
- 延伸到大腿后侧。
- 坐骨神经穿行而过，覆盖全腿后侧直到足踝，延伸至腰部、髋关节、腹股沟、会阴及直肠。

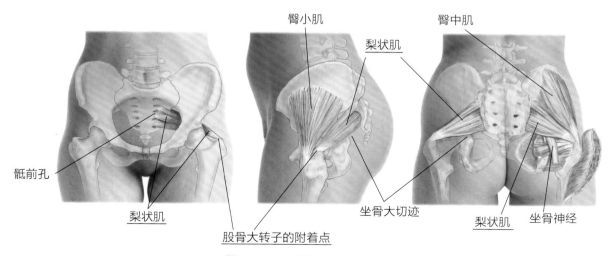

图8-28 梨状肌的解剖

其他肌肉检查

- 臀部肌肉。
- 其他深部髋关节旋转肌群。
- 腰方肌。

 手法治疗

按压

- 患者俯卧。
- 治疗师立于患者髋旁。
- 将拇指（图8-29）辅助拇指（图8-30）置于大转子与骶骨之间的中点。
- 用力压入组织，寻找压痛点。保持至放松。
- 用此方法探查全部肌肉，从骶骨底直到大转子附着点（图8-31）。

拉伸结合按压

- 患者俯卧。
- 治疗师立于患者髋旁。
- 将一只手的指关节置于臀部大转子旁，向前中部用力按压。

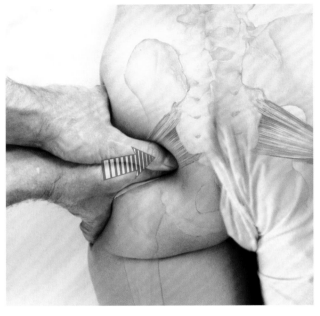

图8-30　用辅助拇指按压梨状肌

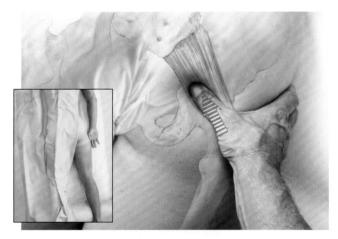

图8-29　用拇指按压梨状肌

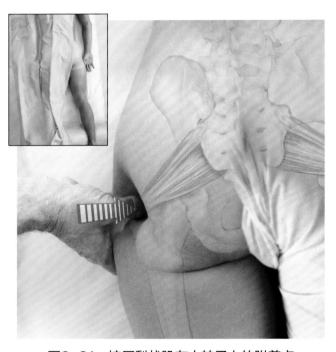

图8-31　按压梨状肌在大转子上的附着点

- 另一只手抓住患者足踝部，屈膝呈90°。
- 指关节持续按压梨状肌，将患者下肢拉向治疗师，旋转髋关节至内旋（图8-32）。

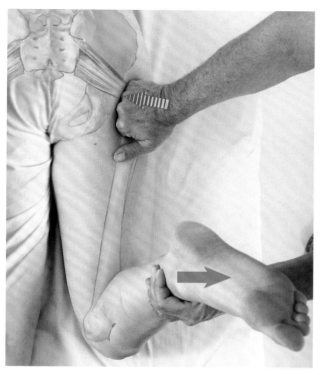

图8-32 被动拉伸梨状肌

上孖肌

概述

上孖肌（图8-33）如果不与梨状肌一起提到的话，并无显著临床意义。

 附着点

- 起点：坐骨棘至骶孔下部。
- 止点：大转子内侧。

 触诊

不可触及。

 功能

外旋髋；协助伸展和外展；稳定髋关节。

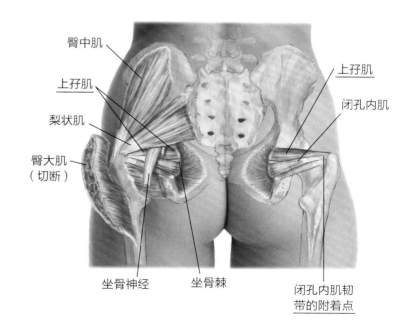

图8-33 上孖肌的解剖

牵涉区

无可述及。

 其他肌肉检查

无。

 手法治疗

无可述及。

下孖肌

概述

下孖肌（图8-34）如果不与梨状肌一起讲，并无显著临床意义。

 附着点

- 起点：坐骨结节内侧。
- 止点：大转子内侧。

 触诊

不可触及。

 功能

外旋髋；协助伸展和外展。

 牵涉区

无可述及。

 其他肌肉检查

无。

 手法治疗

无可述及。

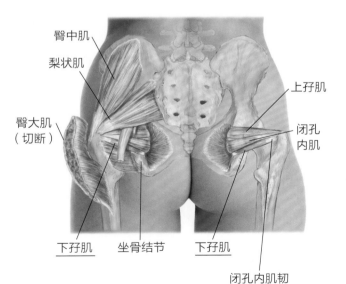

图8-34　下孖肌的解剖

闭孔内肌

概述

闭孔内肌（图8-35）和前文提到过的肛提肌、尾骨肌总体规律一致。

附着点

- 起点：骨盆表面连接闭孔膜和闭孔。
- 止点：穿过坐骨小切迹，旋转90°插入大转子内表面。

触诊

拇指可从臀部肌肉中间压入闭孔内肌。整体结构是聚拢的。

功能

向后旋髋；协助伸展和外展；稳定髋关节。

牵涉区

- 延伸至骶骨下缘及尾骨肌。
- 延伸至大腿后侧。

其他肌肉检查

- 盆底肌。
- 梨状肌。
- 臀大肌。

手法治疗

见上文盆底肌群和闭孔内肌的手法治疗（264页）。

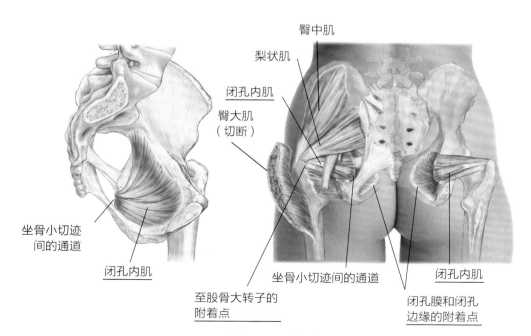

图8-35 闭孔内肌的解剖

闭孔外肌

概述

闭孔外肌（图8-36）和腰方肌的不适，可引发股骨大转子下方内侧部位的触痛。这块肌肉可在腹股沟内的耻骨肌和短内收肌中间深压触及。

 附着点

- 起点：闭孔的下半部分和闭孔膜外表面的相邻部分。
- 止点：股骨大转子的转子窝。

 触诊

不可触及。

 功能

向后旋转大腿；协助伸展和外展下肢；稳定髋关节。

 牵涉区

大转子下方内侧。

 其他肌肉检查

- 腰方肌和其他深部髋关节外旋肌群。
- 耻骨肌。
- 内收短肌。

 手法治疗

按压

- 患者仰卧。
- 治疗师立于患者膝旁。
- 使用拇指，定位耻骨肌和内收短肌。
- 在耻骨肌和内收短肌之间持续用力压入组织，寻找压痛点（图8-37）。按住直至放松。

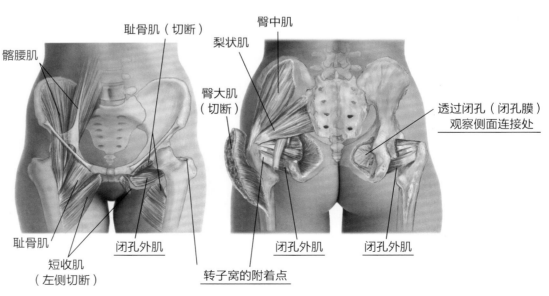

图8-36 闭孔外肌的解剖

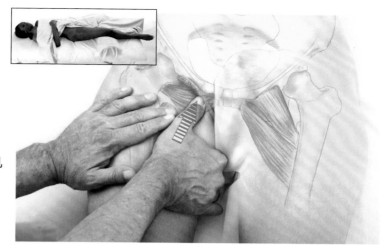

图8-37 通过腹股沟来按揉闭孔外肌

股方肌

概述

股方肌（图8-38）与闭孔外肌，可引起大转子下部内侧疼痛。

 附着点

- 起点：坐骨结节的外缘。
- 止点：股骨转子间嵴。

 触诊

可在大转子内侧和后缘触及。结构是平行的。

 功能

向后旋转髋部；协助伸展和外展。

 牵涉区

与闭孔外肌共同位于大转子下部内侧。

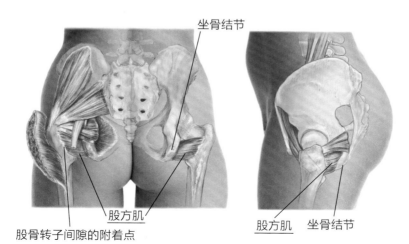

坐骨结节

股方肌

股骨转子间隙的附着点

股方肌   坐骨结节

图8-38 股方肌的解剖

其他肌肉检查

- 闭孔外肌。
- 其他深部髋关节外旋肌群。

手法治疗

按压

- 患者仰卧。
- 治疗师立于患者膝旁。
- 治疗师拇指置于臀部中间，介于坐骨结节和大转

子中间。

- 向上深压，寻找压痛点（图8-39）。按住直至放松。

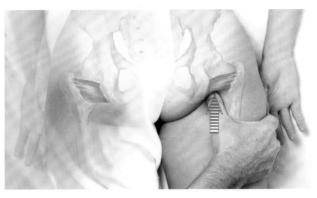

图8-39　按压股方肌

章节回顾

病例讨论

　　B.F.第一次来到诊所接受按摩治疗时8岁。她是一位实力不俗的小体操运动员，6岁就显露出超乎常人的天赋，绝对是奥运会人才。她的母亲是诊所的常客，其本人也是医学博士，不过主要负责医院的管理工作而非临床工作。她认为规律的调理按摩对于小运动员有很多好处，并非只是发生伤病才可以做按摩。所以从8岁起，B.F.陆续接受了5年的日常训练配合每周1次的调理按摩，受伤时就会更频繁一些，其实小运动员也常常被伤病困扰，比如手腕受伤、膝盖受伤、腘绳肌腱受伤、震荡伤，真是够一个孩子受的。

　　B.F.经常抱怨臀部及深部回旋肌不适，这也是体操运动员的常见伤。她是个肌肉饱满的小女孩，给她做调理按摩时，总要在刺激量足够充分以使肌肉放松和不致太过用力而伤到她之间寻求平衡。即使在没受伤的时期，她的身体也紧绷得像吉他琴弦，除了每天保持训练，她在学习方面也是个小学霸，甚至只要涉猎的领域都能做到一流。大赛前的她尤其紧张。这就使得很多次的调理按摩本来是想达到恢复身体为自然最佳状态的，结果也只是达到了缓解压力和普通的肌肉拉伸。

　　当B.F.13岁的时候，有一天她的妈妈来单独做治疗，她说："你们不会相信的，我女儿放弃体操训练了。"我很惊讶，妈妈转述了女儿的话说："我才13岁，我已经做过13次核磁共振了，都是因为体操训练的伤病。"她觉得不想再继续了。她的妈妈一直很支持她，从来没有强迫女儿做出决定，这是她自己的抉择。

　　上了高中以后，她坚持长跑，也依然经常来做调理按摩，当然频率少了很多。她现在去上大学了，但每次回家时都会来诊所做调理按摩。

复习题

1. _____ 位于骶髂关节后方。

   A. 耻骨直肠肌　　　　　　　　　B. 骨盆肌

   C. 轮匝肌　　　　　　　　　　　D. 髋臼

2. 骨盆的侧倾，是由_____部位的不协调造成的。

   A. 耻骨联合　　　　　　　　　　B. 大转子

   C. 肩峰　　　　　　　　　　　　D. 髂后上棘

3. 髂腰肌由_____和_____组成。

   A. 腰小肌和髂骨棘　　　　　　　B. 腰小肌和髂骨

   C. 腰大肌和髂肌　　　　　　　　D. 腰大肌和髂嵴

4. 肛提肌可从_____触及。

   A. T_{12}椎内侧缘　　　　　　　B. 髂嵴的第3对骶孔处

   C. 腰大肌表面　　　　　　　　　D. 只能从内部触诊

5. 不应在未告知以下哪项内容_____的情况下给患者做治疗。

   A. 可能会痒

   B. 告诉他们这可能是非法的

   C. 可能含有一些需要提前获得知情同意的治疗

   D. 需要测量骨盆的一些数据

6. _____症状可能是坐骨神经痛的诱发因素。

   A. 梨状肌　　　　　　　　　　　B. ITB

   C. 骶髂关节　　　　　　　　　　D. 胸小肌

7. 攀爬时最强劲的肌肉是_____。

   A. 闭孔肌　　　　　　　　　　　B. 肛提肌

   C. 孖肌　　　　　　　　　　　　D. 臀大肌

8. 从内部触诊骨盆底肌肉通常是_____。

   A. 本质是类似性交的　　　　　　B. 排除在按摩治疗之外的

   C. 在治疗的最开始时操作　　　　D. 对患者来说过于疼痛

9. 芭蕾舞演员通常做出的伸足尖动作相当于_____。

   A. 髋关节侧屈　　　　　　　　　B. 内收

   C. 髋关节屈曲　　　　　　　　　D. 股骨屈曲

10. 一侧骨盆相对于另一侧骨盆产生一个或大或小的角度从而造成了_____的骨盆。

    A. 扭转　　　　　　　　　　　　B. 骨折

    C. 弯曲　　　　　　　　　　　　D. 下垂的

第9章

大腿部

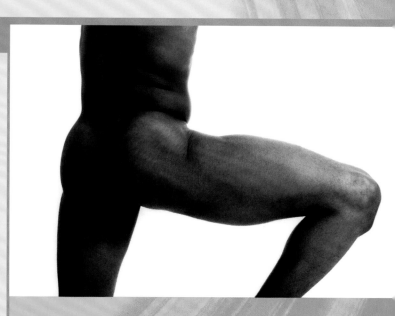

学习目标

通过本章的学习，应掌握以下内容。

- 说出大腿肌肉的术语名称。

- 触诊双侧大腿肌肉。

- 确定它们附着点的起点与止点。

- 阐述肌肉的功能。

- 描述它们的疼痛牵涉区。

- 回想相关肌肉。

- 明确按摩治疗时的风险部位和伦理问题。

- 熟练掌握大腿肌肉的手法治疗技术。

区域概况在示意图9–1 ~ 9–6之后，从第288页开始。

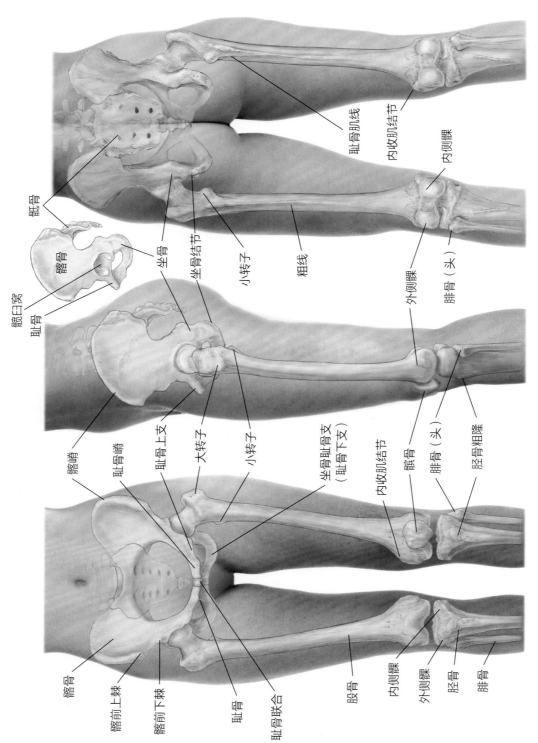

示意图9-1 大腿骨骼特征

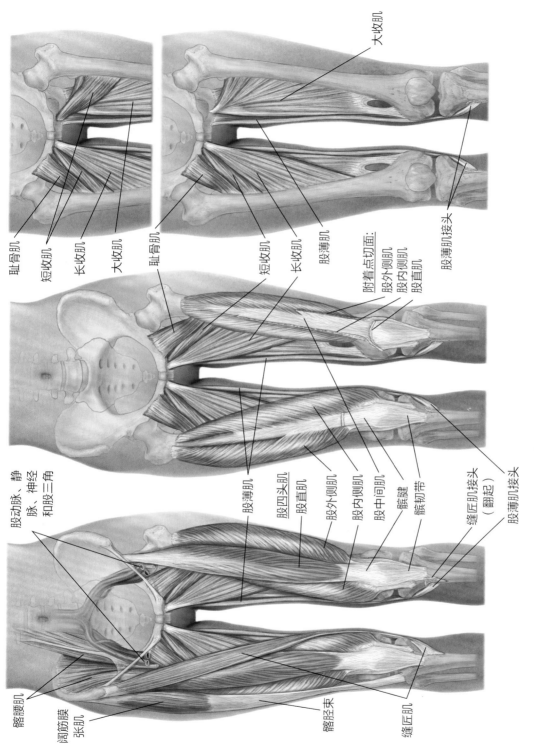

耻骨肌

短收肌

长收肌

大收肌

耻骨肌

短收肌

长收肌

股薄肌

附着点切面：
股外侧肌
股内侧肌
股直肌

大收肌

股薄肌接头

股动脉、静
脉、神经
和股三角

股薄肌

股四头肌

股直肌

股外侧肌

股内侧肌

股中间肌

髌腱

髌韧带

缝匠肌接头
（翻起）

股薄肌接头

髂腰肌

阔筋膜
张肌

髂胫束

缝匠肌

示意图9-2 大腿肌肉，前面观

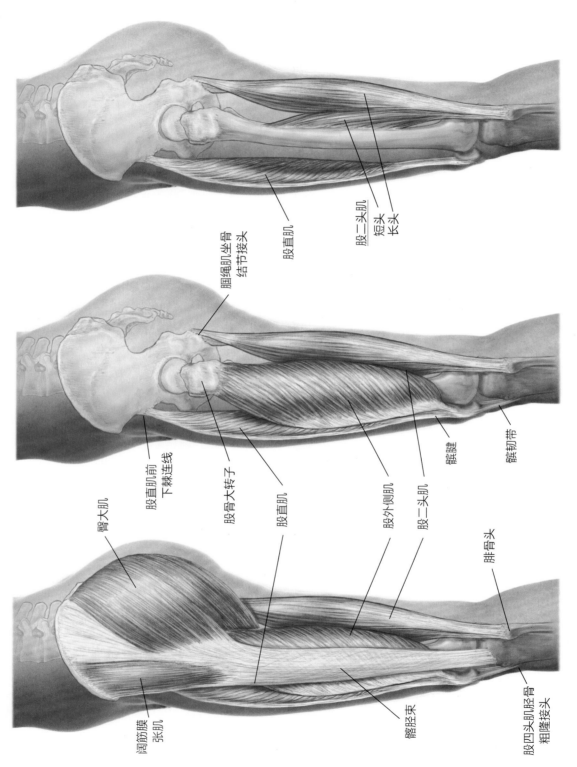

臀大肌

阔筋膜
张肌

股直肌前
下棘连线

股骨大转子

股直肌

股外侧肌

股二头肌

髂胫束

股四头肌胫骨
粗隆接头

腓骨头

腘绳肌坐骨
结节接头

股直肌

股二头肌 短头
长头

髌腱

髌韧带

示意图9-3 大腿肌肉，侧面观

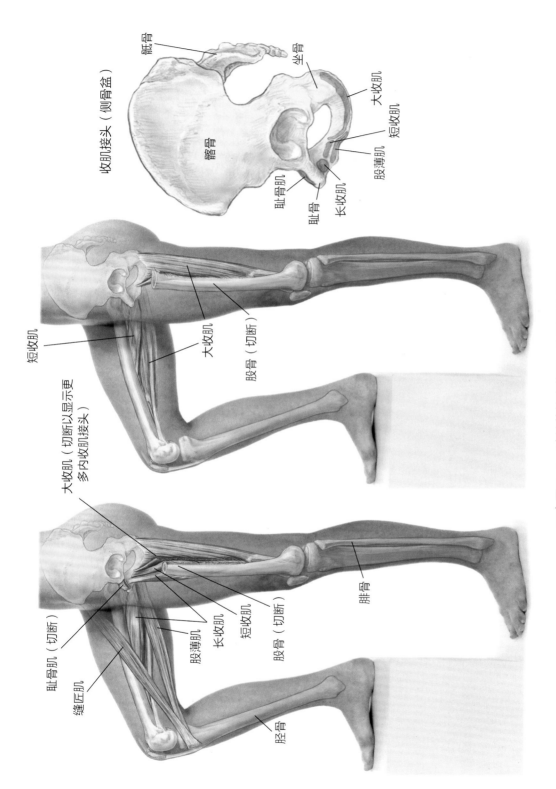

收肌附接头（侧骨盆）

髂骨

坐骨

大收肌

短收肌

股薄肌

长收肌

耻骨

耻骨肌

髋骨

短收肌

大收肌

股骨（切断）

大收肌（切断以显示更多内收肌附接头）

耻骨肌（切断）

缝匠肌

股薄肌

长收肌

短收肌

股骨（切断）

胫骨

腓骨

示意图9-4　髋关节的内收肌，内侧和外侧观

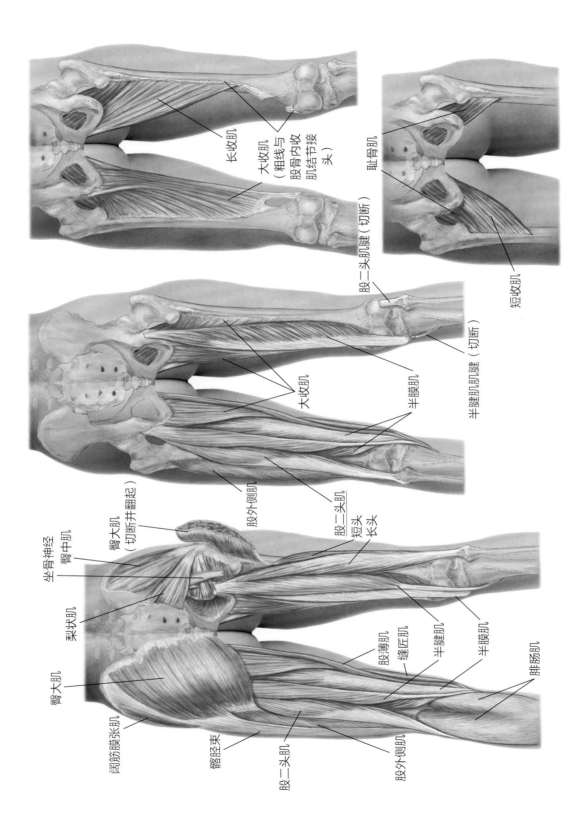

示意图9-5　大腿肌肉，后面观

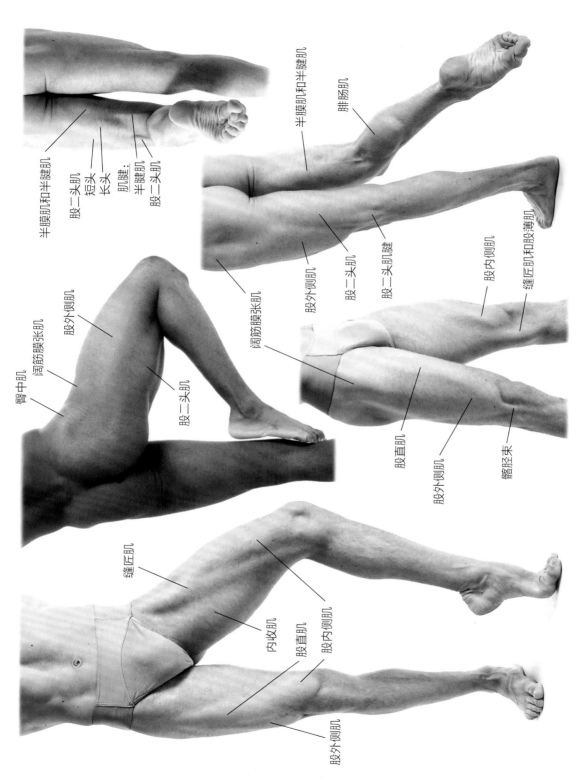

半膜肌和半腱肌

股二头肌 短头 长头

肌腱：半腱肌 股二头肌

半膜肌和半腱肌

腓肠肌

股外侧肌

股二头肌

股二头肌腱

股内侧肌

缝匠肌和股薄肌

臀中肌

阔筋膜张肌

股外侧肌

股二头肌

阔筋膜张肌

股直肌

股外侧肌

髂胫束

缝匠肌

内收肌

股直肌

股内侧肌

股外侧肌

示意图9-6 大腿表面解剖

区域概况（示意图9-1～9-6）

大腿部强有力的肌肉可以分成4个基本肌群：位于前部的（股四头肌和缝匠肌），位于后部的（腘绳肌），位于外侧的（阔筋膜张肌和髂胫束），以及位于内侧的（髋内收肌）。虽然大腿的一些疼痛是由骨盆周围的肌肉和小腿的疼痛引起的，但疼痛也可能起源于大腿肌肉本身。

大腿的肌肉是导致膝关节疼痛的主要原因之一，因为它们的主要功能是活动和稳定膝关节。它们对于姿势的保持很重要，这既体现在其对膝关节的控制，也体现在股直肌和髋内收肌对骨盆位置的影响。股直肌附着在髂前下棘（AIIS），长收肌、短收肌、耻骨肌、股薄肌都在耻骨前面有不同的附着点。因此，这些肌肉均是髋屈肌，协助骨盆前旋。另外，腘绳肌附着于坐骨结节，是髋关节伸肌，可拉动骨盆后旋。在说到股四头肌和腘绳肌是拮抗肌时，我们通常认为它们的拮抗功能在于伸展或弯曲膝盖，但它们在保持骨盆位置上也是拮抗肌。

当股四头肌和腘绳肌收缩，会造成髌骨对股骨关节面的压力增加。这可能会导致磨损、软骨损伤和膝盖疼痛。此外，髌骨的位置取决于这些肌肉，这是由于股四头肌群肌肉附着于胫骨，通过共同的肌腱围绕着髌骨。同时，股四头肌和腘绳肌支配着膝关节的位置及压力的平衡。膝关节通常被认为属于人体结构最复杂的关节。加上运动过程中人体本身承受的物理力，使其成为最易受伤害的部位之一。

在最初的检查中，仔细观察患者的步态会发现大腿肌肉的许多信息，如相对强度和张力，因为它们在整个步态周期中影响着臀部和膝盖的位置和运动。

注意：将四头肌附着到胫骨并且包围髌骨的结缔组织结构通常被称为髌腱，其位于髌骨上方（连接肌肉到骨）以及位于髌骨下方的髌韧带（连接骨和骨）。

注意： 熟悉股三角结构，即大腿上部的三角形空间，以外侧的缝匠肌、内侧的长收肌和上方的腹股沟韧带为界（示意图9-2）。深入到这些肌肉中，它在外侧以髂腰肌为界，在内侧以耻骨肌为界。股三角区包含股血管和股神经分支。腘三角，或称腘窝，在膝盖后面，包含胫神经、腓总神经、腘动脉（股动脉的延续）、腘静脉、小隐静脉、腘淋巴结和血管。在大腿上操作时，注意不要对这些结构施加压力。

⚠ 伦理问题

在大腿上部附着点操作时需要接触生殖器，这在美国大多数受管制的州是禁止的。保持患者尽可能安全地覆盖，并保持不断沟通。当你在该区域操作时，建议患者把自己的手覆盖在其生殖器上，这会使患者更有安全感。

大腿前侧肌肉的概述

大腿前侧的大多数肌肉是膝关节的伸肌和髋关节的屈肌，但是一些肌肉仅活动膝关节，而其他肌肉可以活动两个关节。它们维持站立时的稳定性并帮助产生运动。

股四头肌

概述

四头肌群中的三块肌肉（大腿）在膝关节处穿过并仅活动膝关节，而一块（股直肌）穿过并活动髋关节和膝关节。所有肌群都通过髌腱的共同的下部附着点并且将其相当大的延伸力施加到前胫骨（图9-1）。

附着点

起点

• 股直肌：至髂前下棘和髋臼上缘。

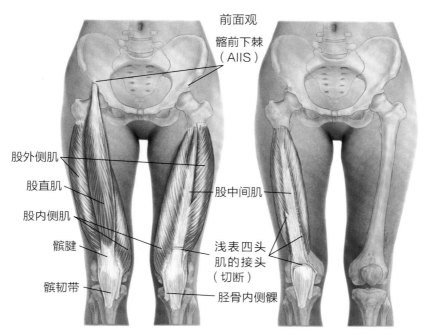

前面观

髂前下棘（AIIS）

股外侧肌
股直肌
股内侧肌
髌腱
髌韧带

股中间肌

浅表四头肌的接头（切断）

胫骨内侧髁

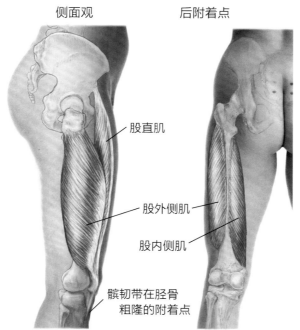

侧面观

后附着点

股直肌

股外侧肌

股内侧肌

髌韧带在胫骨粗隆的附着点

图9-1　股四头肌的解剖

- 股外侧肌：至粗线外侧唇且包裹在股骨外侧臀大肌粗隆的前下方。
- 股内侧肌：至粗线内侧唇。
- 股中间肌：至股骨前面的上3/4。

止点

- 均到髌骨，然后由髌韧带（髌骨韧带）到胫骨结节；股内侧肌也到胫骨内侧髁。

 触诊

触诊容易，但区分肌肉非常具有挑战性。上髌骨的附着点都很容易触诊。股直肌（双羽状）可以跟着上级接头附着在髂前上棘。股外侧肌和内侧肌（单羽状）可以跟着上级接头附着在股骨内外侧。股中间肌不能直接触及。

 功能

均可以伸展膝关节，股直肌也可以使髋关节屈曲。

 牵涉区

- 股内侧和股中间肌：至前大腿和膝。
- 股外侧肌：至大腿和膝外侧。

 其他肌肉检查

- 髋内收肌。
- 阔筋膜张肌、髂胫束。
- 闭孔内肌（可因压迫闭孔神经导致大腿前部疼痛）。

 手法治疗

注意：⚠️ 不应对已经进行过膝关节手术或计划进行这类手术的患者执行此操作。

如果患者在过去曾经进行过膝关节手术，或者抱怨膝部疼痛，在治疗前要仔细地询问患者。如有疑问，请患者在继续治疗前征得医生的许可。

剥离

- 患者仰卧。
- 治疗师站在患者的小腿旁边。
- 将手掌、拇指或指尖（图9-2）放置在股四头肌腱上，这是其在内侧的髌骨的附着点。
- 紧压肌肉组织，沿着股内侧肌到其在股骨上端的附着点（图9-3）。
- 从膝盖正中再次开始，重复此过程，继续沿着股直肌敲击直到髂前上棘处的附着点（图9-4，9-5）。
- 在旁边的股外侧肌上重复同样的动作（图9-6，9-7）。
- 注意：股中间肌位于其他股四头肌的深部，故通过它们来进行治疗。

髌骨肌腱和韧带的横向纤维按摩

- 患者仰卧。
- 治疗师站在患者的旁边。

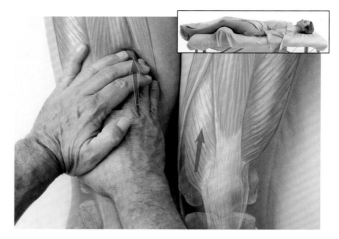

图9-2　用指尖剥离股内侧肌

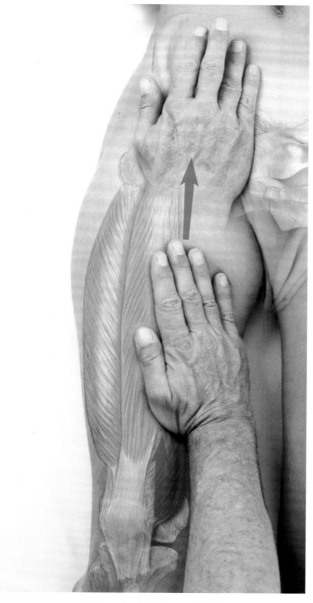

图9-3　剥离股内侧肌

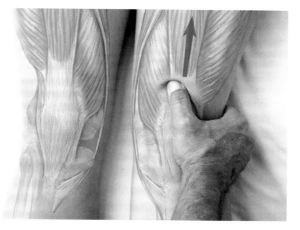

图9-4　用拇指剥离股直肌

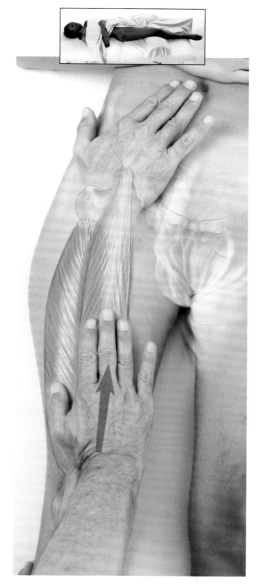

图9-5　剥离股直肌

- 将拇指放在髌腱上（髌骨上方）。
- 用力按压组织，然后来回移动拇指穿过肌腱，直到你感觉到肌腱的张力降低（图9-8A）。
- 在髌韧带上重复此操作（髌骨下方）（图9-8B）。

髌骨深层表面的横向纤维摩擦
- 用一只手把髌骨向离你远的方向移开。

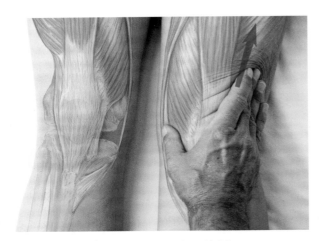

图9-6　用指尖剥离股外侧肌

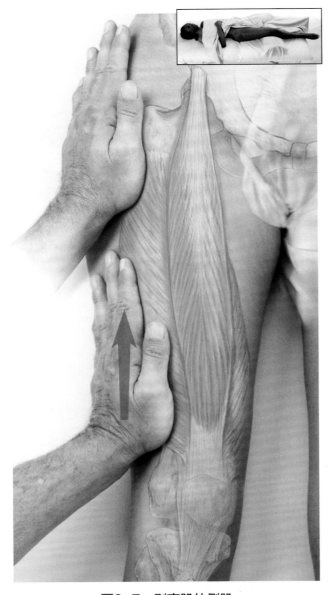

图9-7　剥离股外侧肌

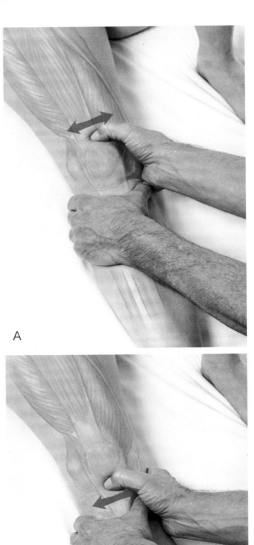

A

B

图9-8　横向纤维按摩髌腱（A）和髌韧带（B）

- 把另一只手的指尖放在髌骨下。
- 向上按压膝盖，来回移动手指，直到感觉肌腱紧张度降低（图9-9A）。
- 在内侧重复此操作（图9-9B）。

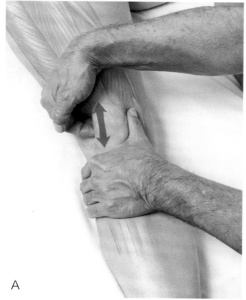

A

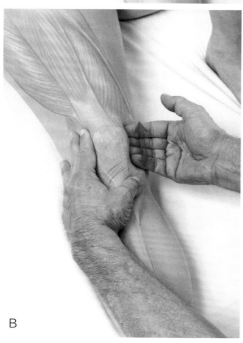

B

图9-9　横向纤维按摩髌骨外侧（A）和内侧（B）

缝匠肌

概述

缝匠肌是人体最长的肌肉，它可以使髋关节和

膝关节屈曲及旋转。绷紧的缝匠肌（图9-10）往往会影响梨状肌的拉伸。如果你试图拉伸梨状肌时患者诉在大腿前面有拉伸感，拉伸前应先放松缝匠肌。

附着点

- 起点：髂前上棘。
- 止点：膝关节后方胫骨粗隆内侧缘。

功能

髋关节和膝关节屈曲，膝关节内旋和髋关节外展。

触诊

让患者在髋关节处进行大腿的屈曲和外旋，在髂前上棘稍内侧感受远端缝匠肌的瞬时收缩。其结构是平行的。

牵涉区

到大腿的前部和内侧。

其他肌肉检查

- 股四头肌。
- 髋关节内收肌。

手法治疗

剥离

- 患者仰卧。
- 治疗师站在患者的腿旁。
- 将掌根、拇指或指尖置于大腿内侧，髌骨上方。
- 紧贴肌肉组织，指尖沿肌肉斜着滑动，穿过股四头肌直到它在髂前上棘的附着点（图9-11）。

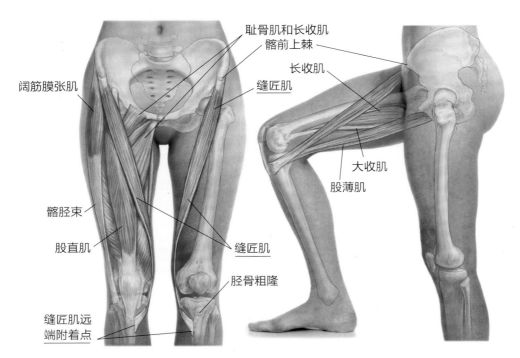

耻骨肌和长收肌
髂前上棘
长收肌
阔筋膜张肌
缝匠肌
大收肌
股薄肌
髂胫束
股直肌
缝匠肌
胫骨粗隆
缝匠肌远
端附着点

图9-10　缝匠肌解剖

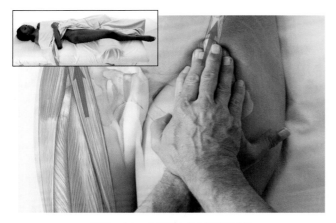

图9-11　用指尖剥离缝匠肌

大腿后侧肌肉（肌腱）的概述

用"股臀部"这个词表示臀部和大腿后侧，"腘绳肌"是对大腿后侧肌肉的旧称，包括股二头肌的长头、半腱肌和半膜肌。注意，这些肌肉穿过髋关节和膝关节，因此，在这些关节的运动和稳定中起重要作用。股二头肌短头穿过并只活动膝部。

半腱肌

附着点

● 起点：坐骨结节（图9-12）。
● 止点：在胫骨内侧髁的前面，绕过膝盖后侧的缝匠肌和股薄肌。

触诊

腘绳肌，与股四头肌一样，容易触及但难以区分。股二头肌可以沿着外侧到它在腓骨头的附着点上，在这里它的单腱可以绕过膝盖后面被触及。这两个肌腱属于半腱肌和半膜肌，当它们从膝盖内侧穿过时可以被触及。半膜肌可以沿着其附着点到胫骨内侧髁后方。半腱肌难以在其胫骨内侧前面的下级接头上进行区分。腘绳肌的上级接头可以在坐骨

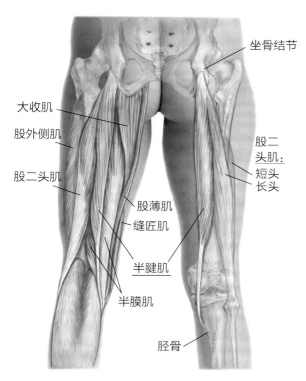

图9-12 半腱肌解剖

• 臀肌。
• 髋内收肌。

半膜肌

附着点

• 起点：坐骨结节（图9-13）。
• 止点：胫骨内侧髁后侧面。

触诊

详见半腱肌触诊。

结节下摸到。股二头肌和半膜肌是双羽状的，半腱肌是单羽状的。

功能

髋关节伸展和内旋；屈膝以及在屈膝状态时内旋小腿；功能同半膜肌。

牵涉区

腿后侧从臀部到中间小腿。

其他肌肉检查

• 腰方肌。
• 梨状肌。

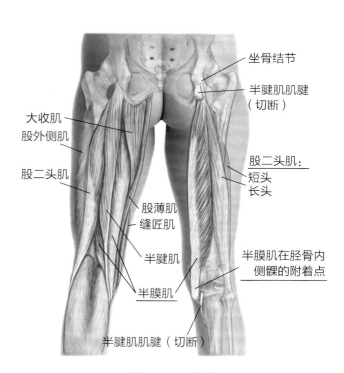

图9-13 半膜肌解剖

功能

髋关节伸展和内旋；膝关节屈曲和在屈膝状态下的内旋小腿。功能同半腱肌。

 牵涉区

腿后侧从臀部到中间小腿。

 其他肌肉检查

- 腰方肌。
- 梨状肌。
- 臀肌。
- 髋关节内收肌。

股二头肌

 附着点

- 起点：长头到坐骨结节，短头到粗线外侧缘的下2/3（图9-14）。
- 止点：腓骨头。

 触诊

详见半腱肌触诊。

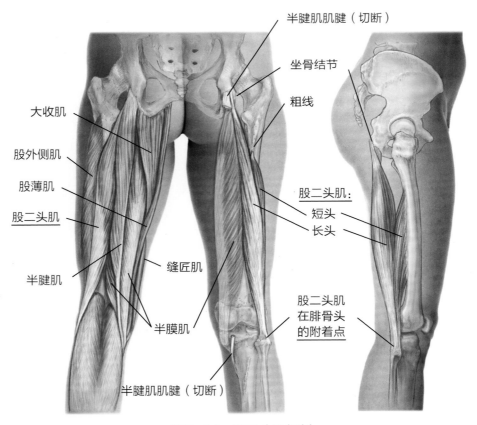

图9-14　股二头肌解剖

功能

屈膝和外旋膝关节；长头伸展和外旋髋关节。

牵涉区

腿后侧从臀部到中间小腿。

其他肌肉检查

- 腰方肌。
- 梨状肌。
- 臀肌。
- 髋关节内收肌。

手法治疗

> 注意：⚠ 避免将压力施加到膝部后面的腘窝。

腘绳肌

剥离

- 患者俯卧。
- 治疗师站在患者一侧，小腿的位置。
- 将指尖、掌根、前臂或指关节置于刚好高于膝关节的腘绳肌的内侧。
- 用力压入组织，沿肌肉滑动到其坐骨结节上的附着点（图9-15）。
- 从中心开始，重复此操作（图9-16）。
- 在外侧重复相同的操作（图9-17）。

按压和横向纤维摩擦

- 将拇指置于腘绳肌在坐骨结节上的附着点（图9-18）。
- 向上按压组织，保持直至放松。
- 此外，将拇指从一侧到另一侧来回移动，直至感觉到组织的软化和放松。

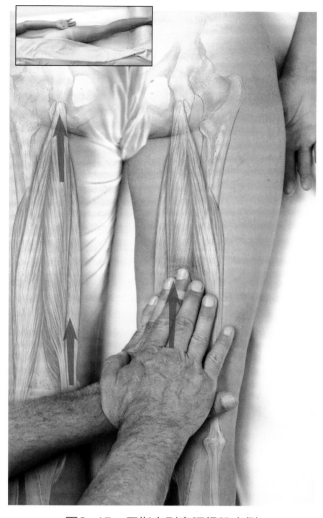

图9-15 用指尖剥离腘绳肌内侧

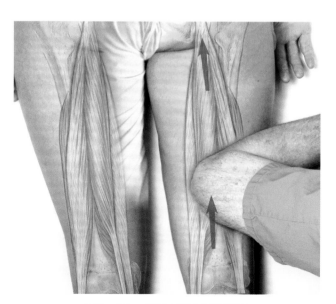

图9-16 用前臂剥离腘绳肌

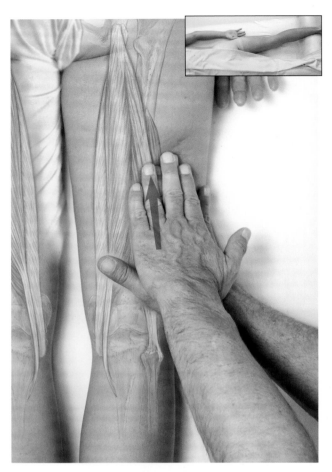

图9-17 用指尖剥离腘绳肌外侧

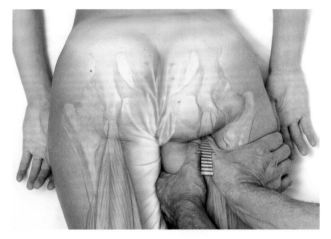

图9-18 按压腘绳肌在坐骨结节上的附着点

大腿外侧的概述：阔筋膜张肌和髂胫束

髂胫束（ITB）不是严格意义的肌肉；相反，它是位于大腿外侧的一种纤维增强（加厚）的阔筋膜（大腿的深筋膜），从髂嵴延伸至胫骨外侧髁。它有助于韧带在膝关节伸直和部分屈曲时保持其稳定，因此在行走和跑步中经常会用到。膝部略微弯曲和前倾，这是膝部承重的主要方式。阔筋膜张肌附着在髂胫束的前缘，臀大肌的一部分附着在髂胫束后缘。它们一起拉紧和控制这个深筋膜。阔筋膜张肌促使髂胫束作为髋关节的屈肌、外展肌和内旋肌。臀大肌在髂胫束上的力产生髋关节伸展、外展和外旋作用。髂胫束综合征是当阔筋膜张肌、臀大肌和髂胫束变紧张时发生的问题。这导致腱状髂胫束摩擦膝关节囊的外部，最终导致炎症和疼痛出现。髂胫束综合征是在跑步者中常见的损伤，尤其在他们频繁地跑上坡或下坡或在很长的过渡期后开始运动时。它通常是一种"超负荷"型损伤。

阔筋膜张肌和髂胫束

附着点

- 起点：（阔筋膜张肌）、髂前上棘和髂骨的相邻外侧和前表面（图9-19）。
- 止点：阔筋膜的髂胫束，其附着于胫骨外侧髁。

触诊

在髂前上棘下面，向外可以触及阔筋膜张肌，并向后直到髂胫束。髂胫束可以从那里和从臀大肌，到大腿侧的胫骨外侧髁。其肌肉结构是平行的。

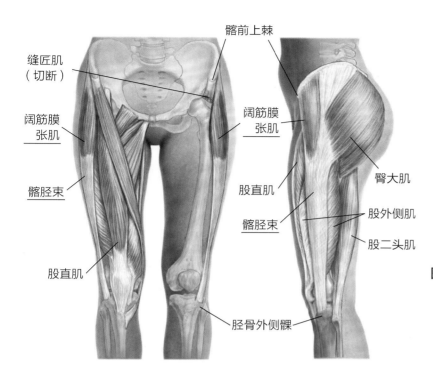

图9-19 阔筋膜张肌和髂胫束的解剖

标注：髂前上棘、缝匠肌（切断）、阔筋膜张肌、阔筋膜张肌、股直肌、髂胫束、髂胫束、股直肌、臀大肌、股外侧肌、股二头肌、胫骨外侧髁

 功能

紧张阔筋膜；髋关节屈曲、外展、内旋；也有助于膝关节向外的稳定性。

 牵涉区

到大腿外侧。

 其他肌肉检查

股外侧肌。

 手法治疗

阔筋膜张肌
按压
- 患者仰卧。
- 治疗师站在患者的膝旁。
- 将指尖置于大转子和髂骨顶端之间的阔筋膜张肌上。
- 用力压入组织，寻找肌腱位置。保持直至放松（图9-20）。

剥离
- 患者仰卧。
- 治疗师站在患者的胸旁。
- 把指尖、拇指或指关节放在髂嵴下面的阔筋膜张肌上。
- 用力压入组织，沿着肌肉滑过大转子（图9-21）。
- 用下一个手法继续敲击髂胫束。

 手法治疗

髂胫束
剥离
- 患者仰卧。
- 治疗师站在患者腰旁。
- 将指尖或指关节放在大转子下面的髂胫束上。
- 用力压入组织，沿着髂胫束滑动到胫骨外侧髁（图9-22）。

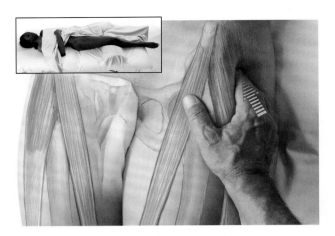

图9-20　用指尖按压阔筋膜张肌

剥离

- 患者侧卧，下面的一条腿伸直，上面的一条腿在髋部和膝部屈曲。
- 治疗师站在患者的骨盆后面。
- 将指尖或指关节放在大转子下面的髂胫束上。
- 用力压入组织，沿着髂胫束滑动到胫骨外侧髁（图9-23）。

大腿内侧肌肉概述（髋内收肌）

虽然我们主要把髋内收肌与髋部的内收联系起来，但它们以站立、步行、爬楼梯和其他涉及腿部活动的复杂方式为髋部的屈曲、伸展、旋转和稳定做出贡献。在步态分析时，观察患者大腿内侧所有的异常现象，如抽搐或蜷缩。

触诊

这些肌肉上的上级接头沿着耻骨联合一直到坐骨结节。内收肌是肌群中最突出的，因为它连接到耻骨联合的前部及上部。短收肌附着在其侧面，耻骨肌附着在耻骨上支的外侧端。在它们后面是股薄肌，然后是附着在坐骨耻骨支和坐骨结节的大收肌。虽然附着点的主要部分很难区分，但在耻骨联合到坐骨结节处很容易触及。股薄肌和大收肌在坐骨和耻骨的附着处形成了独特的大肌腱。除了附着

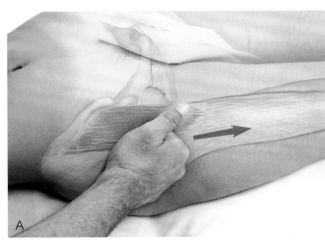

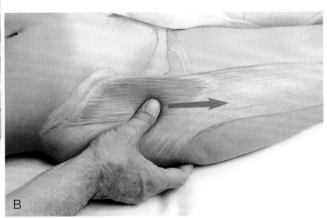

图9-21　用指关节（A）和拇指（B）剥离阔筋膜张肌

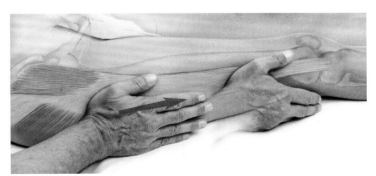

图9-22　患者仰卧位时髂胫束的剥离

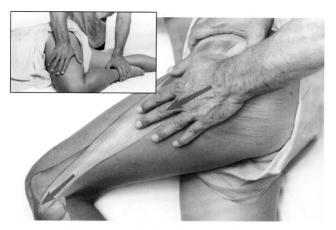

图9-23 患者侧卧位时髂胫束的剥离

在股骨的内收肌结节上的大收肌以及附着在胫骨粗隆正下方的股薄肌外，下级接头难以触及。除了股薄肌的肌肉结构是平行的之外，其他为相互交织的。胫骨粗隆内侧的区域，包括半腱肌、股薄肌和缝匠肌，通常被称为鹅足腱。

 伦理问题

在耻骨处触诊有一定的侵袭性；手法治疗时尤其要注意遮盖及沟通，以保证患者的安全性和安全感。如果患者要求，应始终让其穿着内衣。避免接触阴毛，虽然你在很近的位置操作，应尽量避免接触生殖器。

大收肌

概述

大收肌是最大和最有力的髋关节内收肌。相比其他肌肉，大收肌具有最广泛的附着点和比其他肌更多类型的运动。大收肌的前外上部分（图9-24）在形成明显的肌肉时称为小收肌。

 附着点

- 起点：坐骨结节、坐骨耻骨支外侧。
- 止点：粗线和股骨内收肌结节。

 功能

髋关节内收；它的一部分可以使髋关节屈曲、伸展、外旋和内旋。

 牵涉区

大腿内侧。

 其他肌肉检查

其他髋内收肌。

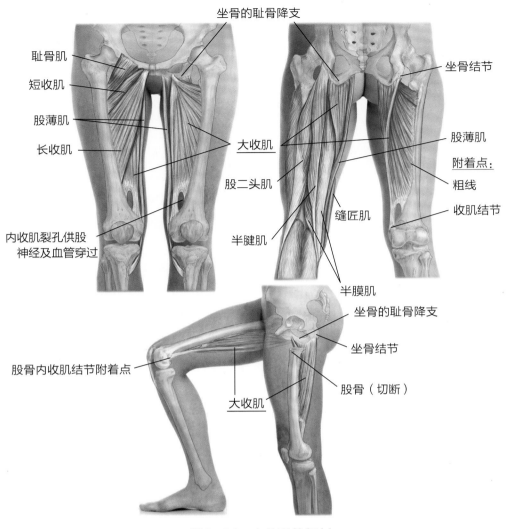

图9-24 大收肌的解剖

长收肌

附着点

- 起点：在耻骨联合外侧，耻骨嵴下方（图9-25）。
- 止点：股骨粗线内侧唇的中1/3。

功能

内收、屈曲和外旋髋关节。

牵涉区

到大腿内侧。

其他肌肉检查

其他髋内收肌。

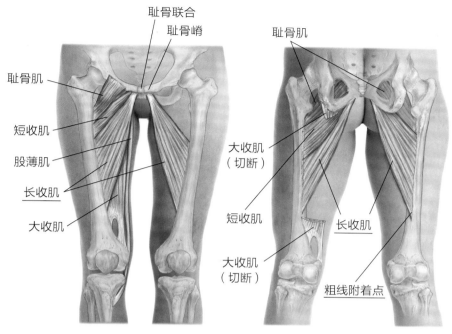

图9-25 长收肌解剖

短收肌

附着点

- 起点：耻骨下支（图9-26）。
- 止点：股骨粗线内侧唇的上1/3。

功能

内收、屈曲和外旋髋关节。

牵涉区

到大腿内侧。

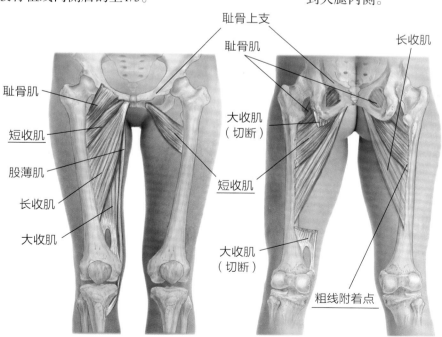

图9-26 短收肌解剖

其他肌肉检查

其他髋内收肌。

耻骨肌

概述

耻骨肌（图9-27）的命名来源于它在耻骨上支的上缘薄锐处的附着点。

附着点

- 起点：耻骨嵴和向外沿着耻骨上支（耻骨梳）。

- 止点：小转子和股骨粗线之间的耻骨肌线。

功能

内收、屈曲和外旋髋关节。

牵涉区

到大腿内侧。

其他肌肉检查

其他髋内收肌。

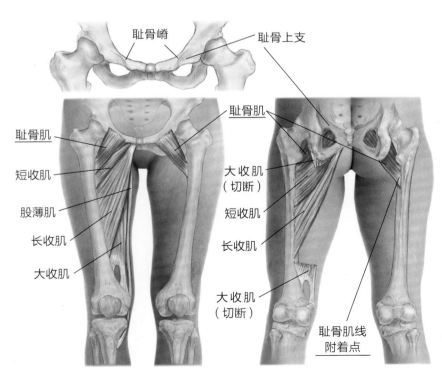

图9-27 耻骨肌解剖

股薄肌

 附着点

- 起点：靠近耻骨联合的耻骨下支和耻骨体（图9-28）。
- 止点：与缝匠肌和半腱肌绕过膝关节，到胫骨内侧髁前。

 功能

髋关节内收、膝关节屈曲和屈膝时内旋。

 牵涉区

到大腿内侧。

 其他肌肉检查

其他髋内收肌。

 手法治疗

髋内收肌
按压内收肌附着点

- 患者仰卧。
- 治疗师站在患者膝旁。
- 将拇指放在耻骨嵴外侧缘耻骨肌附着点（图9-29）。
- 用力压入组织，寻找压痛点。保持至放松。
- 将拇指向下向后沿耻骨嵴滑动，按压每个内收肌附着点（图9-30）。
- 重复此操作，直到你到达大收肌的附着点（图9-31）。
- 该技术也可用于髋外展外旋及膝关节部分屈曲，也可以用指尖进行操作（图9-32）。

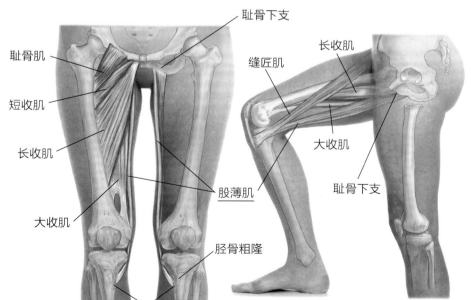

图9-28　股薄肌解剖

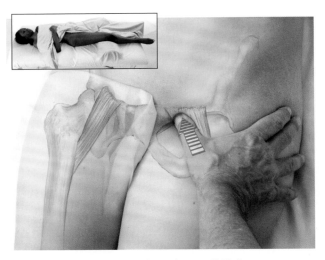

图9-29　按压耻骨肌附着点

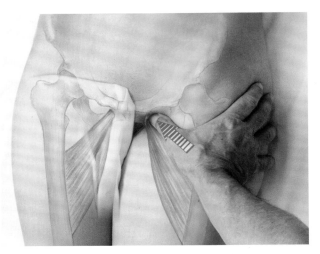

图9-30　按压短收肌附着点

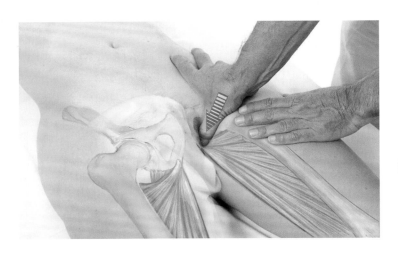

图9-31　用拇指按压大收肌附着点

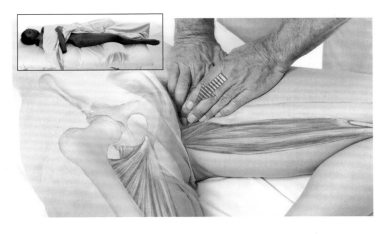

图9-32　髋外展和旋转时，用指尖按压大收
肌附着点

剥离和按压髋内收肌

- 患者仰卧，腿部伸直和髋轻微外旋，或髋关节外展外旋，膝盖部分屈曲。
- 治疗师站在患者一侧，膝盖位置。
- 将指尖或拇指放在股骨内侧髁上方。
- 用力压入组织，指尖沿内收肌滑动到耻骨弓前面。
- 在相同的始点，重复此操作，每次都在耻骨后结束（图9–33 ~ 9–35）。

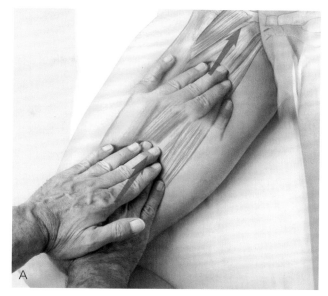

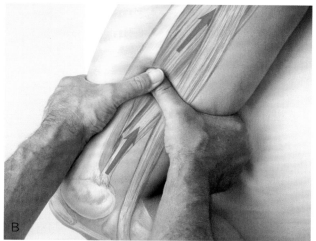

图9-34 用指尖（A）和拇指（B）剥离大收肌和股薄肌，患者仰卧，髋关节外收外旋，髋膝屈曲

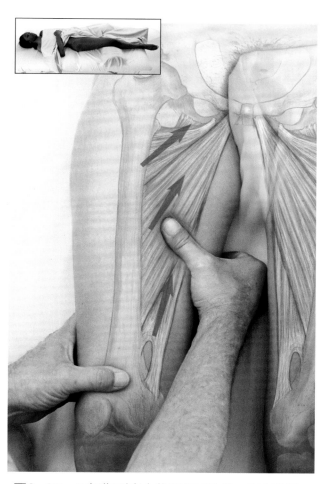

图9-33 用拇指剥离大收肌和长收肌，患者仰卧，腿部伸直，髋关节轻微外旋

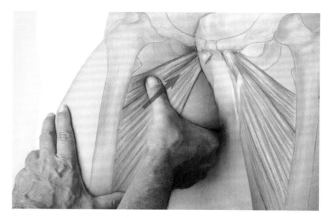

图9-35 用拇指剥离短收肌和长收肌，患者仰卧，髋关节外收外旋，髋膝屈曲

- 也可以用拇指在同一位置沿着股骨按压髋内收肌（图9-36）。

- 这些步骤均可以在患者侧卧时进行，靠下的腿伸直，靠上的腿呈屈髋屈膝状态，或者靠上的腿伸直，靠下的腿呈屈髋屈膝状态（图9-37，9-38）。然而，在这些位置，接触附着点而不与生殖器接触是不可能的，这在大多数受管制的州是被禁止的。请小心地遮盖隐私部位，并与患者说明，以确保其不会感受到不适。

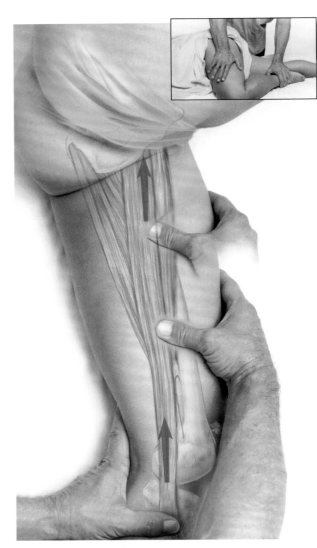

图9-37　患者侧卧，小腿伸直，剥离内收肌

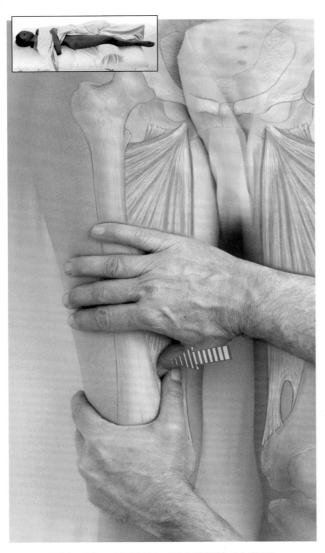

图9-36　腿伸直，用拇指按压大收肌

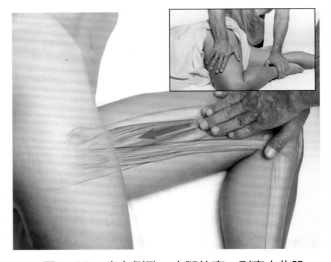

图9-38　患者侧卧，大腿伸直，剥离内收肌

章节回顾

个案分析

C.G.，64岁，女，全职照料她年迈的母亲。自述她的终身爱好是交谊舞，直到大约两年前，接受了髋关节置换术才终止。她觉得手术中出了问题；当她从麻醉中恢复过来的时候，感觉腿不太"正常"，过了几周以后，她的膝盖转向了一侧，这在手术前从未出现。在接受数周的物理治疗后，情况并没有改善，医生决定再次手术，发现肌肉没有正确复位；她也记不清是哪块肌肉，但认为应该是臀部肌肉。她不认为第二次手术及随后的物理治疗真的改善了情况。

C.G.很偶然地在网上看到，我将前往她的国家教按摩班便联系我咨询相关问题。见面时，她显露出很明显的痛苦。她的右大腿和膝盖侧翻。步态评估显得笨拙——类似蹒跚步态，但没有数据支持。她说除了一些隐痛外，并不痛苦，就手术而言，她最不高兴的是不能跳舞；她说，虽然会在家里练习，但在公共场合跳舞仍感到尴尬，原因是她的腿和笨拙的姿势。触诊显示，她的大腿和臀部肌肉几乎是松弛的。评估显示，右腿的肌肉强度在实质上不如左腿。

因为我只在她的小镇待一天，所以不能亲自治疗。我答应找一位当地的整形按摩师来帮助她，方便她就近请教。C.G. 在我们咨询的3个月后给我发电子邮件，说自从会面以来，她一直在接受按摩，治疗师正在使用技术来增强她的腿部功能。她说，虽然不是百分百恢复，但腿和膝盖看起来几乎在它们的正常位置，她外出散步，每天锻炼，不再觉得她的步态不自然。她打算很快回到舞会当中去。在她的允许下，我跟她的治疗师进行了交谈，治疗师说其在使用按摩疗法和肌肉能量技术上，取得了很好的成功。因为压力巨大，治疗师也说服了C.G. 去寻求帮助来照顾母亲，并表示，压力减轻后，C.G. 的身体状况似乎开始改善。

L.A.，LMBT

复习题

1. _____ 同时穿过髋关节与膝关节。

   A. 短收肌　　　　　　　　　　B. 大收肌

   C. 耻骨肌　　　　　　　　　　D. 股直肌

2. 虽然它们参与其他运动，大腿内侧肌肉主要执行 _____。

   A. 伸展　　　　　　　　　　　B. 内收

   C. 外展　　　　　　　　　　　D. 背屈

3. 股四头肌群的肌肉附着于 _____ 通过一个共同的肌腱包围髌骨。

   A. 腓骨　　　　　　　　　　　B. 股骨

   C. 胫骨　　　　　　　　　　　D. 髂前上棘

4. 缝匠肌拉紧可以干扰 _____ 的拉伸。

   A. 梨状肌　　　　　　　　　　B. 臀大肌

   C. 胫骨前肌　　　　　　　　　D. 股外侧肌

5. 在大腿肌肉治疗时要注意的两个危险场所是 ＿＿＿＿ 和 ＿＿＿＿ 三角。

    A. 颞部和闭孔   B. 股骨和外侧

    C. 股薄肌和股内侧   D. 股和腘

6. 人体最长的肌肉是 ＿＿＿＿ 。

    A. 股薄肌   B. 缝匠肌

    C. 股二头肌   D. 髂胫束

7. 大收肌上部为 ＿＿＿＿ 收肌。

    A. 下   B. 后

    C. 大   D. 外

8. ＿＿＿＿ 是耻骨上支的上缘薄锐处。

    A. 耻骨梳   B. 耻骨联合

    C. 耻骨肌   D. 股薄肌

9. 由股外侧肌、股内侧肌和股中间肌组成的肌群是 ＿＿＿＿ 。

    A. 腘绳肌   B. 髂胫束

    C. 股直肌   D. 短收肌

10. 因为操作大腿前面时许多肌肉附着在 ＿＿＿＿ ，按摩治疗师应该对侵袭性敏感，要细致地遮盖和进行明确的医患沟通。

    A. 胫骨粗隆   B. 髂前上棘

    C. 髂后上棘   D. 耻骨

第10章

小腿、踝及足部

学习目标

通过本章的学习，应掌握以下内容。

- 明确小腿、踝和足部肌肉的准确术语。

- 触诊小腿、踝和足部肌肉。

- 明确其附着点的起点和止点。

- 阐释肌肉运动。

- 描述疼痛转移部位。

- 回顾相关肌肉。

- 掌握按摩治疗的全部危险点及伦理问题。

- 熟练掌握腿、踝和足部肌肉的按摩技术。

区域概况在示意图10-1 ～ 10-8之后，从第320页开始。

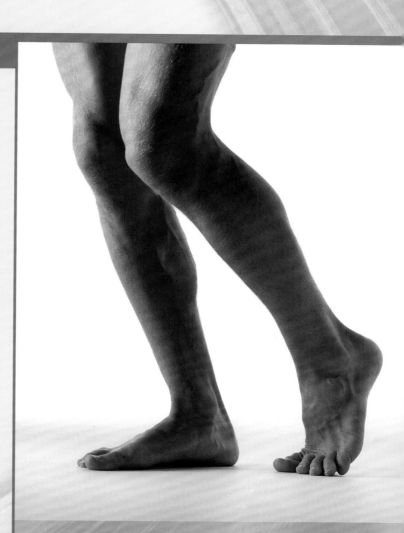

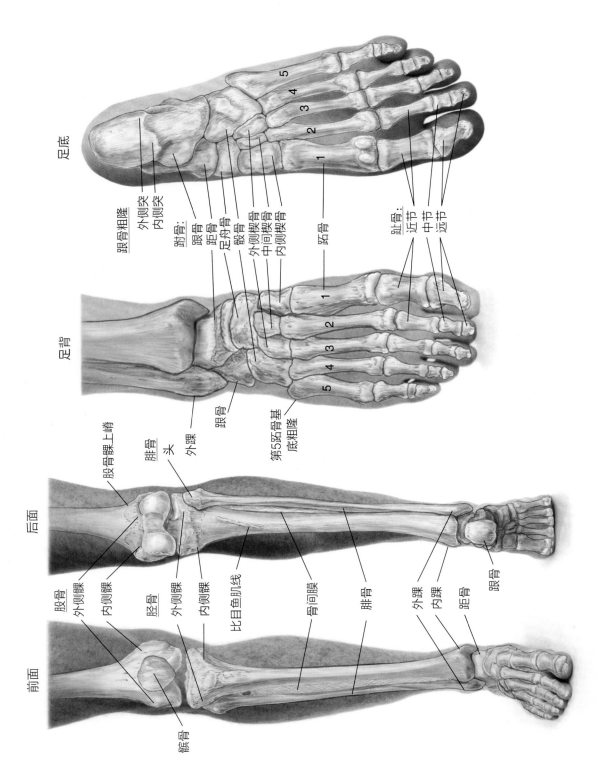

足底

足背

后面

前面

跟骨粗隆
外侧突
内侧突
跗骨：
跟骨
距骨
足舟骨
骰骨
外侧楔骨
中间楔骨
内侧楔骨
跖骨
趾骨：
近节
中节
远节

跟骨
第5跖骨基底粗隆

股骨髁上嵴
腓骨
头
外踝

股骨
外侧髁
内侧髁
胫骨
外侧髁
内侧髁
比目鱼肌线
骨间膜
腓骨
外踝
内踝
距骨
跟骨

髌骨

示意图10-1　小腿及足部的骨骼特征

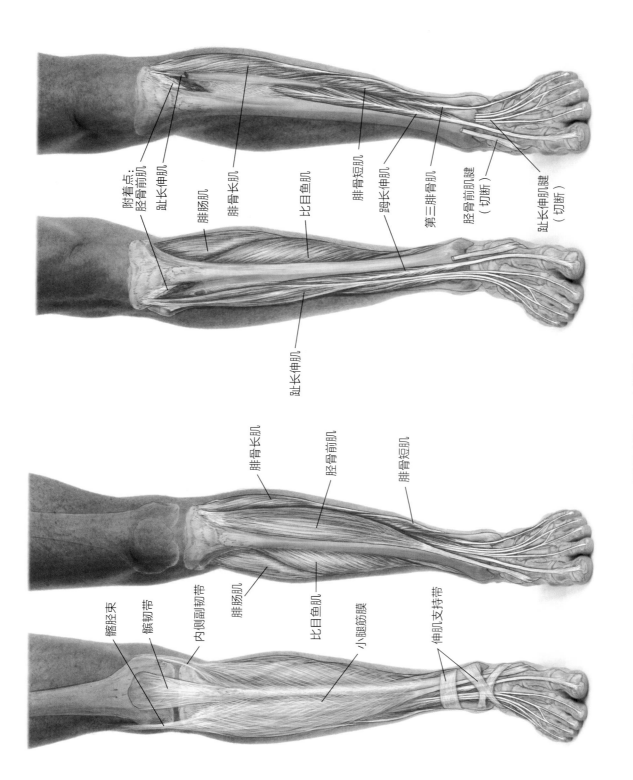

附着点：
胫骨前肌
趾长伸肌
腓肠肌
腓骨长肌
比目鱼肌
腓骨短肌
踇长伸肌
第三腓骨肌
胫骨前肌腱（切断）
趾长伸肌腱（切断）

趾长伸肌

腓骨长肌
胫骨前肌
腓骨短肌

髂胫束
髌韧带
内侧副韧带
腓肠肌
比目鱼肌
小腿筋膜
伸肌支持带

示意图10-2　小腿肌肉，正面观

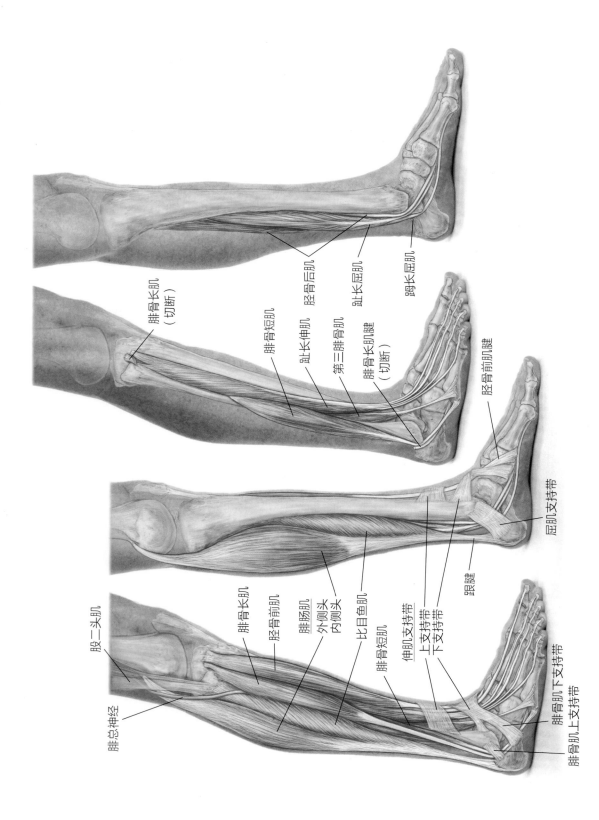

腓骨长肌（切断）

腓骨短肌

趾长伸肌

胫骨后肌

第三腓骨肌

趾长屈肌

腓骨长肌腱（切断）

拇长屈肌

胫骨前肌腱

屈肌支持带

股二头肌

腓骨长肌

胫骨前肌

腓肠肌

外侧头

内侧头

比目鱼肌

腓骨短肌

伸肌支持带

上支持带

下支持带

跟腱

腓总神经

腓骨肌下支持带

腓骨肌上支持带

示意图10-3　小腿肌肉，外侧和内侧观

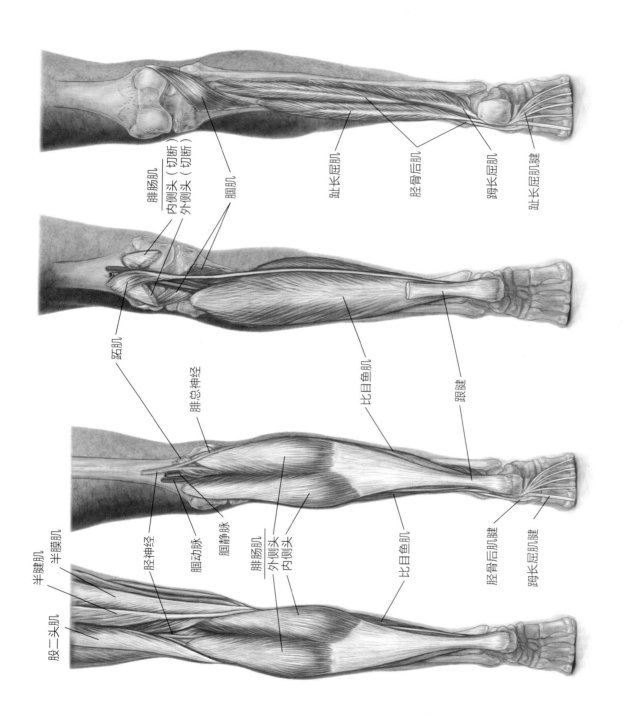

示意图10-4 小腿肌肉，背面观

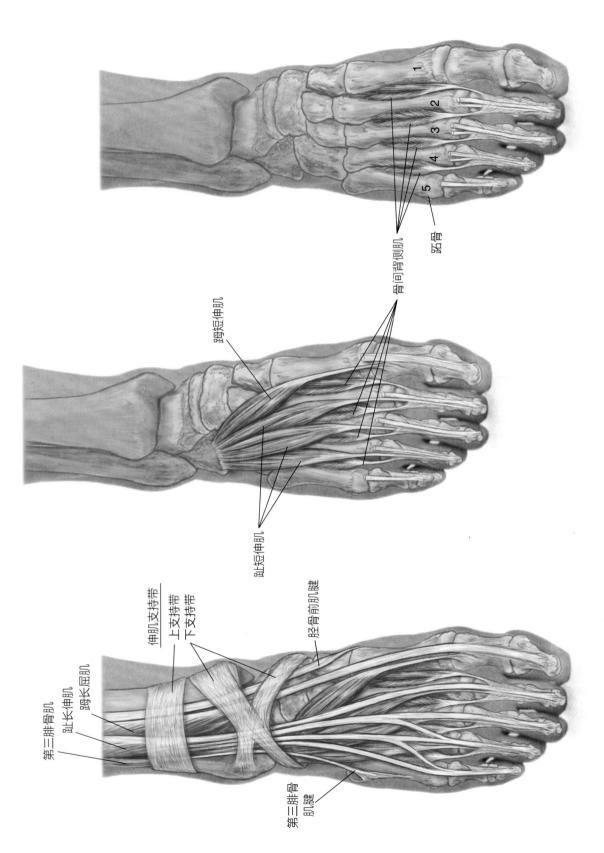

骨间背侧肌

跖骨

鉧短伸肌

趾短伸肌

第三腓骨肌
趾长伸肌
鉧长屈肌

伸肌支持带
上支持带
下支持带

胫骨前肌腱

第三腓骨肌腱

示意图10-5　足部固有的肌肉，足背侧观

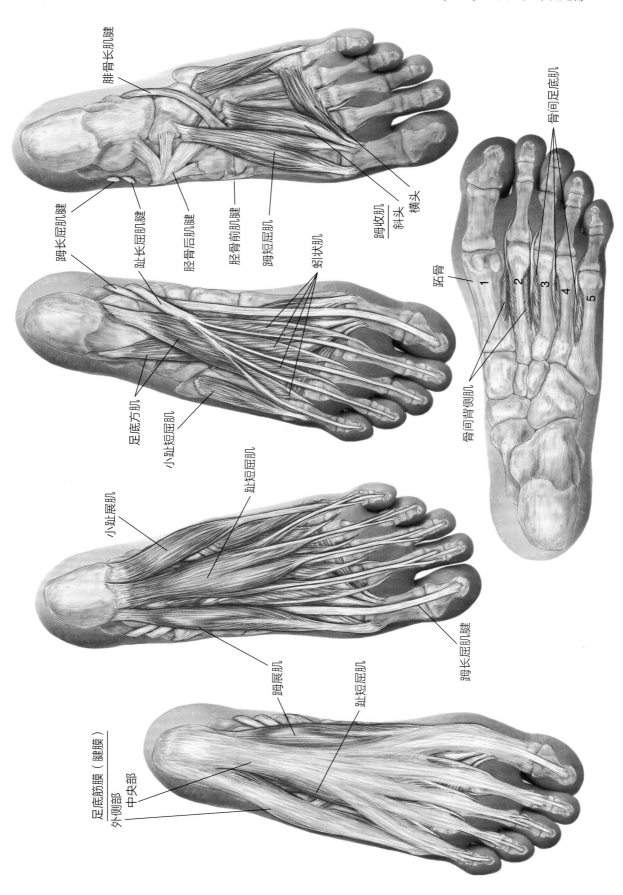

腓骨长肌腱

跨长屈肌腱

趾长屈肌腱

胫骨后肌腱

胫骨前肌腱

跨短屈肌

蚓状肌

跨收肌
斜头
横头

足底方肌

小趾短屈肌

小趾展肌

趾短屈肌

跨展肌

趾短屈肌

足底筋膜（腱膜）
外侧部
中央部

跨长屈肌腱

骨间足底肌

跨骨

骨间背侧肌

1 2 3 4 5

示意图10-6 足部固有的肌肉，足底观

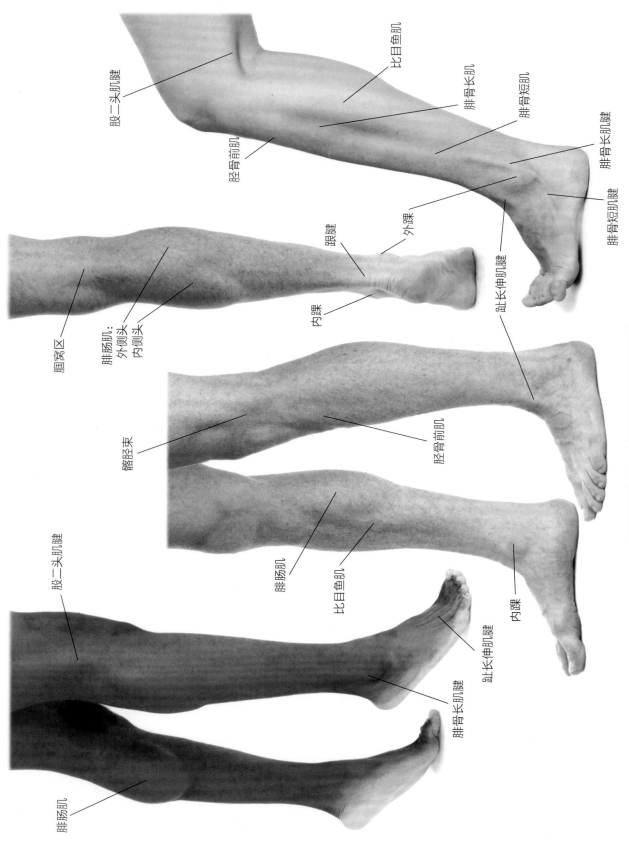

示意图10-7　小腿及足部的表面解剖

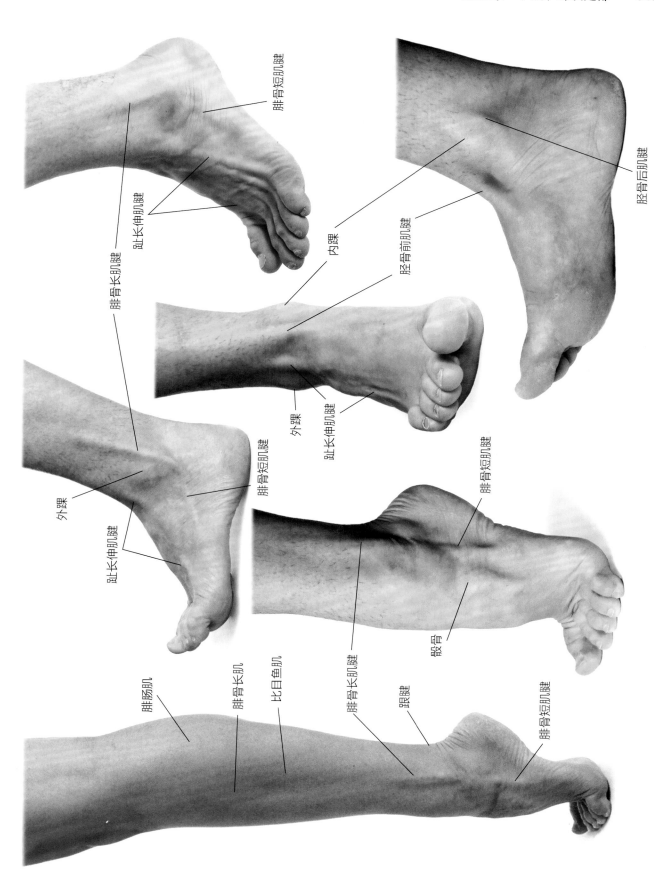

腓骨短肌腱

胫骨后肌腱

腓骨长肌腱

趾长伸肌腱

内踝

胫骨前肌腱

外踝

趾长伸肌腱

腓骨短肌腱

外踝

趾长伸肌腱

腓骨短肌腱

骰骨

腓肠肌

腓骨长肌

比目鱼肌

腓骨长肌腱

跟腱

腓骨短肌腱

示意图10-8　小腿及足部的表面解剖

区域概况（示意图10-1～10-8）

　　足部支撑身体，并且是运动的轴点。值得注意的是，小腿、足踝和足部的骨、关节在数量上与前臂、手腕和手部是类似的，但它们的功能及对它们的要求却相差甚远。

　　控制足的主要肌肉在腿部。它们被筋膜分成前面、侧面和后面。这些肌肉肌腱通过足踝到达各点，通常要转直角或覆盖长距离。足部小的肌肉称为内在肌，被其结构完全包裹。它们协助更大的腿部肌肉的运动，有些全权负责跖趾（MP）关节的连接和内收。

　　踝关节几乎不能做外侧或内侧的运动；它主要协助足底弯曲和伸展。足外旋和内旋主要依靠髋关节或膝关节的同时屈曲旋转。

　　足部运动是由跗骨、跖骨关节的联合运动产生的。它们的运动次数和邻近踝部增加了运动分析的难度。这些关节引起的足部个别动作包括内收/外展和反转/外翻。这些运动可以进一步结合做出旋前和旋后动作。MP和趾间（IP）关节负责屈曲、伸展（和过伸）。MP关节还负责外展和并拢。

　　足在踝部的主要运动方式是跖屈和背屈，它们都伴随着足部复杂的肌肉活动，主要涉及腿和足部的肌肉群。在移动时，从足跟开始活动至足趾离开的整个过程，体重从后背转移至前面。包括跑步、登山、潜水和舞蹈等在内的许多运动，也涉及复杂的肌肉协调，在此不一一列举。这些灵活的活动需要健康的足部和腿才能保证。

　　小腿、踝和足部结构复杂，连同其庞大的承重要求，使它容易发生各种骨损伤和慢性肌筋膜的问题。

　　正因为它们这样的基础，足、足踝和小腿影响着并且深受姿势的影响。平衡姿势下，身体的重心（平衡重量）应该刚好在踝前一点。身体会以多种方式确保重心不后移，如果重量不落在这一点上，小腿和足部的肌肉必须不断保持身体下移。这种不平衡引起的小腿肌肉的慢性紧绷和触痛是十分普遍的。

　　慢性旋后或足内翻障碍，需要针对原因适当调整，并且可能需要手术、矫正器或矫正靴，以及（或）物理治疗。尽管按摩疗法对很多情况有所改善，但它可能不是唯一的方式。例如，可以通过观察患者的旧鞋子，注意其磨损方式，从而了解患者姿势。专攻Rolfing或其他结构工作的治疗师经常建议患者在纠正姿势治疗后停止穿旧鞋，以纠正因为足内翻或足外翻磨损鞋子引起的不平衡模式。

　　除了外伤，小腿、足踝和足最重要的紧张性活动是长时间站立。如以上所述，如果姿势失去平衡，站立就会对这些部位产生极大的压力。但是即使姿势良好，肌肉的功能还是要运动与休息交替最好，而不要长时间的持续紧张。

小腿、足踝和足部的结缔组织

小腿筋膜

概述

　　小腿筋膜是整个下肢的深筋膜，它与阔筋膜连续，连接到髌韧带并且在足踝部增厚形成支持带。小腿筋膜治疗包括胫骨表面的筋膜，可舒展放松小腿部结构。

 触诊

不能从肌肉中单独分辨出来。

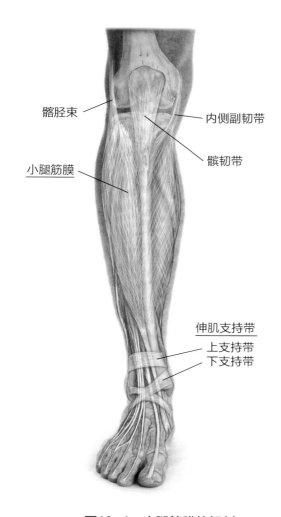

髂胫束

内侧副韧带

小腿筋膜

髌韧带

伸肌支持带
上支持带
下支持带

图10-1　小腿筋膜的解剖

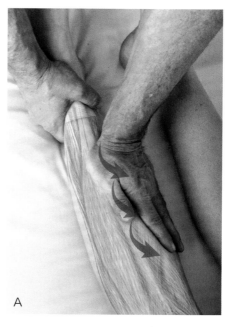

A

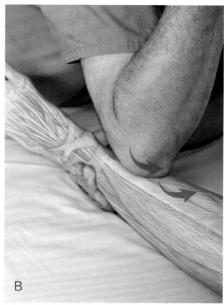

B

图10-2　用掌根（A）和肘部（B）对小腿筋膜进行
深部按摩

 手法治疗

筋膜剥离

- 患者仰卧位。
- 治疗师站于患者脚旁。
- 将手掌放在小腿内侧踝部上方。
- 用力压入肌肉组织，手掌向上、向后滑动（图10-2A）。

- 将手放在前一次起始点的上方，重复以上操作。
- 重复以上操作，继续向上，直至胫骨内侧髁。
- 也可用肘部（图10-2B）或辅助拇指（图10-3）进行此操作。

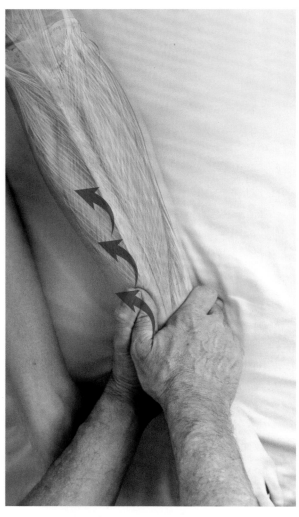

图10-3　用辅助拇指对小腿筋膜进行深度按摩

屈肌支持带、伸肌支持带和腓侧支持带

屈肌支持带

概述

屈肌支持带是一束宽带，从内踝至跟骨内上缘

到达足底足舟骨表面。其固定胫骨前肌、趾长屈肌和蹈长屈肌的肌腱。

　触诊

让患者背屈和反转足部，于内踝和跟骨内侧之间进行触诊。

伸肌下支持带

概述

伸肌下支持带（图10-4）是"Y"形韧带，主要约束踝关节远端的足伸肌腱。

　触诊

于左侧胫前肌腱，踝关节水平进行触诊。

伸肌上支持带

概述

伸肌上支持带是约束踝关节近端伸肌腱的韧带，它与增厚的小腿深筋膜相连。

　触诊

患者取仰卧位，踝关节背屈并伸展脚趾。内踝近端2.5cm处可触及韧带。

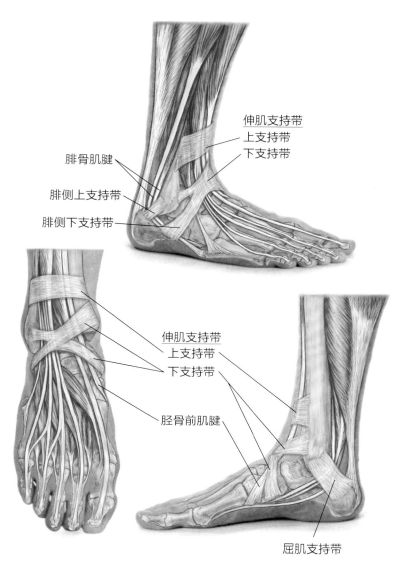

图10-4 屈肌支持带、伸肌支持带和腓侧支持带

腓侧支持带

概述

腓侧支持带包括上下两个纤维束，它维持腓骨长肌和腓骨短肌在跨越足踝外侧时的位置。

 手法治疗

支持带

概述

尽管踝部支持带很多，它们通常一起治疗。

横向纤维摩擦法

- 患者仰卧。
- 治疗师站于患者脚旁。

- 将拇指放在足背踝关节下方足舟骨上。
- 用力压入肌肉组织，向足踝上方滑动约7.5cm（图10-5A）。

- 重复以上操作（图10-5B），向踝外侧移动至跟腱（图10-5C）。
- 重复以上操作（图10-6A），向踝内侧移动至跟腱（图10-6B）。

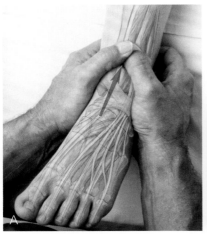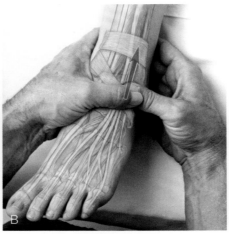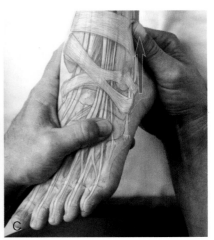

图10-5　从中央至外侧深部按摩踝部支持带

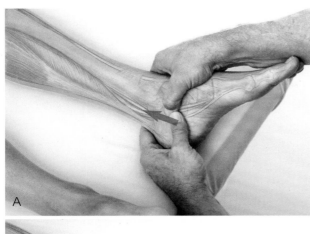
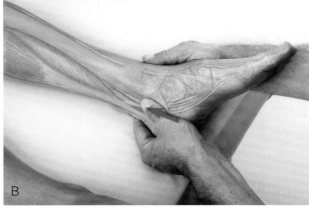

图10-6　深部按摩屈肌支持带：辅助拇指（A）；
非辅助拇指（B）

足底筋膜（足底腱膜）

概述

　　足底筋膜（图10-7）很厚，筋膜的中央部覆盖足底肌肉，从跟骨粗隆内侧突向前，延伸至足趾，并为趾短屈肌提供了附着点。

 触诊

与肌肉区分不明显。

 手法治疗

- 患者俯卧，脚放在枕头或其他支撑物上面。
- 治疗师站在或坐在患者的脚旁。
- 将拇指或辅助拇指放在足底中间部位，接近姆趾的底部。
- 用力按压组织，拇指推向脚跟（图10-8）。

- 重复此操作，直至整个足底均接受按摩。
- 用指关节完成整个足底的按摩（图10-9）。

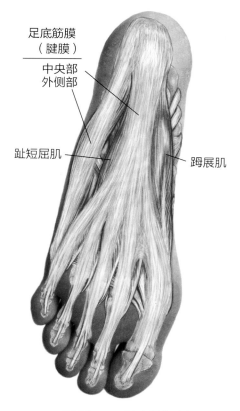

图10-7　足底的解剖

足底筋膜（腱膜）
中央部
外侧部
趾短屈肌
蹈展肌

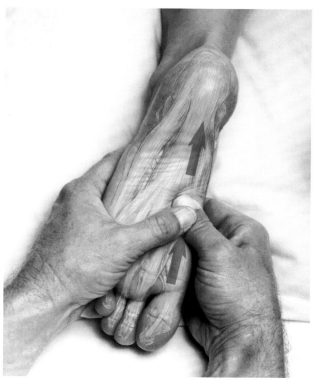

图 10-8　用拇指深部按摩足底筋膜

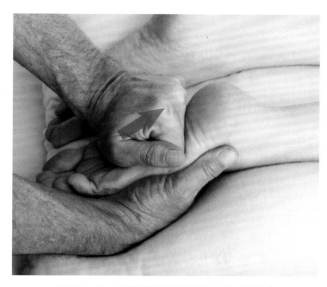

图10-9　用指关节深部按摩足底筋膜

腿部前面的肌肉

胫骨前肌

概述

要注意胫骨前肌从腿的前外侧到足内侧（图10-10）。

 附着点

- 起点：外侧髁，胫骨前外侧面上2/3和骨间膜。
- 止点：内侧楔骨和第1跖骨基底。

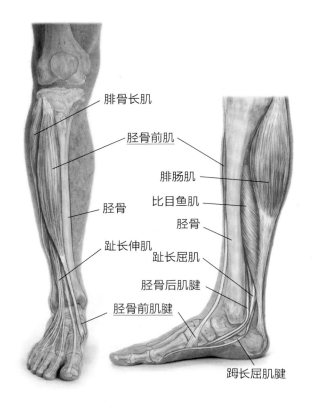

图10-10　胫骨前肌的解剖

　触诊

从膝盖下方到足踝上方胫骨外侧，肌腱清晰可见，触诊踝关节背屈时，足内翻。结构是平行的，纤维基本上是垂直的，直到肌腱穿过足踝。

　功能

踝关节背屈，足内翻。

　牵涉区

- 踝关节前部。
- 越过踇趾背面。

　其他肌肉检查

踇长伸肌。

　手法治疗

剥离

- 患者仰卧。
- 治疗师正对患者足部。
- 用不参与治疗的手固定足部。
- 双手放在胫骨前肌远端，近踝关节端。
- 用力按压组织，将指尖沿着肌肉滑动到胫骨近端的附着点（图10-11）。
- 此操作也可由辅助拇指（图10-12）或掌根（图10-13）完成。

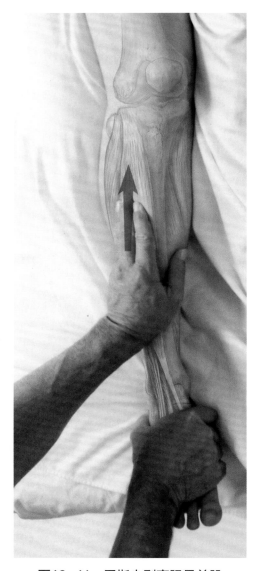

图10-11　用指尖剥离胫骨前肌

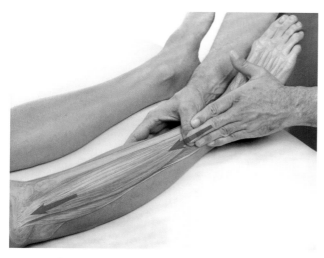

图10-12 用辅助拇指剥离胫骨前肌

趾长伸肌

 附着点

- **起点**：胫骨外侧髁，涉及腓骨前缘的上2/3，骨间膜上部和前肌间隔（图10-14）。
- **止点**：通过4个肌腱到第2、3、4、5趾中远节趾骨基底的背侧面。

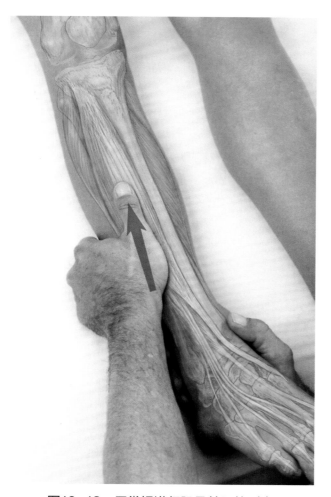

图10-13 用掌根进行胫骨前肌的剥离

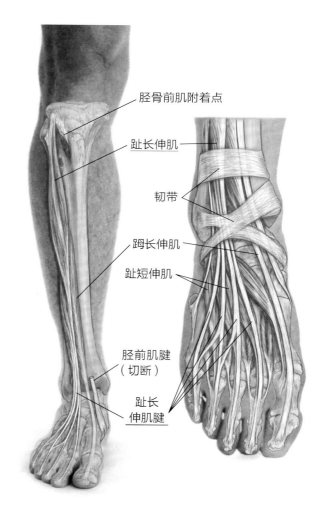

胫骨前肌附着点

趾长伸肌

韧带

踇长伸肌

趾短伸肌

胫前肌腱（切断）

趾长伸肌腱

图10-14 趾长伸肌的解剖

触诊

从后部到胫骨前肌辨别。结构是单羽状的。当肌腱穿过前面足踝和足背部时，它们可以被看到和触摸到。

 功能

伸外侧4趾的MP关节和IP关节；背屈踝关节足外翻。

 牵涉区

覆盖第2、3、4趾的背面。

 其他肌肉检查

趾短伸肌。

 手法治疗

剥离

- 患者仰卧。
- 治疗师正对患者足部。

- 将拇指置于趾长伸肌的远端，恰好位于外踝前上方。
- 用力按压组织，用拇指沿着肌肉滑动到腓骨头（图10-15）。

蹈长伸肌

 附着点

- 起点：腓骨中段的内侧面和骨间膜（图10-16）。
- 止点：蹈趾远端趾骨基底部。

 触诊

明显的肌腱；伸展蹈趾时，触诊蹈趾穿过足背的基底部。

 功能

伸展蹈趾（和过伸）MP关节和IP关节；足背屈，足内翻。

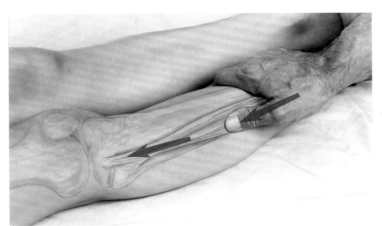

图10-15　用拇指剥离趾长伸肌

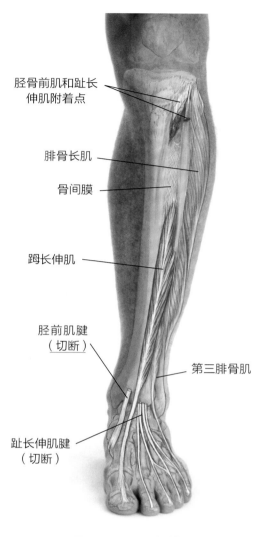

胫骨前肌和趾长
伸肌附着点

腓骨长肌

骨间膜

跨长伸肌

胫前肌腱
（切断）

第三腓骨肌

趾长伸肌腱
（切断）

图10-16 跨长伸肌解剖

 手法治疗

足伸肌

拉伸

- 患者俯卧或者仰卧。
- 一手固定腿，用另一只手握着足部，慢慢地跖屈（图10-17）。

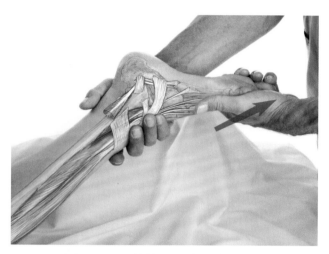

图10-17 拉伸足部伸肌（背屈肌）

腿部侧面的肌肉

腓骨长肌

 附着点

- 起点：腓骨外侧面的上2/3和胫骨外侧髁（图10-18）。
- 止点：肌腱通过外踝和足底后到内侧楔骨和第1跖骨的基底部。

 牵涉区

覆盖跨趾背侧面。

 其他肌肉检查

胫骨前肌。

 触诊

在腿的上1/2可触摸到趾长伸肌。结构呈羽状。

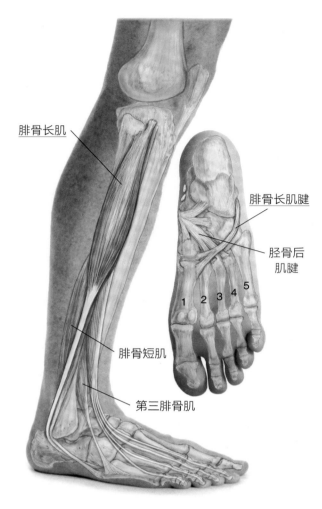

腓骨长肌

腓骨长肌腱

胫骨后肌腱

腓骨短肌

第三腓骨肌

1　2　3　4　5

图10-18　腓骨长肌的解剖

 功能

跖屈踝关节并外翻（旋前）足（跗骨间关节）。

 牵涉区

到小腿外侧和外踝周围。

 其他肌肉检查

腓骨短肌。

 手法治疗

- 患者平卧。
- 治疗师站在患者腿旁。
- 将一手置于腿的侧面腓骨上面，用拇指按压膝盖下方几厘米处的组织。
- 用力按压组织，寻找压痛点。用力按压，然后慢慢松开（图10-19）。

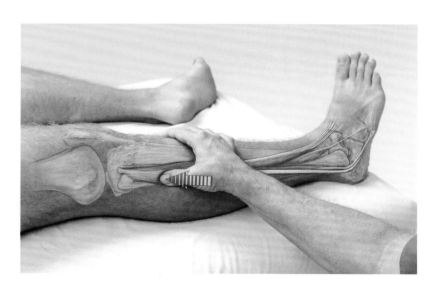

图10-19　按压腓骨长肌触发点

腓骨短肌

 附着点

- 起点：腓骨外侧面的下2/3（图10-20）。
- 止点：第5跖骨基底部。

 触诊

　　辨别靠下面的胫骨前肌，小腿外侧。结构是羽状的。

 功能

　　跖屈踝关节并使足外翻（使跗骨间关节旋前）。

 牵涉区

　　外踝外侧。

 其他肌肉检查

　　腓骨长肌。

 手法治疗

肌肉剥离

- 患者俯卧。
- 治疗师站在患者腿旁。
- 将手放在大腿外侧的腓骨上，膝盖以下1/3处。
- 用力按压组织，寻找压痛点。保持，然后慢慢松开。

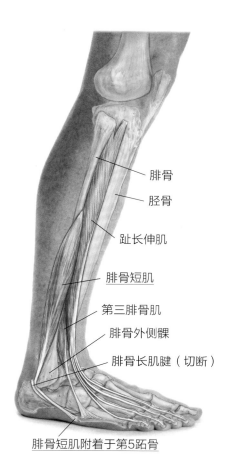

腓骨
胫骨
趾长伸肌
腓骨短肌
第三腓骨肌
腓骨外侧髁
腓骨长肌腱（切断）
腓骨短肌附着于第5跖骨

图10-20　腓骨短肌的解剖

第三腓骨肌

 附着点

- 起点：通常与趾长伸肌融合（图10-21）。
- 止点：近腓骨短肌的第5跖骨基底部背面。

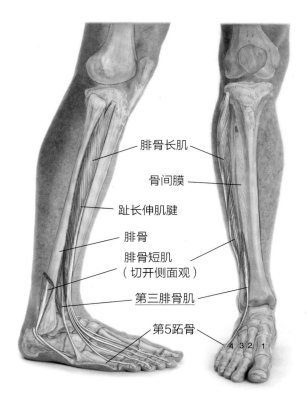

图10-21 第三腓骨肌的解剖

触诊

触诊外踝前上。

功能

协助背屈踝关节和外翻（旋前）足部（跗骨间关节）。

牵涉区

- 越过外踝前面近足背处。
- 越过足跟侧面。

其他肌肉检查

趾长伸肌。

腿部后面的肌肉

腘肌

附着点

- 起点：股骨外侧髁（图10-22）。
- 止点：在比目鱼肌线上方的胫骨后表面。

触诊

无法辨别。

功能

解锁膝关节开始弯曲；协助膝关节旋内。

牵涉区

膝盖后面，向膝盖内侧。

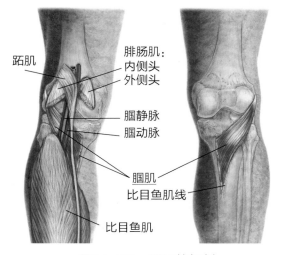

图10-22 腘肌的解剖

其他肌肉检查

腓肠肌。

手法治疗

按压

- 患者健侧卧位，膝部微屈。
- 治疗师立于患者膝盖前。
- 将手置于患者膝盖后侧，拇指置于膝关节外侧朝向内侧，从比目鱼肌外侧按压至腘肌。
- 用力按压该组织，寻找压痛点。保持，然后慢慢松开（图10-23）。

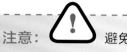

注意：避免向腘动脉和胫神经施加压力，腘动脉与胫神经走行于腘窝中点，位于腘肌上。

腓肠肌

概述

注意腓肠肌（图10-24）穿过膝关节和踝关节，而比目鱼肌仅穿过踝关节。因此，膝盖弯曲时可以使比目鱼肌伸展，而只有当膝盖伸直时才能使腓肠肌伸展。

附着点

- 起点：股骨后方外侧髁和内侧髁的两个头（腓肠肌外侧头和内侧头）。

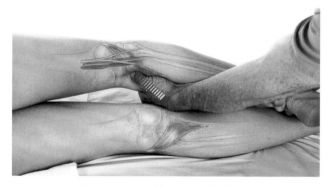

图10-23 按压腘肌触发点

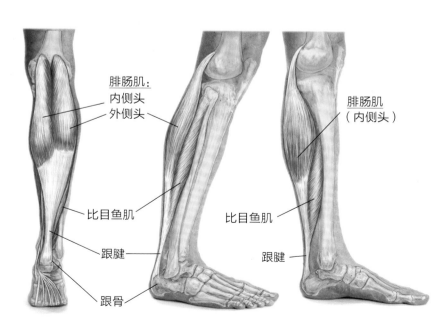

图10-24 腓肠肌的解剖

- 止点：比目鱼肌通过跟腱进入跟骨后表面的下半部分。

 触诊

可以很容易地触到跟腱直到腿肚子的高处；然后在小腿肚的侧面穿过膝关节进入内侧的筋腱。整体结构是羽状的。

 功能

踝关节跖屈；辅助膝关节屈曲。

 牵涉区

- 肌腹上方。
- 到足踝内表面。
- 到纵弓（足底内侧）。

 其他肌肉检查

- 小腿上的其他肌肉。

- 梨状肌。

 手法治疗

见下面小腿肌肉的手法治疗。

比目鱼肌

概述

比目鱼肌触发点是足跟痛最常见的原因之一，因为其止点在跟骨上。

 附着点

- 起点：腓骨线的上1/3和腓骨头的后面，比目鱼肌线和腓骨内侧缘中1/3，以及一个在胫骨和腓骨之间穿过腘窝的血管上方的腱弓（图10-25）。
- 止点：与腓肠肌一起通过跟腱进入跟骨结节。

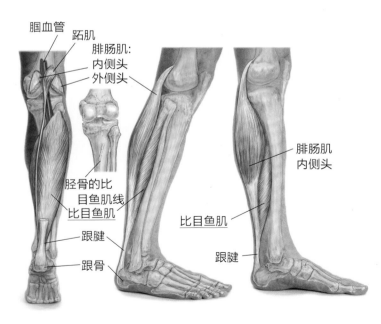

图10-25　比目鱼肌的解剖

触诊

　　比目鱼肌的纤维从腓肠肌下沿着小腿两侧隆起，向远处伸展超过腓肠肌的头部。让患者踮脚或背屈跖屈踝关节，此时你可以在腿内侧或外侧触摸到突起。

 功能

　　跖屈踝关节。

 牵涉区

　　从跟腱到足跟下面。

 其他肌肉检查

　　足底方肌。

 手法治疗

按压
- 患者俯卧。
- 治疗师立于患者足部位置。
- 将手置于比目鱼肌上，拇指从踝距膝部1/3处按压至膝盖（图10-26）。
- 用力按压该组织，寻找痛点。保持，然后慢慢松开。

拉伸比目鱼肌
- 膝盖弯曲，治疗师一手握住患者的小腿，另一只手抓住脚并慢慢背屈它（图10-27）。
　　见下面小腿肌肉的手法治疗。

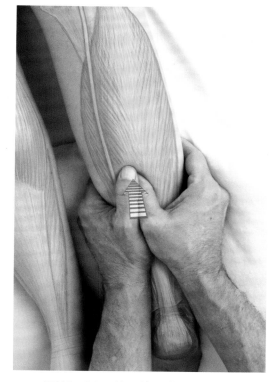

图10-26　按压比目鱼肌触发点

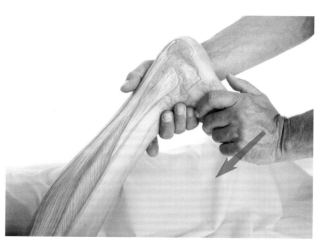

图10-27　拉伸比目鱼肌

跖肌

概述

　　跖肌的结构多样。它是一块长条状的肌肉，可能会有一条肌腹到达小腿肚上，或者被一条肌腱分为两条肌腹。

附着点

- 起点：腓肠肌外侧头上的股骨外侧髁上嵴（图10-28）。
- 止点：通过长的肌腱进入跟腱内侧缘和踝关节的深层筋膜。

触诊

患者俯卧，膝关节屈曲近90°，用前臂抵住足底，远端的手控制足跟，使之同时抵抗足的跖屈和膝关节屈曲。

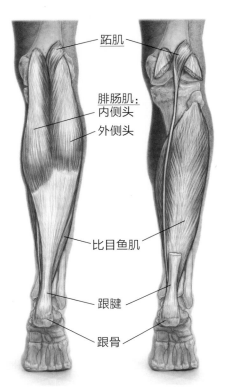

图10-28 跖肌的解剖

（图中标注：跖肌；腓肠肌：内侧头、外侧头；比目鱼肌；跟腱；跟骨）

功能

协助踝关节跖屈。

牵涉区

腘窝和小腿上部。

其他肌肉检查

- 比目鱼肌。
- 梨状肌。

手法治疗

见下面小腿肌肉的手法治疗。

胫骨后肌

附着点

- 起点：比目鱼肌线和胫骨后面，腓骨头及腓骨内侧嵴和骨间缘之间的骨面，骨间膜的后面（图10-29）。
- 止点：舟骨；楔骨；骰骨；第2、3、4跖骨底。

触诊

患者俯卧，膝盖微屈；将指尖置于胫骨内侧缘。

将手指滑到后面勾在胫骨边缘胫骨后肌纤维上，深入胫骨和腓骨后部。

让患者抗阻跖屈并足内翻有助于触诊。

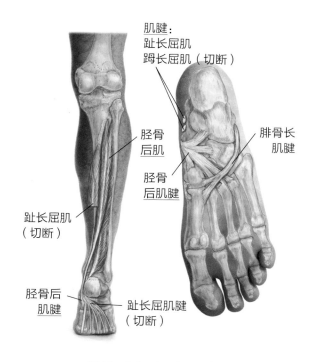

肌腱：
趾长屈肌
踇长屈肌（切断）

肌腱：
趾长屈肌
踇长屈肌（切断）

胫骨后肌

胫骨后肌腱

趾长屈肌（切断）

腓骨长肌腱

胫骨后肌腱

趾长屈肌腱（切断）

图10-29　胫骨后肌的解剖

 功能

踝关节跖屈和足（跗骨间关节）内翻（旋后）。

 牵涉区

- 首先，到跟腱。
- 其次，到小腿后表面、足跟和足底。

 其他肌肉检查

- 比目鱼肌。
- 腓肠肌。
- 腓骨肌。

 手法治疗

见下面小腿肌肉的手法治疗。

趾长屈肌

 附着点

- 起点：胫骨后面的中1/3（图10-30）。
- 止点：通过4根肌腱，穿过屈肌，进入外侧4个脚趾的远端趾骨基底部。

 触诊

患者取仰卧位，足部处于中立位置，将手置于足底，当你给足底提供阻力时，要求患者足底与足趾跖屈。

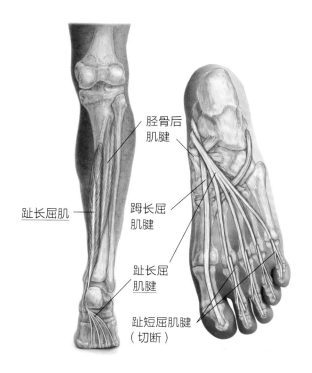

胫骨后肌腱

趾长屈肌

踇长屈肌腱

趾长屈肌腱

趾短屈肌腱（切断）

图10-30　趾长屈肌的解剖

功能

屈曲第2～5趾。

牵涉区

- 到小腿内侧。
- 到足底中部。

其他肌肉检查

腓肠肌；足底肌。

手法治疗

见下面小腿肌肉的手法治疗。

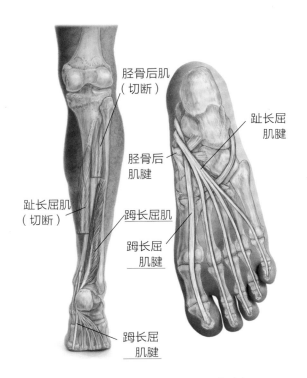

图10-31 姆长屈肌解剖

姆长屈肌

概述

这块肌肉特别容易在古典芭蕾舞演员和运动员如跑步者、体操运动员、滑冰运动员、游泳者等需要前脚掌和脚底过度屈曲的人发生腱鞘炎。腱鞘炎是发生在覆盖于肌腱上的保护膜的炎症（最常见发生于踝关节和腕关节）。此肌肉在其肌腱穿过的第1跖骨下方的位置也很脆弱。炎症可以由感染或疾病引起，但常因受压或过度使用。

附着点

- 起点：位于腓骨后表面的下2/3，其最低部分从骨间膜的下部和筋膜覆盖的胫骨后部发出（图10-31）。
- 止点：姆趾远端趾骨的底部。

触诊

患者取仰卧位，足背朝上，治疗师触摸内踝后面的胫骨后肌腱的后侧和外侧。

功能

屈曲姆趾的MP和IP关节；踝关节跖屈。

牵涉区

足部鱼际和姆趾。

其他肌肉检查

蹬短屈肌。

手法治疗

见下面小腿肌肉的手法治疗。

小腿肌肉的手法治疗

患者俯卧，治疗小腿肌肉时，不要将足踝放在枕头上或让患者足部从桌子的边缘放下来，以避免使关节过度屈曲。

剥离

- 患者俯卧。
- 治疗师站在患者的足部位置。
- 从跟腱近端的侧面开始将掌根放置在腓肠肌。
- 使劲按压肌肉（图10-32），掌根从腓肠肌滑向膝盖。
- 在小腿后面重复相同的操作。

- 在小腿内侧重复相同的操作。
- 也可以使用指尖、拇指（图10-33）或是辅助拇指进行上述操作（图10-34）。

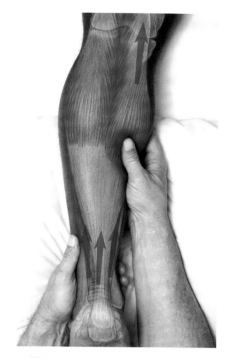

图10-33 用拇指剥离腓肠肌

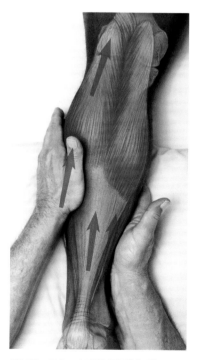

图10-32 用掌根剥离腓肠肌

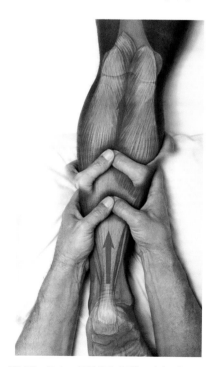

图10-34 用辅助拇指剥离腓肠肌

足内肌肉

足底方肌

远端（图10-36）。

- 用力压入组织，寻找压痛点，按住然后慢慢松开。

这块肌肉有时缺少一个或全部的接头。

附着点

- 起点：跟骨下的内、外侧发出两个头（图10-35）。
- 止点：趾长屈肌腱。

触诊

患者仰卧，足处于中立位置，治疗师用一只手稳定跖骨，并要求患者在脚底上接受抵抗力时弯曲4根脚趾。

功能

协助趾长屈肌弯曲第2～5趾的MP关节和IP关节。

牵涉区

足跟底部。

其他肌肉检查

比目鱼肌。

手法治疗

按压

- 患者仰卧。
- 治疗师站在患者足部位置。
- 双手握住脚，拇指抵住足底中心，一直推到足跟

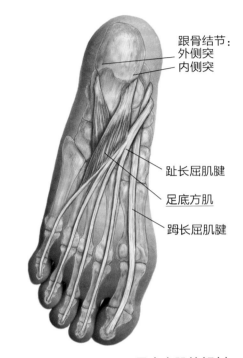

跟骨结节：
外侧突
内侧突

趾长屈肌腱

足底方肌

踇长屈肌腱

图10-35　足底方肌的解剖

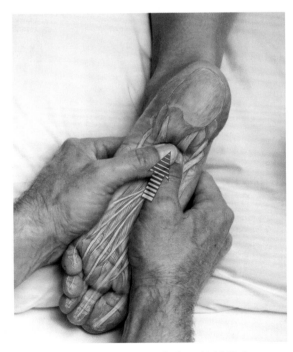

图10-36　按压足底方肌的触发点

小趾短屈肌

 附着点

- 起点：第5跖骨基底和腓肠肌腱鞘（图10-37）。
- 止点：小趾近侧趾骨基部的侧面。

 触诊

可触及但不能区分足的背部和侧面。结构是平行的。

 功能

弯曲小趾的MP关节。

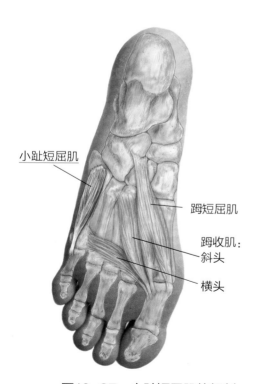

小趾短屈肌

踇短屈肌

踇收肌：
斜头

横头

图10-37 小趾短屈肌的解剖

 牵涉区

没有孤立的疼痛模式。

 其他肌肉检查

无。

 手法治疗

见趾屈肌的手法治疗。

趾短屈肌

 附着点

- 起点：跟骨结节的内侧突和足底筋膜的中心（图10-38）。
- 止点：第2~5趾中节趾骨。

 触诊

无直接触诊。

 功能

弯曲外侧4根足趾的MP和近端IP关节。

 牵涉区

足趾附近的足底。

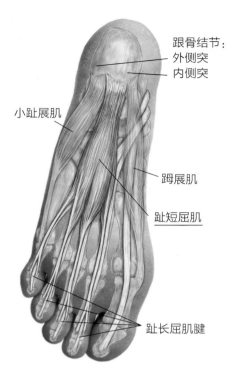

图10-38　趾短屈肌的解剖

其他肌肉检查

其他足内在肌肉。

手法治疗

见下面趾屈肌的手法治疗。

蹈短屈肌

概述

足部疼痛延伸到蹈趾，步行困难是蹈短屈肌紧张的表现。像蹈长屈肌一样，通常由于在硬或不平坦的表面上行走或奔跑以及因穿高跟鞋而受伤。

附着点

- 起点：骰骨内侧面、中间楔骨和外侧楔骨（图10-39）。
- 止点：通过两根肌腱，进入蹈趾的近端趾骨的基部两侧。

触诊

不能单独区分。让患者跷起蹈趾抵抗阻力时可摸到其活动。

功能

屈曲蹈趾MP关节。

牵涉区

足部鱼际、蹈趾底和背两面。

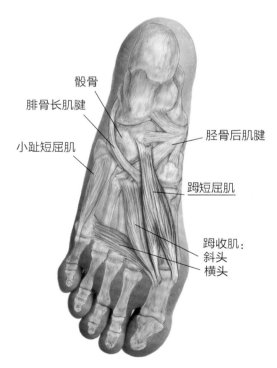

图10-39　蹈短屈肌的解剖

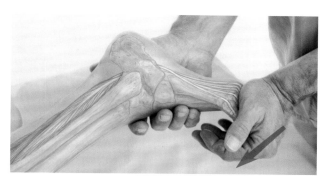

图10-40　拉伸趾屈肌

 其他肌肉检查

蹈长屈肌。

趾屈肌的手法治疗

拉伸

- 患者仰卧或者俯卧。
- 治疗师一只手握住脚，将另一只手的掌根放在脚趾趾腹上，慢慢地轻轻地按压至过伸状态（图10-40）。

趾短伸肌

概述

根据本书的理念，蹈短伸肌被认为是趾短伸肌的内侧肌腹，其腱进入到蹈趾的趾骨的基底部（图10-41）。

 附着点

- 起点：跟骨背侧面。

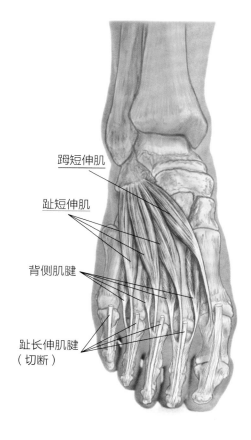

图10-41　趾短伸肌的解剖

- 止点：通过与第2、3、4趾的趾长伸肌腱的融合，延伸连接到蹈趾的近端趾骨的基底部。

 触诊

要求患者仰卧直腿（保持足跟在桌子上），足趾伸直，会使肌肉突出。

 功能

伸第1～4趾的MP关节。

 牵涉区

足踝附近的足背部。

其他肌肉检查

- 趾长伸肌。
- 跗短伸肌。

 手法治疗

见下面足部一般手法治疗。

跗展肌

 附着点

- 起点：跟骨结节内侧突、屈肌支持带和足底腱膜
  （图10-42）。
- 止点：跗趾近端趾骨的内侧。

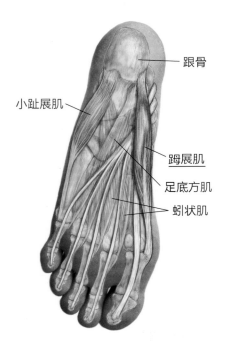

图10-42　跗展肌的解剖

小趾展肌
跟骨
跗展肌
足底方肌
蚓状肌

 触诊

患者仰卧，双腿平直，治疗师将一手指尖放在跗趾的背侧，拇指放在跗趾底部。将另一手放在足的外侧，并要求患者外展跗趾。

 功能

外展跗趾的MP关节。

 牵涉区

足底和足跟内侧。

 其他肌肉检查

腓肠肌。

 手法治疗

剥离

- 患者仰卧。
- 治疗师站在患者足旁。
- 双手持足部，拇指重叠放在跗展肌的远端，靠近跗趾基底部。
- 用力压入组织，拇指沿肌肉滑动，尽量至足跟（图10-43）。

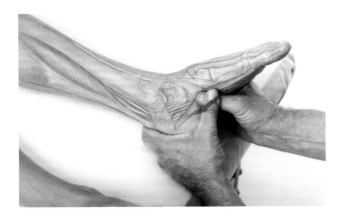

图10-43　辅助拇指剥离跗展肌

跨收肌

 附着点

- 起点：由两个头组成，横头部至外侧 4 趾的MP关节的关节囊，斜头至外侧楔骨和第 3 、 4 跖骨底部（图10-44 ）。
- 止点：跨趾的近节趾骨基底部外侧面。

 触诊

将指尖放在靠近足背的内侧。让患者内收跨趾的第一个趾节可以使治疗师感受到肌肉收缩。

 功能

内收跨趾的MP关节。

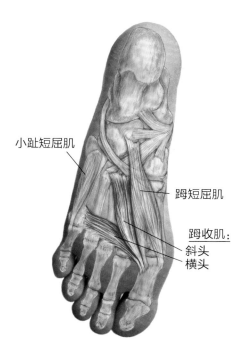

图10-44 跨收肌的解剖

（图中标注：小趾短屈肌、跨短屈肌、跨收肌：斜头 横头）

 牵涉区

足底远端至足趾的近端，趾短屈肌及跨短屈肌。

 其他肌肉检查

趾短屈肌。

 手法治疗

见下面足部一般手法治疗。

小趾展肌

 附着点

- 起点：跟骨结节外侧突和内侧突（图10-45 ）。
- 止点：第 5 趾的近节趾骨的外侧面。

 触诊

无直接触诊。

 功能

外展和屈曲小趾的MP关节。

 牵涉区

足底远端的外侧缘。

 其他肌肉检查

骨间肌。

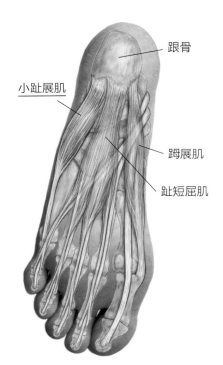

图10-45　小趾展肌的解剖

 手法治疗

见下面足部一般手法治疗。

蚓状肌

概述

有时候会存在一个或多个蚓状肌的缺失，有时数量会翻倍。

 附着点

起点

- 第1蚓状肌：起自趾长屈肌腱内侧至第2趾（图

10-46）。

- 第2、3、4蚓状肌：起自第3~5趾的趾长屈肌腱的外侧。

止点

- 进入到外侧4趾的伸肌腱的胫侧。

 触诊

无直接触诊。

 功能

屈曲MP关节并伸展外侧4趾的近节IP关节。

 牵涉区

没有确定的单独的疼痛区域。

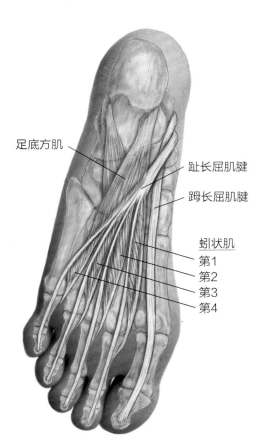

图10-46　蚓状肌的解剖

其他肌肉检查

无。

手法治疗

见下面足部一般手法治疗。

足部骨间肌

概述

治疗仅限于骨间背侧肌，因为足底肌不能通过

足底筋膜和重叠的肌肉接近（图10-47）。如果医生要通过注射来治疗骨间足底肌，则可以从足背侧进入。

附着点

背侧

- 起点：源自相邻跖骨侧面。
- 止点：第1骨间背侧肌进入第2趾近节趾骨内侧，第2骨间背侧肌进入第2趾的近节趾骨外侧面，第3和第4骨间背侧肌进入第3和第4趾的近节趾骨的侧面。

足底

- 起点：第3、4、5跖骨的内侧。
- 止点：同一趾的近节趾骨的相应一侧。

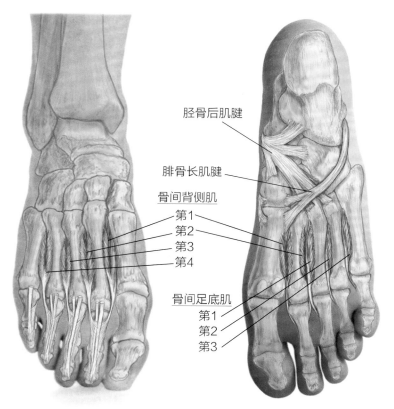

胫骨后肌腱

腓骨长肌腱

骨间背侧肌
第1
第2
第3
第4

骨间足底肌
第1
第2
第3

背面观　　　　　掌面观

图10-47 骨间肌的解剖

触诊

患者取仰卧位，膝盖弯曲，足部平放在桌子上。让患者将足跟抵在桌子上，稍微抬起足部以便治疗师双手在跖骨之间双向触诊骨间肌。

功能

- 背侧：通过第2趾的轴可以外展第2～4趾的MP关节；第1骨间肌可以内收第2趾的MP关节。
- 足底：内收第3～5趾的MP关节。

牵涉区

在相应跖骨的背侧或足底部位。

其他肌肉检查

趾屈肌和趾伸肌。

手法治疗

骨间背侧肌

剥离

- 患者仰卧。
- 治疗师站在患者腿旁，面对足部。
- 将拇指放在足背部最外侧跖骨间。
- 用力压入组织，从跖骨向脚趾滑动（图10-48A）。
- 在各跖骨间重复此操作，直到整个足部接受治疗（图10-48B）。
- 可以在患者的足部对面进行相同的操作，并将拇指从远端推向近端，或者将拇指从近端拉到远端（图10-49）。

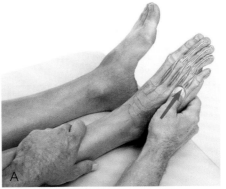

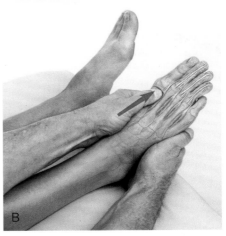

图10-48 剥离骨间背侧肌（治疗师站在患者腿旁）

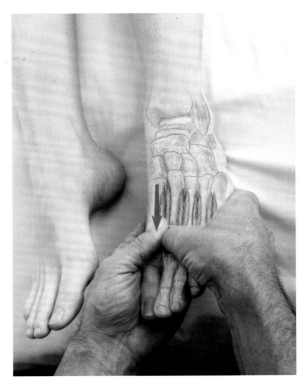

图10-49 剥离骨间背侧肌（治疗师站在患者足对面）

足部一般手法治疗

以下是松解足部肌肉的一般方法。

搓法

- 用双手握住足两侧，双手前后（上下）向相反方向移动。
- 在整个足背上进行此操作（图10-50）。

挤压

- 用双手将患者足部放在膝盖上并挤压，治疗师的手向远离身体的方向滑动，直至离开足趾（图10-51）。

牵拉足趾

- 站在患者脚旁，一手拖住脚，向治疗师方向牵拉每根足趾（图10-52）。

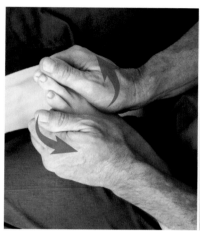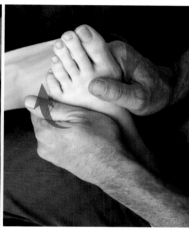

图10-50 搓足部

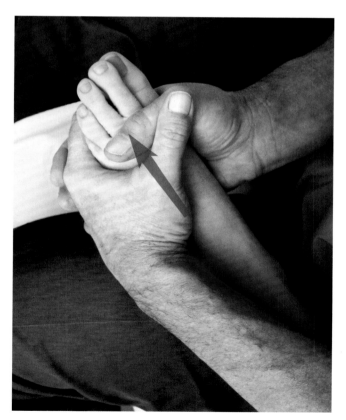

图10-51 挤压足部

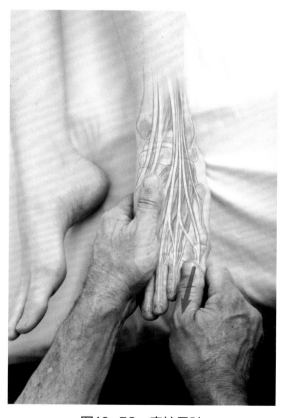

图10-52 牵拉足趾

章节回顾

案例研究

　　L.K.是一名42岁的女子，左脚患有足底筋膜炎。作为一名精神病科的护士，她大部分时间都需要走路。她说，大约4个月前她被骨科医生诊断为足底筋膜炎，当时医生在她脚上注射了可的松，戴上矫形器，晚上穿矫正靴保持脚的背屈姿势。同时要求她每天进行力量训练，她说她努力地完成了这些任务。她表示，当她接受注射时，医生告诉她，对于某些人来说，这是非常有效的止痛方法，而对另外一些人来说，效果可能不会持续很久。她表示，注射本身非常痛苦，而且费用昂贵，效果只能持续几天。她的足底筋膜炎逐渐发展到了足跟。医生告诉她，在过去，手术是治疗足底筋膜炎的常用方法，但多数骨科医生不再以此为目的进行治疗。她决定看看按摩治疗是否会有帮助，因为过去对其他肌肉疾病的按摩是有效的。她同时服用了非甾体抗炎药（NSAIDs），并且必须服用止痛药物，特别是在一天结束的时候。

　　L.K.就诊时非常疼痛，病情严重。她之前已经工作了两个工作日，接受按摩是促使她出门的唯一原因，她想用剩下的时间进行休息。她穿着很舒服的鞋子，除了使用矫形器之外，她看起来没有其他姿势问题。侧卧之后，我们开始MFR之前对深部肌肉从脚踝到后背进行剥离，使用瑞典式按摩法进行放松及温暖肌肉。检查发现跟腱触痛；在比目鱼肌、ITB、腿筋和臀部疼痛较重。治疗第二阶段着重于足部治疗。由于疼痛严重，在开始进行剥离之前，将冰杯置于足底表面约5分钟，接着再用手掌轻拍。频繁地进行被动背屈，并持续数秒钟以使肌肉充分伸展开。在治疗最后，我把一些薄荷油擦在温暖的毛巾上，使用热毛巾热敷放松约10分钟，这样治疗效果更好。

　　从房间出来，L.K.表示这是她的脚在近4个月里感觉最好的时候。我本人以及其他一些患者都经历过这个疾病，我告诉她，一年中大部分时间通常是痛苦的，她说她的医生也告诉过她。实际上，通常在一年或者几年没有任何干预的情况下这种疾病可以自愈。她计划在两周内继续治疗，并表示她将在今年余下的时间里有计划地进行治疗。当进行第二阶段治疗时，她表示痛苦减轻了，但仍然有疼痛，并决定每周来进行治疗，而不是等到疼痛发生时。经过四周的疗程，她已经进入每2周1次的治疗阶段。她仍然在晚上穿着矫正靴，按摩使她的状况得到极大缓解。

J.M., LMT

复习题

1. 为了保持平衡姿势，身体的重量应该着重放在脚踝的_____处？

    A. 侧面　　　　　　　　　　　　B. 中间

    C. 前面　　　　　　　　　　　　D. 后面

2. 以下_____筋膜属于下肢深筋膜。

    A. 小腿的　　　　　　　　　　　B. 骶尾部

    C. 腘旁腱　　　　　　　　　　　D. 膝盖

3. _____屈肌是一个固定胫骨后部、趾长屈肌和跗长屈肌的宽韧带。

    A. 后部   B. 跗

    C. 趾   D. 韧带

4. 胫骨前交叉韧带是从腿的前外侧到_____的内侧。

    A. ASIS   B. 胫骨

    C.比目鱼肌   D. 足部

5. _____肌肉特别容易受到古典芭蕾舞舞蹈家以及需要前足推前和足底跖屈的运动员，如跑步者、体操运动员、滑冰运动员和游泳运动员腱鞘炎的影响。

    A. 跗长屈肌   B. 跗短屈肌

    C. 趾长屈肌   D. 趾短屈肌

6. 方肌是描述_____的肌肉。

    A. 梯形   B. 长形

    C. 正方形   D. 锯齿形

7. 踝关节的骨骼和肌肉组织与_____相当。

    A. 足部   B. 前臂

    C. 手部   D. 手腕

8. 以下这些肌肉中唯一不被认为是足的"内在"肌肉的是_____。

    A. 足底方肌   B. 趾短屈肌

    C. 趾长伸肌   D. 小趾短屈肌

9. _____触诊不到。

    A. 胫骨前肌   B. 跗收肌

    C. 骨间足底肌   D. 腓肠肌

10.足底筋膜炎也可能是_____发展的原因。

    A. 跟骨骨刺   B. 跗趾腱鞘炎

    C. 鸡眼   D. 槌状趾

附录A

解剖学词汇的前缀和后缀

希腊语和拉丁语前缀

a-	不，没有	dys-	痛苦的，错误的（不良，恶性，困难）
ab-	远离		
abdomen(o)-	腹部的或与腹部相关的	e-	出，除去
acr(o)-	手指，脚趾，末端的	ec-	出，除去
ad-	向，朝	ecto-	向外
adip(o)-	脂肪组织相关的	en-	向内
al-	关于，从属于，适合	endo-	向内，内部
ambi-	两个的，两者的	epi-	超过
an-	不，没有	erythr(o)-	红
ante-	在前面	eu-	好的，正常的
anti-	相反，逆	ex-	出或除去
arthr(o)-	与关节四肢相关的	exo-	向外
articul(o)-	骨关节，接合处	extra-	向外
bi-	二，两个	fibr(o)-	与纤维相关的
brady-	迟钝的，缓慢	fore-	前面，向前
burs(o)-	囊，黏液囊	gastr(o)-	与胃相关的
capit-	与整个头部相关的	genu-	膝部的或与膝部相关的
carcin(o)-	与癌症相关的	gloss(o)-, glott(o)-	舌的或与舌相关的
cardi(o)-	与心脏相关的	hem(o)-	与血液相关的
cephal(o)-	与头部相关的	hemat(o)-	与血液相关的
cervic-	颈部的或与颈部相关的	hemi-	一半
circum-	环绕，周围，四处	hist(o)-, histio-	组织
con-	共同的，同	humer(o)-	与上臂相关的
contra-	相反，相对	hydr(o)-	与水相关的
cost(o)-	肋骨的或与肋骨相关的	hyper-	过多的
cox-	髋部的或与髋部、髋关节或腰部相关的	hypo-	有缺陷的
		ileo-	回肠的
crani(o)-	属于或与颅骨相关的	ipsi-	相同
cyt(o)-	与细胞相关的	infra-	在……之下
de-	除去，以下或不	inter-	在……中间，被……包围
dextr(o)-	与右边相关的	intra-	内部的
di-	分开，分离	isch-	限制
dia-	透过，贯穿	kin(e)-, kin(o)-, kinesi(o)-	动作，移动
digit-	手指的或与手指相关的		
dis-	分开，离，散	latero-	侧面的

lip(o)-	与脂肪相关的	post-	在其他之后
lith(o)-	与石头相关的	pre-	之前
macr(o)-	大的	pro-	之前
mamm(o)-	胸部的或与胸部相关的	psych(o)-	与心理功能相关的
manu-	手部的或与手部相关的	py(o)-	与脓相关的
melan(o)-	黑的	re-	再次或返回
meso-	中部的	reticul(o)-	网
meta-	超过的，之后的，变化的	retro-	返回或在……之后
micro-	小的	scler(o)-	难
mono-	单个的	sarco-	肌肉的
morph(o)-	形状，表格	scoli(o)-	扭曲的
multi-	许多	sigmoid(o)-	S形弯曲的
myel(o)-	骨髓、脊髓的或与骨髓、脊髓相关的	sinistr(o)-	与左侧相关的
necr(o)-	与死亡相关的	semi-	一半
neo-	新的	son(o)-	与声音相关的
neur(i)-, neur(o)-	神经系统的或与神经系统相关的	spondyl(o)-	与脊椎相关的
ocul(o)-	眼的或与眼相关的	sten(o)-	狭窄的
olig(o)-	少量的	sub-	在……之下
or(o)-	与口相关的	super-	上面的
orth(o)-	直的	supra-	上面的
pachy-	厚的	sym-	一同
pan-	全部的	syn-	一同
para-	旁边的或反常的	tachy-	快
path(o)-	与疾病相关的	thorac(i)-,thorac(o)-	与胸腔相关的
ped(o)-	与儿童（或有时与脚）相关的	tox(o)-	与毒物相关的
pelv(i)-, pelv(o)-	髋骨、坐骨的	trans-	超越，超过
peri-	周围的或围绕其他结构的	tri-	三
phob(o)-	与过度忧虑相关的	troph(o)-	与营养相关的
phon(o)-	与说话相关的	ultra-	超过或过量的
pleur(a)-, pleur(o)-	肋骨的或与肋骨相关的	uni-	一
pod(o)-	与脚相关的	ur(o)-	与尿相关的
poly-	许多	vas(o)-	与血管相关的
		viscer(o)-	内脏的或与内脏相关的

希腊语和拉丁语后缀

ac-, acal	与……有关的	-ole	小型的
-algia	疼痛	-oma	肿瘤
-cele	囊或疝	-osis	状态
-centesis	穿刺	-pes	与足相关的
-desis	束缚	-penia	异常的减少
-dynia	疼痛	-pexy	固定
-eal	与……有关的	-phil	吸引
-ectasis	扩张	-philia	吸引
-ectomy	去除	-plasia	形成
-emia	血液	-plasty	手术修复
-genesis	起源	-poiesis	形成
-genic	起始	-ptosis	下垂
-gram	记录	-rrhage	破裂
-graph	记录的仪器	-rrhagia	破裂
-ia	状态	-rrhaphy	缝合
-iasis	存在或形成	-rrhea	流动
-iatric(s), iatry	治疗	-rrhexis	破裂
-icle	小型的	-scope, scopy	检查用的仪器，检查
-ism	状态	-spasm	非自主收缩
-ismus	痉挛，收缩	-stasis	停止
-itis	炎症	-stomy	造口术
-ium	组织或结构	-tension, -tensive	压力
-logy, logist	学科，从事某学科工作的人	-tic	与……相关
-lysis	溶解，分离	-tomy	切开
-malacia	软化	-tony	紧张
-megaly	增大	-tripsy	破碎
-meter, metry	测量装置，测量仪器	-ula	小型的
-oid	类似的	-ule	小型的

拉丁语名词词尾

如果主格单数为-a，那么所有格形式和复数则为-ae。

例如：

spina（脊椎），spinae

scapula（肩胛骨），scapulae

fascia（筋膜），fasciae

vertebra（椎体），vertebrae

其他：tibia（胫骨），fibula（腓骨），ulna（尺骨），

fossa（窝，凹），axilla（腋），patella（髌骨），nates（臀部）

如果主格单数为-us，那么所有格形式和复数通常为-i。

例如：

digitus（手指脚趾），digiti

humerus（肱骨），humeri

radius（桡骨），radii

其他：tarsus（跗骨），carpus（腕），peroneus（腓骨），ramus（分支）

如果主格单数为-um，那么所有格形式为-i，复数为-a。

例如：

sacrum（骶骨），sacri，sacra

sternum（胸骨），sterni，sterna

cranium（颅骨），cranii，crania

其他：infundibulum（漏斗），acetabulum（髋臼），tectum（顶盖），cerebrum（大脑），pericardium（心包）

一些名词和形容词属于不同的类别，这时主格的单数形式不能确定。

例如：

pectus（胸部），pectoris（胸部的），pectora

femur（大腿），femoris，femores

pelvis（骨盆），pelvis，pelves

pubis（耻骨），pubis，pubes

corpus（身体），corporis，corpora

latus（侧），lateris，latera（不要与形容词"宽的"相混淆）

foramen（缝隙，孔），foraminis，foramina

larynx（喉），laryngis，larynges

coccyx（尾骨），coccygis，coccyges

mater（母亲），matris，matres

注意：来源于这些名词的形容词不是主格形式而是所有格形式。

例如：

coccygeal（尾骨的），lateral（侧面的），pectoral（胸的），laryngeal（喉的），Femoral（股骨的）

附录B

方向和运动术语

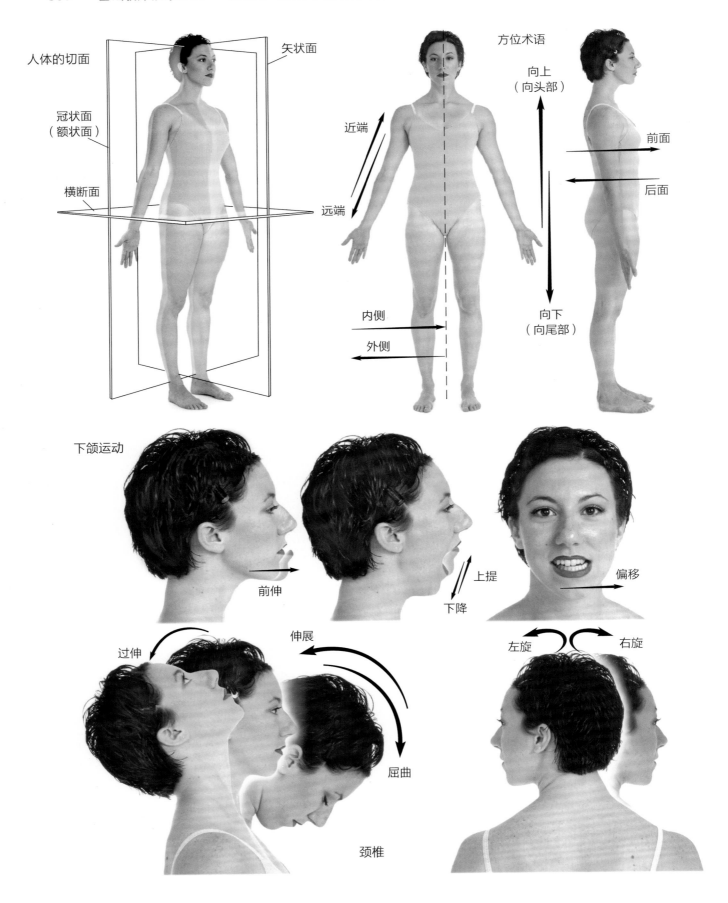

人体的切面

矢状面

冠状面
（额状面）

横断面

方位术语

近端

远端

内侧

外侧

向上
（向头部）

向下
（向尾部）

前面

后面

下颌运动

前伸

上提

下降

偏移

过伸

伸展

屈曲

左旋

右旋

颈椎

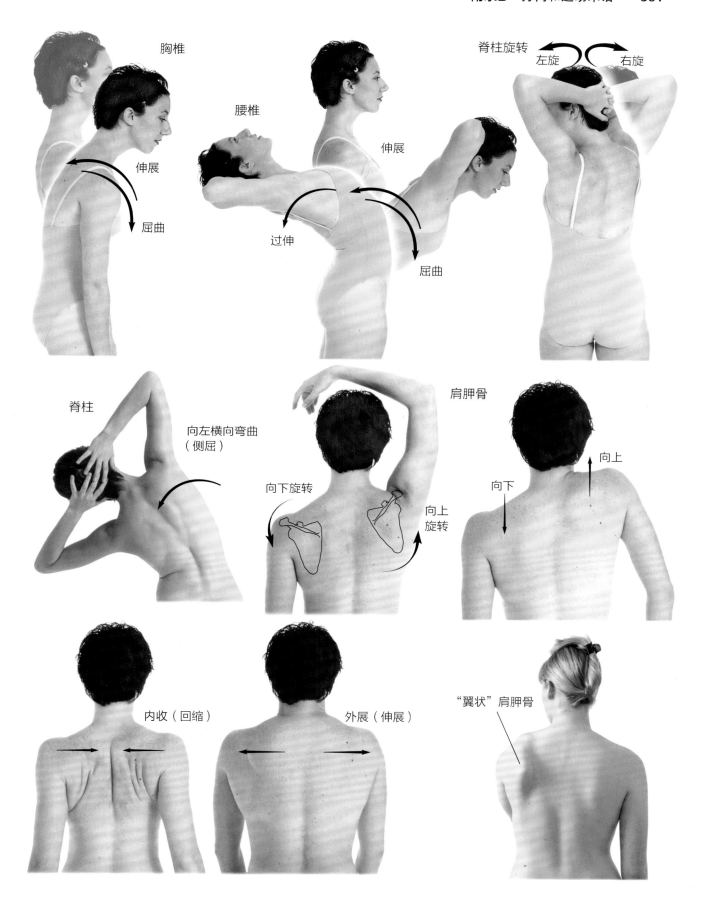

胸椎

伸展

屈曲

腰椎

伸展

过伸

屈曲

脊柱旋转 左旋 右旋

脊柱

向左横向弯曲
（侧屈）

向下旋转

向上
旋转

肩胛骨

向上

向下

内收（回缩）

外展（伸展）

"翼状"肩胛骨

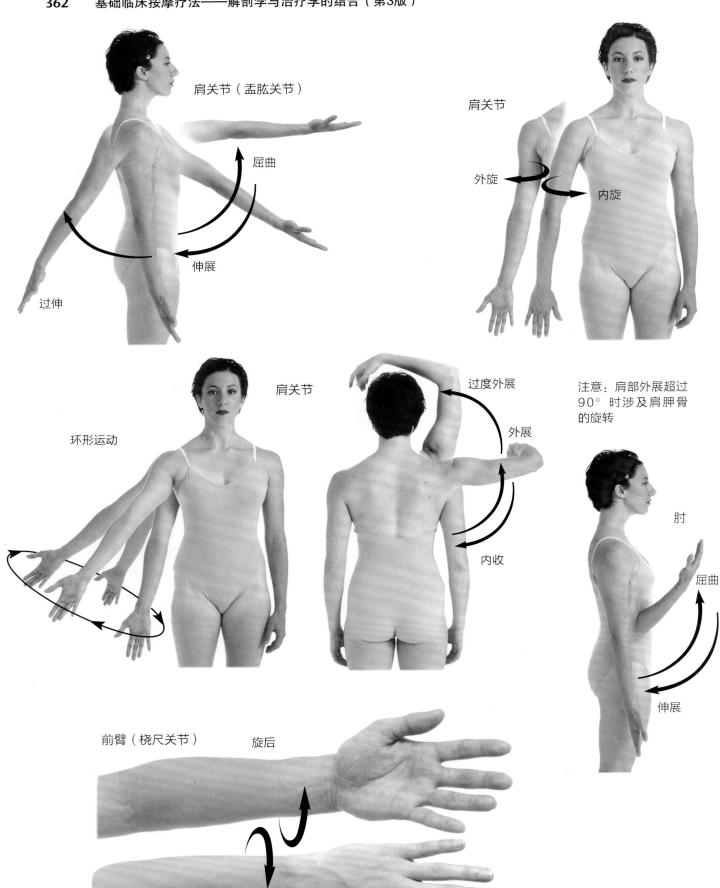

肩关节（盂肱关节）

屈曲

伸展

过伸

肩关节

外旋

内旋

肩关节

环形运动

过度外展

外展

内收

注意：肩部外展超过90°时涉及肩胛骨的旋转

肘

屈曲

伸展

前臂（桡尺关节）

旋后

旋前

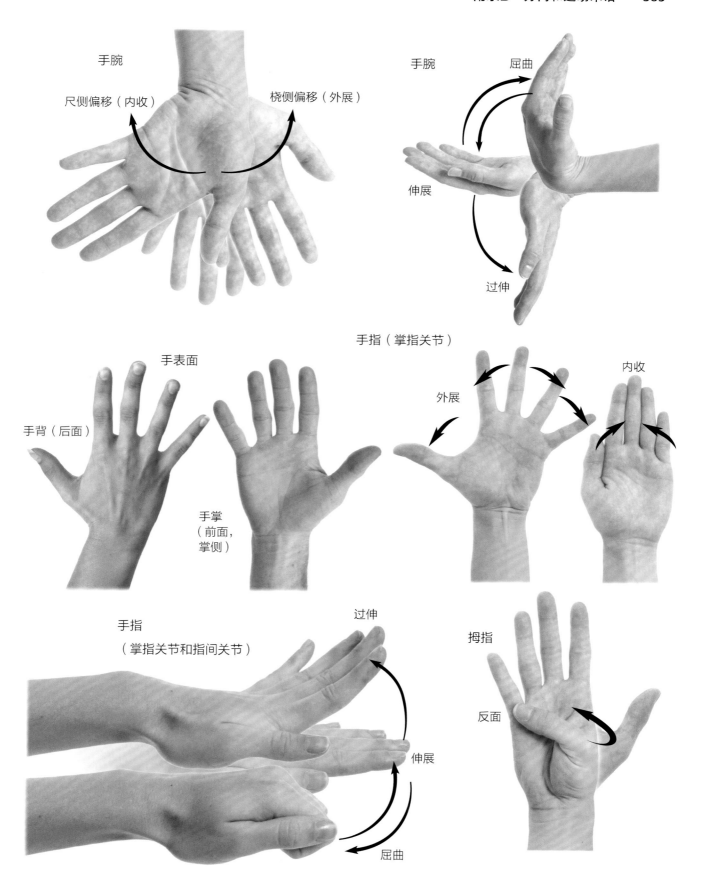

手腕

尺侧偏移（内收）

桡侧偏移（外展）

手腕

屈曲

伸展

过伸

手表面

手背（后面）

手掌
（前面，掌侧）

手指（掌指关节）

外展

内收

手指
（掌指关节和指间关节）

过伸

伸展

屈曲

拇指

反面

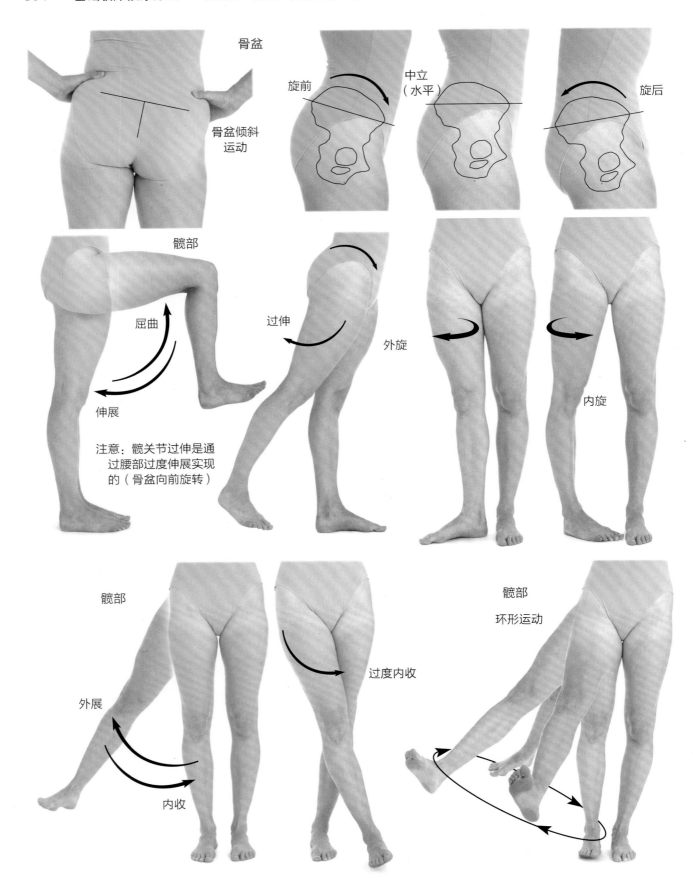

骨盆

骨盆倾斜
运动

旋前

中立
（水平）

旋后

髋部

屈曲

伸展

过伸

外旋

内旋

注意：髋关节过伸是通
过腰部过度伸展实现
的（骨盆向前旋转）

髋部

外展

内收

过度内收

髋部

环形运动

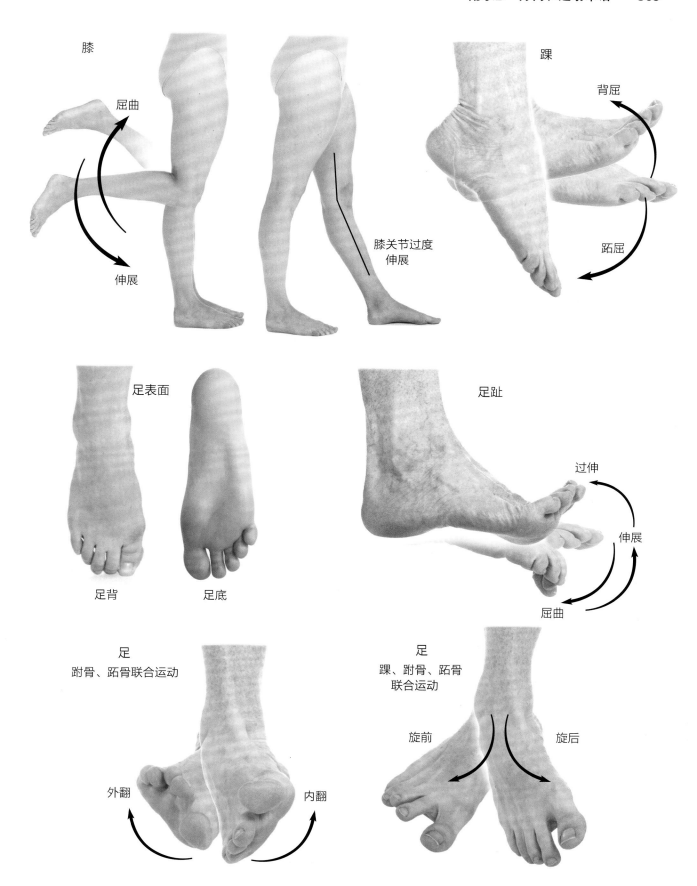

膝

屈曲

伸展

膝关节过度伸展

踝

背屈

跖屈

足表面

足背 足底

足趾

过伸

伸展

屈曲

足
跗骨、跖骨联合运动

外翻 内翻

足
踝、跗骨、跖骨联合运动

旋前 旋后

附录C

疼痛牵涉区相关肌肉

以下列出了疼痛牵涉区的肌肉组成。每个标题表示一个可能经历疼痛的区域，在它的下方列出了此疼痛区域最常见的肌肉。

头和颈

头

头顶部（头顶）

胸锁乳突肌

头夹肌

头后部

局部，到头后面和头顶部并可放射到同

侧眼

斜方肌

胸锁乳突肌

头半棘肌

颈半棘肌

颈夹肌

枕下肌群

枕肌

二腹肌

颞肌

颞部（头侧）

局部，全部或部分的颞区、眉区、颊部、门

齿和臼齿

斜方肌

胸锁乳突肌

颞肌

颈夹肌

枕下肌群

头半棘肌

额部（前额）

局部，疼痛放射至额头

胸锁乳突肌

头半棘肌

额肌

颧大肌

耳和颞下颌关节（TMJ）

局部，上下颌、侧颞、耳、眉上

内侧和外侧翼状肌

咬肌

胸锁乳突肌（锁骨）

眼和眉

局部，眼上和鼻下

胸锁乳突肌（胸骨）

颞肌

颈夹肌

咬肌

枕下肌群

枕肌

眼轮匝肌

斜方肌

颊和下颏

局部，上颊、鼻旁和耳前

胸锁乳突肌（胸骨）

咬肌

翼外肌

斜方肌

二腹肌

翼内肌

颈阔肌

眼轮匝肌

颧大肌

牙痛

颞肌

咬肌

二腹肌

颈部

颈后部

斜方肌

多裂肌

肩胛提肌

颈夹肌

冈下肌

咽喉和颈前区

局部，在颈前，并辐射到上胸部

胸锁乳突肌

二腹肌

翼内肌

上背部、肩部和手臂

上背部和肩部

上胸背部

斜角肌

肩胛提肌

冈上肌

斜方肌

多裂肌

菱形肌

颈夹肌

肱三头肌

肱二头肌

肩背部

三角肌

肩胛提肌

斜角肌

冈上肌

大圆肌

小圆肌

肩胛下肌

上后锯肌

背阔肌

肱三头肌

斜方肌

胸髂肋肌

肩前部

局部，沿锁骨外侧、肩前部和上臂，沿前臂

桡侧和第1、2、3指

冈下肌

三角肌

斜角肌

冈上肌

胸大肌

胸小肌

肱二头肌

喙肱肌

上臂、前臂、腕和手

上臂后部

斜角肌

肱三头肌

肱二头肌

三角肌

肩胛下肌

冈上肌

大圆肌

小圆肌

背阔肌

上后锯肌

喙肱肌

小斜角肌

上臂前部

斜角肌

冈下肌

肱二头肌

肱肌

肱三头肌

冈上肌

三角肌

胸骨肌

小斜角肌

锁骨下肌

肘到手指

肘外侧（上髁外侧）

旋后肌

肱桡肌

桡侧腕长伸肌

肱三头肌

冈上肌

第4、5指伸肌

肘肌

肘内侧（上髁内侧）

肱三头肌

胸大肌

胸小肌

肘前或内表面

肱肌

肱二头肌

前臂背面（背侧）

肱三头肌

大圆肌

桡侧腕长伸肌和桡侧腕短伸肌

肘点（鹰嘴）

肱三头肌

上后锯肌

前臂桡侧

冈下肌

斜角肌

肱桡肌

冈上肌

锁骨下肌

前臂内侧（掌侧）

掌长肌

旋前圆肌

前锯肌

肱三头肌

前臂尺侧

背阔肌

胸大肌

胸小肌

上后锯肌

腕和掌内侧（掌侧）

桡侧腕屈肌

尺侧腕屈肌

拇对掌肌

胸大肌

胸小肌

背阔肌

掌长肌

旋前圆肌

前锯肌

腕和手背侧

桡侧腕短伸肌

桡侧腕长伸肌

示指到小指伸肌

示指伸肌

尺侧腕伸肌

肩胛下肌

喙肱肌

小斜角肌

背阔肌

上后锯肌

第1骨间背侧肌

拇指根部与手桡侧

旋后肌

斜角肌

肱肌

冈下肌

桡侧腕长伸肌

肱桡肌

拇对掌肌

拇收肌

第1骨间背侧肌

拇长屈肌

掌侧手指（掌面）

指浅屈肌和指深屈肌

骨间肌

背阔肌

前锯肌

小指展肌

锁骨下肌

背侧手指（背面）

指伸肌

骨间肌

斜角肌

小指展肌

胸大肌

胸小肌

背阔肌

锁骨下肌

躯干部

躯体上部

在同侧胸部和前胸，前肩，上臂掌侧，前臂
　掌侧，至中指和环指

胸侧部

局部，腋窝和胸腔

前锯肌

背阔肌

胸前肌

胸大肌

胸小肌

斜角肌

胸锁乳突肌（胸骨部）

胸骨肌

颈髂肋肌

锁骨下肌

腹外斜肌

胸中部（中背部）

局部，后背侧面，肩胛下的周围、跨过肩胛
　骨、上臂后面

斜角肌

背阔肌

肩胛提肌

胸髂肋肌

多裂肌

菱形肌

上后锯肌

冈下肌

斜方肌

前锯肌

躯干下部

胸背下部

膈肌

胸髂肋肌

多裂肌

下后锯肌

腹直肌

背阔肌

腰部（下背部）

胸最长肌

腰髂肋肌

胸髂肋肌

多裂肌

腹直肌

臀中肌

髂腰肌

臀部

臀中肌

腰方肌

臀大肌

半腱肌

半膜肌

梨状肌

臀小肌

腹直肌

比目鱼肌

腰髂肋肌

胸最长肌

骶髂部（脊柱底部和骨盆上缘）

臀中肌

腰方肌

臀大肌

肛提肌

尾骨肌

腹直肌

比目鱼肌

半腱肌

半膜肌

比目鱼肌

跖肌

小腿、踝部和足部

　小腿前侧

　　胫骨前肌

　　长收肌

　　短收肌

　小腿外侧

　　髂胫束

　　腓肠肌

　　臀小肌

　　腓骨长肌

　　腓骨短肌

　　股外侧肌

　小腿背侧

　　比目鱼肌

　　臀小肌

　　腓肠肌

　　半腱肌

　　半膜肌

　　比目鱼肌

　　趾长屈肌

　　胫骨后肌

　　跖肌

　前踝

　　胫骨前肌

　　第三腓骨肌

　　趾长伸肌

　　踇长伸肌

　外侧踝

　　腓骨长肌

　　腓骨短肌

　　第三腓骨肌

内侧踝

　踇展肌

　趾长屈肌

后踝

　比目鱼肌

　胫骨后肌

足跟

　比目鱼肌

　足底方肌

　踇展肌

　胫骨后肌

前足背部（足背）

　趾短伸肌

　踇短伸肌

　趾长伸肌

　踇短屈肌

　足部骨间肌

　胫骨前肌

足底中部（足底）表面

　腓肠肌

　趾长屈肌

　踇收肌

　比目鱼肌

　足部骨间肌

　踇展肌

　胫骨后肌

跖骨球

　踇短屈肌

　趾短屈肌

　踇收肌

　踇长屈肌

　足部骨间肌

　小趾展肌

　趾长屈肌

　胫骨后肌

踇趾背部

　胫骨前肌

　踇长伸肌

　踇短屈肌

其他四趾背部

　足骨间肌

　趾长伸肌

踇趾底部

　踇长屈肌

　踇短屈肌

　胫骨后肌

其他四趾趾底面

　趾长屈肌

　胫骨后肌

附录D

推荐阅读

Archer P, Nelson L. *Applied Anatomy & Physiology for Manual Therapists.* Philadelphia, PA: Lippincott Williams & Wilkins; 2012.

Bucci C. *Condition-Specific Massage Therapy.* Philadelphia, PA: Lippincott Williams & Wilkins; 2011.

Clemente C. *Anatomy: A Regional Atlas of the Hu-man Body.* 6th ed. Baltimore, MD: Lippincott Williams & Wilkins; 2010.

Granger J. *Neuromuscular Therapy Manual.* Baltimore, MD: Lippincott Williams & Wilkins; 2010.

Kendall FP, McCreary EK, Provance PG, et al. *Muscles: Testing and Function, with Posture and Pain.* Bal-timore, MD: Lippincott Williams & Wilkins; 2005.

Lieber RL. *Skeletal Muscle Structure and Function: Implications for Rehabilitation and Sports Medicine.* 3rd ed. Philadelphia, PA: Lippincott Williams & Wilkins; 2010.

Muscolino J. *Advanced Treatment Techniques for the Manual Therapist: Neck.* Baltimore, MD: Lippincott Williams & Wilkins; 2012.

Muscolino J. *Manual Therapy for the Low Back and Pelvis: A Clinical Orthopedic Approach.* Baltimore, MD: Lippincott Williams & Wilkins; 2014.

Travell JG, Simons, DG. *Travell & Simons' Myofascial Pain and Dysfunction: The Trigger Point Manual.* Vol. 1. Baltimore, MD: Lippincott Williams & Wilkins; 1998a.

Travell JG, Simons, DG. *Travell & Simons' Myofascial Pain and Dysfunction: The Trigger Point Manual.* Vol. 2. Baltimore, MD: Lippincott Williams & Wilkins; 1998b.

Walton T. *Medical Conditions and Massage Therapy: A Decision Tree Approach.* Baltimore, MD: Lippincott Williams & Wilkins; 2010.

词汇

肌动蛋白丝 肌节里的一种蛋白质细丝，通过肌球蛋白丝头的向内拉动引起收缩。

主动触发点 不接受直接刺激也能主动引起牵涉痛的触发点。

主动肌 收缩引起运动的一种肌肉，与其对应的是拮抗肌。

拮抗肌 对抗主动肌运动的肌肉。

关节突 位于椎骨两侧椎弓表面的小的扁平突起，与相邻椎骨相连。

关节面 在骨上的小的关节面，尤指椎骨。

寰椎 第1颈椎，与枕骨相关节并绕着枢椎的齿状突旋转（*Atlas*源自希腊语，是希腊神话中用肩撑起地球的泰坦巨人）。

枢椎 第2颈椎。

结缔组织按摩 由Elisabeth Dicke发明的一种治疗方法。

生物心理社会学 与严格的生物医学方面的疾病有关的或与之相关的生物、心理和社会方面的学科。

羽肌 构成肌肉结构的肌纤维与力生成轴呈两个角度。

人体力学 治疗师使用身体进行有效的工作，尽量使最小的力气并使伤害降到最低。

塑身 以治疗为目的，对全身软组织进行检查并进行操作的方法。

软骨关节 通过软骨联结关节中两个骨表面。软骨关节有两种结合方式：软骨结合和联合。

尾部 向尾部（尾骨）一端的。

头侧 向头部一端的。

脊椎按摩疗法 一种重点在关节治疗的卫生学科，尤其是脊柱的关节。这些从业者认为导致疼痛和其他健康问题的原因是侵犯神经根从而导致脊柱关节的失稳，从而导致神经系统的异常功能。

临床按摩疗法 用手按摩软组织来解决特定的疼痛和功能障碍等问题。

按压 用手、拳、肘、指关节、指尖或拇指对身体施加压力。

向心收缩 肌肉收缩导致肌肉缩短。

髁 骨上的圆形的关节面。

结缔组织 身体的支持组织，由各种形式的基质和纤维组织组成，虽然骨、血和淋巴严格来讲都属于结缔组织，但这个术语通常用在按摩疗法和躯体疗法中指筋膜、肌腱和韧带。

辐合 肌肉结构的类型，其中肌肉纤维从一个广泛的附着体收敛到一个狭窄的附着体，形成一个扇形。

Core™肌筋膜疗法 沿着Langer线缓慢而深在地按压肌筋膜组织的一种系统性治疗。

冠状面 垂直于矢状面的垂直平面，将身体分成前、后两部分，也称作额状面。

横桥理论 肌动蛋白结合肌球蛋白和腺苷三磷酸（ATP）产生肌肉收缩的理论。

横向纤维摩擦 用指尖、拇指或肘垂直于肌肉、肌腱或韧带的纤维深按。

深部 远离身体表面；表浅的反义词（例如，胸小肌位于胸大肌的深处）。

远端 远离身体的中心或起始点。

背面的　与背部有关的；身体后面。

背屈　把手或脚向后弯曲；把手或脚向上靠近躯体。

离心收缩　肌肉收缩时肌肉被拉长，以帮助控制运动。

耗竭　ATP作为能量来源暂时被耗尽的肌肉细胞的状态。

小平面　特指骨骼上小的表面，平面关节是由两个接触面组成的关节。

筋膜　连续的纤维结缔组织，包绕整个机体，包括内脏、独立的肌肉和肌肉的一部分。

肌束　成束的肌纤维。

窝　凹陷中空的或凹陷的区域、沟槽或通道。

额状面　垂直于矢状面的垂直平面，将身体分成前、后两部分，也称为冠状面。

闸门控制理论　身体的疼痛不是疼痛受体神经元激活的直接结果，而是由不同神经元之间的相互作用调节的。

海勒（Hellerwork™）疗法　基于艾达·罗尔夫博士的工作，经约瑟夫·海勒博士改进的一种强调筋膜推拿重建机体结构的操作手法。

HIPAA　健康保险可携责任法案旨在保护与医疗保健相关的个人识别信息。

水平面　垂直于重力的平面。

特发性脊柱侧凸　一种原因不明的脊柱侧凸，可能始于婴儿期（婴儿期脊柱侧凸）、儿童期（少年期脊柱侧凸）或青春期（青春期脊柱侧凸）。

缺血性按压　在肌肉组织某一点，通常是一个触发点进行按压，阻断组织的血液流动。

脊柱后凸　脊柱过度屈曲（凸状弯曲）。

Langer线　表皮下结缔组织纤维的方向的轴线；这些线与身体表面的区域的方向各不相同。

隐匿性触发点　只有当压紧才能导致疼痛或其他感觉的触发点，但它可能会在其区域内限制肌肉拉长，或导致肌肉在其参照区缩短。

外侧　远离身体的矢状中线；与内侧相对的。

脊柱前凸　脊柱过度伸展（凹状弯曲）。

下颌骨　构成下腭，其在两侧与颞骨形成关节。

按摩疗法　通过按摩软组织来放松、减轻疼痛或达到其他健康目的的治疗方法。

内侧　朝向身体矢状中线的；与外侧相对应。

运动单位　一个单一的运动神经元和其支配的肌肉纤维群。

多羽肌　构成肌肉结构的肌纤维与力生成轴呈多角度。

肌肉结构　指肌肉纤维在方向上的结构。

肌细胞，骨骼肌　肌肉组织的单个细胞，含有多个核和许多肌原纤维，与同一运动单位的其他细胞受同一运动神经元支配。

肌纤维　肌细胞的同义词。

肌筋膜放松　一种系统的肌筋膜疗法，目的是影响筋膜。

肌原纤维　肌细胞内肌节连续链。

肌丝　肌球蛋白或肌动蛋白的细丝，共同构成肌肉组织的收缩元件。

肌球蛋白　肌节中的蛋白质细丝，其分子伸出的"头"向内牵拉肌动蛋白丝而影响收缩。

按摩治疗和躯体疗法国家认证委员会　测试和认证合格的按摩治疗师和躯体治疗师的一个国家机构。

神经网络理论　作为一种疼痛理论，认为疼痛刺激不是由大脑被动地记录组织创伤引起的，而是通过神经元网络主动产生主观经验的结果。

神经肌肉接头　运动神经元的轴突与肌纤维的突触连接。

神经肌肉疗法　一种针对肌筋膜进行系统治疗的方法，其试图干扰引起持续性疼痛或功能障碍的神经反馈。可分为英式（Leon Chaitow）和美式（Judith Walker Delaney，Paul St. John）两个流派。

枕髁　在枕骨上枕骨大孔两侧长圆形的小平面，其与寰椎形成关节。

齿状突　从枢椎的椎体上向上伸出的突起，寰椎可绕其转动。

整骨疗法　一种将常规医学诊断和治疗技术与物理操作相结合的医学方法。

掌中的　与手掌有关的，在解剖位置的手的前面。

平行（纵向）　肌纤维与力生成轴平行的肌肉结构。

被动缩短　缩短肌肉长度而不收缩。

被动伸展　肌肉由另一个人伸展或伸长。

羽状的　任何一种肌肉结构，其中肌纤维与力生成轴形成一定角度。

物理治疗　一种以被动运动和主动运动为主要治疗手段的医学疗法。

原始触发点　原始触发点来自创伤或损伤，可能产生其他卫星触发点。

突　骨的一种突起或枝芽状结构。

近端　接近身体中心或发出的一端。

相互抑制　肌肉对其拮抗肌收缩做出反应性的放松。

征集　运动神经元引起的运动单位的激活。

放松　可触及的肌筋膜组织松弛和软化。在肌筋膜拉伸时，治疗师根据经验感受到一个拉长的组织得到放松。在对压痛点或触发点进行按压的过程中，治疗师会感觉到组织变软，并且患者报告疼痛减轻或停止。

肋骨隆起　特发性脊柱侧凸的患者向前弯曲时，一侧后方肋骨明显抬高。

Rolfing™疗法　一种结构上的重建疗法，最初被称为结构整合疗法，由Ida Rolf博士加以发展，强调筋膜的手法操作。

矢状面　与额状面（冠状面）垂直的直立平面，把身体分为左、右两侧（拉丁语*sagitta*，意为箭头）。

肌节　肌肉中由一组肌丝形成的收缩单位。

肌浆网　囊泡和小管围绕肌原纤维形成连续结构并运送可在分子水平引发肌肉收缩的化学介质和钙。

卫星触发点　由原始触发点激活的次级触发点。在原始触发点没有治愈前，卫星触发点不会对治疗起反应。

脊柱侧凸　任何类型的脊柱侧弯。最常见的类型是姿势性、特发性、神经肌肉性和先天性。

捏法　筋膜治疗方法，治疗师用指尖交替捏起皮肤褶皱及浅筋膜的治疗方式。

剥法，剥离按摩　通常使用拇指、指尖、掌根、指关节、肘部或前臂沿肌纤维从起点至连接处进行移动按压。

表浅的　靠近身体表面；与深的相反（例如，胸大肌位于胸小肌的浅层）。

瑞典式按摩　放松按摩的总称，由Pehr Henrik Ling教授的按摩类型衍生而来，包括轻抚法、揉捏法、摩擦、叩抚法、振动等。

突触　神经细胞与另一种神经细胞、肌肉或腺体细胞或感觉感受器细胞的接触点，在这一过程中，化学神经递质可传递神经冲动。

透明软骨结合　由透明软骨或纤维软骨在两骨之间形成的结合。

耻骨联合　由纤维软骨在骨间形成的结合。

压痛点　身体在某位置发生疼痛的点；压痛点不牵涉其他部位。

西方传统医学　用解剖学和生理学的基本方法去诊断和治疗疾病与损伤的医学模式，其在西方文化的健康理念中占主导地位；也被称为对症治疗医学。

横管　围绕并穿过肌原纤维的细微小管，其连接肌浆网与肌细胞膜。

触发点　位于肌肉或结缔组织上的点，按压会导致疼痛放射至身体的其他部位。在紧张的肌肉中可以发现触发点。

单羽状的　构成肌肉结构的肌纤维与力生成轴呈一定角度。

腹侧的　前面的同义词，通常用于描述躯干，源自拉丁语*venter*（腹部）。

掌侧的　指手掌（有时也用来描述足底），通常用指前臂前面。

参考文献

第1章

1. Quintner JL, Bove GM, Cohen ML. A critical evaluation of the trigger point phenomenon. *Rheumatology(Oxford)*. 2015. http://www.ncbi.nlm.nih.gov/pubmed/25477053. Accessed January 5, 2015.

2. Cherkin D, Sherman K, Kahn J, et al. A comparison of the effects of 2 types of massage and usual care on chronic low back pain: a randomized controlled trial. *Ann Intern Med*. 2011;155(1):1–9.

3. IASP Task Force on Taxonomy. Part III: pain terms, a current list with definitions and notes on usage. In: Merskey H, Bogduk N, eds. *Classification of Chronic Pain*. 2nd ed. Seattle, WA: IASP Press; 1994:209–214.

4. Engel GL. (1977). The need for a new medical model: a challenge for biomedicine. *Science*. 1977;196:129–136. doi:10.1126/science.847460.

5. Melzack R. Pain and the neuromatrix in the brain. *J Dent Educ*. 2001;65(12). http://www.jdentaled.org/content/65/12/1378.full.pdf. Accessed January 3, 2015.

6. Melzack R, Wall PD. Pain mechanisms: a new theory. *Science*. 1965;150(3699):971–979.

7. Melzack R. Evolution of the neuromatrix theory of pain. *Pain Pract*. 2005;5(2):85–94. http://neuromodulation.wordpress.com/2007/06/06/neuromatrix-theory-ofpain/. Accessed January 4, 2015.

8. Roberts AS. Central sensitization: clinical implications for chronic head and neck pain. *Clin Med Diagn*.2011;1(1):1–7. doi:10.5923/j.cmd.20110101.01.

9. Transcript of Ida Rolf lecture, Tape A5 1970, Side 1. Guild for Structural Integration Web site.www.rolf guild.org. Accessed January 4, 2015.

10. Schleip R. Fascial plasticity: a new neurobiological explanation. *J Bodyw Mov Ther*. 2003;7(1):11–19.

11. Guimberteau JC. *Strolling Under the Skin* [Video]. http://www.guimberteau-jc-md.com/en/videos.php. Accessed May 28, 2015.

12. Cheng JW, Tsai WC, Yu TY, Huang KY. Reproducibility of sonographic measurement of thickness and echogenicity of the plantar fascia. *J Clin Ultrasound*. 2012; 40(1):14–19. http://www.ncbi.nlm.nih.gov/pubmed/22109854. Accessed May 28, 2015.

13. Langevin H, Stevens-Tuttle D, Fox J, et al. Ultrasound evidence of altered lumbar connective tissue structure in human subjects with chronic low back pain. *BMC Musculoskelet Disord*. 2009;10:151. http://www.ncbi.nlm.nih.gov/pmc/articles/PMC2796643/. Accessed May 28, 2015.

14. Chaudhry H, Schleip R, Ji Z, et al. Three-dimensional mathematical model for deformation of human fasciae in manual therapy. *J Am Osteopath Assoc*. 2008;108(8):379–390. http://

www.ncbi.nlm.nih.gov/pubmed/18723456. Accessed January 4, 2015.

第3章

1. Centers for Disease Control and Prevention. Table 47. Severe headache or migraine, low back pain, and neck pain among adults aged 18 and over, by selected characteristics: United States, selected years 1997–2012. http://www.cdc.gov/nchs/data/hus/2012/047.pdf. Accessed February 2, 2015.

2. http://www.daltonarticles.com/public_html/42 PoundHead.html.

3. Sun A, Yeo HG, Kim TU, et al. Radiologic assessment of forward head posture and its relation to myofascial pain syndrome. *Ann Rehabil Med.* 2014;38(6):821–826.

第4章

1. Shultz SJ, Houglum PA, Perrin DH. Examine injuries of the shoulder joint. Human Kinetics Web site. http://www.humankinetics.com/excerpts/excerpts/examine-injuries-of-the-shoulder-joint.

2. Gaskill TR, Braun S, Millett PJ. Multimedia article. The rotator interval: pathology and management. *Arthroscopy.* 2011;27(4):556–567. http://www.ncbi. nlm.nih.gov/pubmed/21295939.

第6章

1. Simons DG, Travell JG, Simons LS. *Travell & Simons' Myofascial Pain and Dysfunction: The Trigger Point Manual.* Vol. 1. 2nd ed. Baltimore, MD: Lippincott Williams & Wilkins; 1999:261–263, 354, 436, 809–8122.

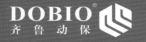

金谷种貂养殖农民专业合作社

●黑龙江省五大连池市沾河林业局●

　　黑龙江省五大连池市大沾河金谷种貂养殖农民专业合作社于2013年11月成立引进丹麦天鹅绒咖啡、红眼白种貂。合作社专业从事种貂养殖、销售，饲料加工貂皮销售，制衣等业务。

　　合作社现有貂舍150栋，种貂存栏数2万只，年出栏种貂、商品貂共计12万只合作社建有饲料加工厂2处，冷库2处，以及服装厂。同时注册"晟谷"皮草品牌形成年生产1万件貂皮大衣的生产能力。合作社位于北纬48°，与丹麦处于同一纬度。得天独厚的地理环境加之林区水质优良、空气清新，使其成为养殖水貂的绝佳环境。合作社从丹麦引进先进的养殖技术及饲料配方，从而培育出了品质优良的种貂。

　　金谷人相信只有坚定的信念和勤奋的精神才能使金谷种貂养殖农民专业合作社在水貂养殖的道路上不断创造辉煌。

　　董事长谷俊廷电话：13704119068　　　0456-6386601

金谷种貂　品质优良
晟谷皮草　高端产品　大众消费
金乌翔宇　勤勉为翼　谷育繁华　诚信为基

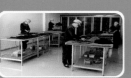 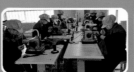 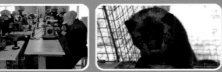 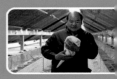

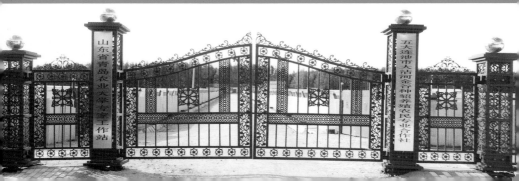